常见病理误诊图谱新编

Atlas of Indiscernible Diagnostic Histopathology

主　编　纪小龙

副主编　杨艳丽　李天英　申明识　周先荣　李维华

编　者　（以姓氏笔画为序）

王　强　平　静　申明识　朱月琴　任玉波

纪小龙　李天英　李维华　杨艳丽　肖华亮

张　雷　张仁亚　张树辉　周先荣　赵姝勃

施　全　郭　鹏　曹虹然　魏静静

制　图　冯蔓蔓

河南科学技术出版社

郑　州

内容提要

本书共15章，分别从消化系统、五官呼吸系统、泌尿系统、男性生殖系统、女性生殖系统、乳腺、淋巴造血系统、骨及软骨组织、软组织、神经系统、皮肤、内分泌系统进行分类，为读者展示了1700余幅临床上容易误诊的病理图谱，以及人工假象和病原体图谱。涉及的每类疾病，都用简洁的语言，对其组织结构从大体表现、镜下表现、鉴别诊断等方面进行了讲解，就如何在复杂的病理诊断中减少误诊的方法和技术进行了介绍。同时结合最新观点和理论进行分析，达到使读者丰富视野、开阔思路和积累诊断经验的目的。本书供病理科医师工作使用。

图书在版编目（CIP）数据

常见病理误诊图谱新编 / 纪小龙主编 . —郑州：河南科学技术出版社，2024.4
ISBN 978-7-5725-1319-0

Ⅰ . ①常… Ⅱ . ①纪… Ⅲ . ①病理学－诊断学－图谱 Ⅳ . ① R36-64

中国国家版本馆 CIP 数据核字（2024）第 058020 号

出版发行：河南科学技术出版社
北京名医世纪文化传媒有限公司
地址：北京市丰台区万丰路 316 号万开基地 B 座 115 室　　邮编：100161
电话：010-63863186　010-63863168
策划编辑：张利峰
责任编辑：张利峰　刘新瑞
责任校对：龚利霞
封面设计：龙　岩
版式设计：艺澜轩
责任印制：程晋荣
印　　刷：河南瑞之光印刷股份有限公司
经　　销：全国新华书店、医学书店、网店
开　　本：787mm×1092mm　1/16　　**印张**：24.5　　**字数**：565 千字
版　　次：2024 年 4 月第 1 版　　2024 年 4 月第 1 次印刷
定　　价：248.00 元

主 编 简 介

　　纪小龙　主任医师，教授，硕士、博士生导师。原武警总医院病理科主任、肿瘤生物治疗科主任、纳米医学研究所所长。

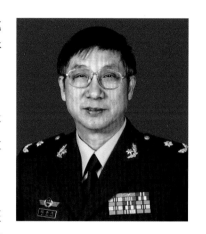

　　1978年毕业于第三军医大学。1981年硕士研究生毕业。1987年在美国安德森肿瘤中心做博士后研究1年。1994年在香港威尔斯亲王医院进修。1997年在美国华盛顿州立大学任访问教授。

　　1969年入伍，陆军第114师医院卫生员、卫生班班长、代理排长、技术员。1981年开始，解放军总医院病理科医师，1986年晋升为副主任医师、副教授。1992年任主任医师、教授。2003年调武警总医院，任纳米医学研究所所长、病理科主任、肿瘤生物治疗科主任。

　　1993年始享受国务院政府特殊津贴。

　　从事病理诊断工作40多年来，专注于疑难疾病的诊治，尤其是早期癌症的诊断与晚期癌症的治疗。每年接待各地疑难会诊2000例以上，注重把多年积累的丰富经验用于为患者解决关键诊治难题。发表学术论文200余篇，主编专著15部。

前　言

误诊知多少，

误治何时了，

找出陷阱皆知晓，

预防最重要。

对医生来说，增加难得的宝贵经验，尽可能避免失误。

对患者来说，多一分警惕和提醒，不要让悲剧在自己身上发生。

当医师难免会有失误。但要当一名好医师，就要尽可能减少失误。在每天的医疗实践中，随时都会发生各种各样的诊治失误。从大量的失误病例中将最易失误的教训总结分析，警钟常鸣，以期把失误减少到最低限度。

人类的历史是一部自始至终贯穿着与疾病作斗争的由浅入深、由低到高的认识史。医学就在这漫长的认识和斗争过程中发展成现在的较完整体系，它分为临床医学和基础医学两部分。病理学则成了基础医学与临床医学之间的桥梁，同时又是临床医学的基础学科。它综合解剖、组胚、生理生化、微生物等基础知识来解释人体各部位疾病的发病机制，进而作出肯定的诊断与鉴别诊断。

任何疾病的有效治疗来源于正确诊断，目前在医院的所有诊断手段中首推病理诊断准确率高。病理知识是通过理论与实践两者的有机结合而获得的。病理检查，是以显微镜下观察组织和细胞变化为基础。在学习过程中，紧密结合文字描述，同时观察显微镜下的典型图谱是十分必要的。尽管现在已经有许多关于病理组织学方面的图谱，但将常见误诊的病例收集整理成病理图谱却很少。因此，有必要编写一部能够帮助病理医师在实际工作中尽可能减少失误的病理学彩色图谱。

病理学经历了肉眼水平（第一层次，用人眼直接观察，它的分辨率在 1mm 以上，小于 1mm 者便难以觉察出来）、光镜水平（第二层次，将组织或体液标本，制成切片或涂片，在光镜下放大 1 ～ 1000 倍，它的分辨率是 1μm 以上，即小于 1μm 的结构便分辨不清楚）、电镜水平（第三层次，电子显微镜目前已可放大 80 万～ 100 万倍，比光镜观察能力提高了 1000 倍，分辨力达 1nm 水平，可观察细胞器）、分子水平（第四层次，主要包括酶、抗原、蛋白、激素等生物大分子的测定，主要是免疫组织化学）。沿着这条发展主线进入 21 世纪时，自然会到达第五层次——核酸蛋白质水平的观察（基因水平）。但到目前为止，病理仍是以光镜水平作为形态学诊断的基础。作为病理医师，更需要了解并掌握常见误诊的病理变化的显微镜下形态特点。本图谱正是满足了这一需要。

本图谱是来自各位编者实际工作中的第一手资料，编者们经验丰富，图谱实例具体，使人一目了然，学习、使用均十分方便。再加上精美的印刷，实为不可多得的病理佳作。

纪小龙

2023 年 3 月 31 日

于北京门头沟陇上

目　　录

第1章 总 论

随着整个国民经济状况的改善，人们对医疗服务水准的要求也随之增高。以前，百姓尚为吃饭、穿衣而奔波，生病时不到万不得已不去求医。求医也只是找位医生看看，按照医生的意见进行诊治。现在，小毛病也被重视起来，求医时想知道自己所患何种疾病，怎样诊断才准确，什么是最佳治疗方案等。这样一来，病理诊断（目前在所有诊断方法中最具权威性）的应用位置也就更加突出。

病理医生（国外称之为医生的医生，doctor's doctor）的作用正在逐渐充分体现出来。总的来说这是一个进步，是一件好事，但同时对病理医生也提出了更严格的要求，要求病理诊断的准确率达到99%，甚至以上（国外标准）。但是我国目前还缺乏一整套培养合格的病理医生的体系，而且现实中病理科在许多医院还处于"角落"的位置，因此如何在现阶段认识病理诊断的失误及应对由此而来的医疗纠纷是迫切需要充分讨论的一件大事。

一、病理学是基础医学与临床医学之间的桥梁

在医学院，病理学是基础医学与临床医学之间的桥梁课程；在医院里，病理就成为临床的基础（图 1-1-1）。

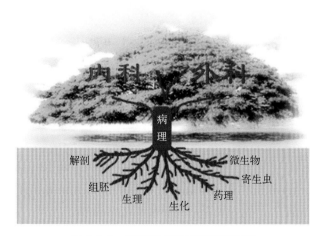

图 1-1-1　病理学与其他医学的关系

人类的历史是一部自始至终贯穿着与疾病作斗争的由浅入深、由低到高的认识史。医学就在这漫长的认识和斗争过程中发展成现在的较为完整的体系，具体分为临床医学和基础医学两部分。病理学则成了基础医学与临床医学之间的桥梁，同时又是临床医学的基础学科。它综合解剖、组胚、生化、微生物等基础知识来解释人体各部分疾病的发病机制，进而做出肯定的诊断与鉴别诊断。如果临床各科医师应用扎实的病理学知识贯穿于每个病例的诊治，就较为容易解难释疑。如笔者曾遇到一例病例：长期大量咳白色黏稠痰（每日500ml以上），两肺纹理重，无其他不适，支气管镜未见异常，经多学科多位专家会诊而不能明确诊断，最后无痰2天而死亡。临床医师提出两个疑点：①如此大量咳痰，来自何处？是何疾病？②为何突然无痰而死亡？经尸体解剖，从病理组织学角度揭示出：患者为弥漫性细支气管肺泡细胞癌，黏液分泌型。由于癌细胞沿肺泡壁生长，就如同增生的肺泡上皮，因而X线检查未显示肺部阴影而仅有纹理增重；由于癌细胞分泌大量黏液而排出气管，表现为每日500ml以上的大量黏痰；由于发生末梢细支气管感染，导致肺泡腔内黏液排泄不畅而临床出现突然无痰后呼吸衰竭而死亡（如同窒息）。

二、病理学能从细胞水平认识疾病的本质

病理学对现代医学的产生和发展起到了有力的推动作用。从16世纪出现为弄清疾病而进行尸体解剖的记载，到18世纪病理解剖学已成为一门独立的学科。19世纪德国病理学家鲁道夫·魏尔啸的《细胞病理学》专著出版，标志着现代医学的到来，奠定了疾病的细胞病理基础。直到今天，临床各科对疾病的诊治仍是以人体细胞水平的病理变化为理论基础。由于病理观察的对象是细胞水平的变化，它比临床很多检查手段所揭示的疾病异常改变要更微小、更客观，甚至更直接。因此，有无病理学的介入是判断临床诊治水平高低的重要指标。

三、病理科的工作范围和内容

医院病理科的常规工作有A、B、C三项，即尸检（autopsy，A）、活检（biopsy，B）、细胞学检查（cytology，C）。充分发挥病理工作A、B、C在医疗实践中的作用，其价值和影响力是很明显的。

1. *尸检（或称病理解剖）* 在近代医学200余年发展中起到了基石和推动作用，至今它仍在医师的提高培养、新疾病的发现（如艾滋病）、对人类疾病的动态变迁认识等方面显示着独有的优势，尤其是对提高医院的医疗质量起着质量控制（质控）的金标准作用。在质控的诸多标准中，尸检结果客观、可靠。目前有人认为，现代医学在诊断、治疗、预后等方面已经不必再依赖病理解剖的最后判定，笔者认为这种认识是没有根据的。有许多对比研究的结果发现了一个有趣的现象，即通过尸检后确定的临床误诊率在20世纪初、20世纪30年代和70年代三个不同时期均为20%～30%，对20世纪60年代、70年代、80年代三个阶段的分析发现也在同一个误诊率范围内，可见单纯依靠先进诊断设备的应用并未使误诊率下降。因此，尸检仍是医疗质量检查的金标准。

2. *活检（活体组织检查）* 是病理科的主要工作，目前在现代化医院中遵循以下原则。

（1）任何从患者身上采取的组织标本都必须经病理组织学检查。

（2）病理科从接收标本后48小时内要发出诊断报告（大标本及特殊标本可适当延长）。

（3）活检报告的诊断准确率应在 99% 以上（冷冻切片在 98% 以上）。

（4）任何组织标本只有在病理医生检查后，在允许的情况下才能作其他用途（如教学、研究）。

活检诊断的生命是"准确、及时"，这在术中冷冻切片诊断时更为突出。如果没有准确、及时的术中病理诊断，那么外科医生进行乳腺、甲状腺、胰腺、十二指肠、脑、肝等部位的手术是存在困难的。同理，如果没有病理对内镜活检的准确、及时诊断，即使进行了气管镜、胃镜、肠镜、腹腔镜等检查也是很难确诊的。

3. 脱落细胞学检查　既方便、经济，又可靠、实用。痰、尿、胸腔积液、腹水及针吸细胞学检查，都能在简单的操作中做出明确的诊断。在我们的日常工作中时常遇到一些病例，花费几千元、耗时几个月未能明确诊断，而通过一口痰就得到确诊。因此，在广大基层医院普及细胞学检查意义深远。

由此可见，无论从病理诊断在医疗实践中的地位，还是从病理科的工作性质和内容上，都明确告诉人们，病理科在医院中起着举足轻重的作用。

四、任何高明的医师也会有失误

由于人体疾病的复杂性、人们认识能力的局限性及缺乏基本训练的现状，使得病理诊断的失误不可避免。"常在河边走，怎能不湿鞋"。人们只是主观上希望不失误，但客观上是做不到的。古今中外大量的实例早已证明了这一点。据笔者分析，失误率在 5% 以内者为高水平，5% ～ 15% 为中等水平，> 15% 为低水平。作为病理医生应秉持的态度是：用人道主义指导工作，力争不失误，同时检测自己的失误率，找出差距，努力求学，尽可能减小失误率。

五、疑难诊断是客观存在

常规病理检查，是以光镜下观察组织和细胞变化为基础。在常规工作中，90% 的病例可以得到明确诊断，其余 10% 则难以做出可靠诊断。虽然从 20 世纪 50 年代发展起来的电镜和从 20 世纪 80 年代发展起来的免疫组织化学检查已从细胞水平进入到亚细胞结构和抗原大分子水平，有力地改观了对许多疑难诊断的认识（如电镜可使疑难诊断 30% 获得明确，免疫组化可达 50%），但仍然有近 5% 的病例无法得出结论。目前国内外已开展的原位杂交技术和 PCR 技术，已从细胞膜、细胞质的探索中深入到细胞核内基因水平，病理学中的磁共振技术及原子力显微镜技术已达到细胞内小分子甚至原子的观察分析水平，但这些技术目前尚未达到实际应用阶段，因此要求诊断无误是不可能的。

六、病理诊断标准随着学科发展而更新

病理诊断是建立在对形态改变的认识的基础上的，在这个认识过程中，有一个从少到多、从表面到深入、从片面到全面的过程。同时，任何学科都在不断地发展。因此，不能用现在的认识水平和诊断标准来回顾诊断以往的病例，而得出正确与否的判断，不能用在病理诊断有无失误这一点上的。例如：黏膜相关淋巴组织淋巴瘤，在 1985 年以前一直认为是假性淋巴瘤，而现在已经明确为真性肿瘤，因此，不能用现在的标准来判断以前的诊

断对与不对。

七、病理诊断的局限性

无论是外科病理学还是肿瘤病理学诊断，都是根据临床表现、手术所见、肉眼变化和光镜下特征综合做出的，有时尚须结合免疫组织化学、流式细胞分析、自动图像分析、超微结构，甚至随访结果才能确诊，所以是一门依赖经验积累的诊断学科。随着不断的实践和总结，经验才能逐步提高。

其次，活检标本、巨体取材和切片检查均属抽样检查，最终在光镜下见到的仅是病变的极小部分，有时不能代表整个病变，病理医师在诊断时和临床医师在阅读病理报告时均应加以注意。对手术切除标本，经组织病理学检查可发现5%以上是原来未知的疾病，因而每例标本均应送病理检查。如阑尾炎切除标本中偶可见到类癌，切除的皮肤"黑痣"中可发现恶性黑色素瘤或基底细胞癌等。病理诊断必须密切结合临床所见和其他特殊检查，如妊娠期的宫颈微囊型腺体增生酷似腺癌，鳞状上皮基底细胞增生活跃可与原位癌相似；同时因为肿瘤的病理形态多种多样，同一肿瘤可具有不同的形态变化，据此以区分亚型，而不同的病变亦可能在光镜下所见略同，分化良好的恶性肿瘤有时在光镜下与富于细胞的良性肿瘤甚至生长活跃的瘤样病变几乎难以区别。临床医师必须清楚：组织病理学诊断也有一定的局限性，有时可产生诊断不足或诊断过头，偶尔也可能发生判断失误，若病理学诊断与临床不符，应及时与病理诊断医师联系，以便复查；对于病情复杂的病例，可举办由临床、影像诊断和病理医师共同参加的临床病理讨论会，共同商讨后妥善处理。

正确和及时的病理诊断需要临床和病理工作者良好的合作。影响肿瘤病理诊断正确性的因素很多，如前所述，诊断质量明显地取决于取材部位、肿瘤组织是否存活及临床医师的取材技术；病理方面主要问题是制片质量欠佳或偶然发生的污染，细胞和组织形态学的局限性和相对性。病理诊断目前是肿瘤的最后诊断，主要依靠光镜下观察切片或涂片的组织结构、细胞形态和染色特点，结合临床和其他检查结果。病理形态千变万化，同一肿瘤可出现不同的形态，此已成为区分亚型的依据；不同肿瘤也可有相似的形态变化，导致鉴别诊断困难，有时甚至难以区分瘤样病变或恶性肿瘤，须借助于电镜、免疫组织化学技术、自动图像分析和流式细胞分析等新技术。

八、病理误诊的常见原因

误诊的原因是多方面的，有基础知识的问题、实践经验方面的问题、思维分析方面的问题，也有主观方面的问题如工作态度、责任心等，还有显微镜下观察是否仔细、全面等。目前具有共性的问题主要有以下几点。

（一）临床方面的因素

病理检查除尸检外，活体组织标本通常由临床医生提供，而病理检查操作过程和诊断则由病理科人员施行。病理诊断结果与临床医师的取材有直接关系。因临床医师造成的病理诊断失实的原因有以下几点。

1.取材部位不当　外科手术切开局部取材，或者将完整的病变组织切除送检，或者对器官表面的病变采取直接或间接钳取的方式送检，都要求取到病变组织本身并带有其边缘的正常组织以便对比。如果未取到病变组织，或者仅取到病变的坏死组织，病理报告的结果就会与实际病变不符。

2. 取材过小或挤压病理切片的组织　取材要求大小适当,如果组织太小,不但制片困难,而且不能反映病变的全面情况,易造成误诊。通常取材时应用锋利的刀刃切取病变组织,但有时对器官表面的病变或深部组织病变如喉、气管、消化道、上颌窦腔内的病变,无法直接切取,只能用钳取的方法,这时就要求不能过度挤压。因为过度挤压可使细胞结构发生严重变形,难以辨认,无法做出正确的诊断。

3. 固定液及送检切取的组织　一般应立即予以固定,并于当日送检。时间过长,易使组织自溶腐败,细胞结构变化。常用的组织标本固定液为10%甲醛或95%的乙醇,但乙醇固定的组织切片染色效果差,不利于镜检。固定液的浓度过高,可使组织细胞固缩变形,失去原有形态;若浓度过低或液体过少,会使组织因不能充分固定而变质,影响切片及染色的质量。另外,送检前应认真填写送检单,如果病史、症状提供得不详细或不真实,会增加病理医师的诊断难度。如果检验单和标本、姓名、送检号出现误差,更会导致严重的误诊。

(二)病理方面的因素

1. 包埋　病理医师接到组织标本之后,需按一定的常规程序对组织进行处理。其基本过程包括:冲洗,洗去固定液;脱水,用递增浓度的乙醇脱去组织块内的水分;透明,常用二甲苯,使石蜡易于渗入到组织中,起包埋和支持作用;浸蜡,将经过透明作用之后的组织放入熔化的石蜡内浸渍;最后用石蜡将组织包埋成蜡块,其硬度和韧度以能切成菲薄的切片为准。包埋的方法、蜡块的硬度和韧度,都会直接影响切片的薄厚,从而影响镜下观察。

2. 切片与染色　组织切片的厚度一般要求在 4～6μm。过薄或过厚,或切片的方向角度不佳,都会影响观察的效果。直接影响观察效果的因素还有染色的深浅及染色不均匀。

3. 病理医师的知识经验和工作态度　同其他临床工作一样,病理诊断也是由具体的医师来完成的,所以诊断的结果也受到检查者个人知识经验的限制。此外也有工作态度的问题,如工作是否认真,观察是否仔细,思维是否科学等。如果工作态度不好,即使标本的取材、包埋和染色都很标准,也会发生误诊。

4. 病理学诊断标准　病理学的诊断标准也是在不断更新、发展的。在人们对某种疾病尚缺乏正确认识的情况下,只能依据当时的认识水平来做判断。譬如恶性淋巴瘤,过去缺乏详细的分类诊断标准,病理医师无法把各种类型的恶性淋巴瘤分类清楚;新的诊断标准统一之后,就可以按照标准进行分类诊断。又如结节性筋膜炎,过去病理诊断将其归属于肉瘤范畴,现在则诊断属于炎症性病变。另外,有一些病理学专家依据自己的经验体会、自己师传和学术派别观点来制定自己的诊断标准,所以同样一张病理切片,不同的医师可能会得出不同的诊断结论。例如平滑肌肉瘤的诊断标准,在杨述祖著的《外科病理学》中定为"一般为每5个高倍视野有 1～5 个核分裂",而王德延著的《肿瘤病理诊断》则定为"核分裂在每 10 个高倍镜视野下有 5 个以上"。因此,如果是同一张病理切片正好由持两种不同标准的医师来观察,则各自的诊断意见肯定是不相同的。

5. 忽视活体组织检查的会诊特性　活检是病理与临床间的一种特殊形式的会诊讨论,这个过程中的"会诊讨论"是通过病理申请单与病理报告单之间的交流来实现的,即通过这种方式交流双方的信息和诊断意向,从而完成对疾病本质判断的会诊过程。如果这种书面的交流不能满足诊断的需要，则应进行电话或面对面的讨论，以便达到真正的会诊目的。目前存在的主要问题是这种双方的交流大为削弱，一是申请单书写过于简单，病理报告单也仅有一个诊断，电话讨论难以实现，面对面讨论更是少之又少，这样使一些原本可以避免的误诊变成了现实。

6. 忽视病理取材的代表性及标本的局限性　取材的过程实质上是抽取病检样本的过程。一般情况下，小标本的取材是由临床医师进行的（如肝穿、内镜等），离体器官中病变的取材是由病理医师进行的。取材所得的样本是病理医师进行观察的直接对象，也是做出病理诊断的客观依据，因此取材有无代表性便直接决定着病理诊断的正确与否。美国著名外科病理学家阿克曼曾说："病理医生不可能从无代表性的材料中做出疾病的诊断。"由此可见，病理取材基本功的训练对于病理及临床医师来说都是十分重要的。

7. 忽视病理诊断报告单上诊断用词的严密性和准确度　众所周知，病理报告中的诊断有四类或五级之分。

（1）四类分法：Ⅰ类诊断，指明确肯定病变部位及疾病的诊断；Ⅱ类诊断，单靠病理方面不能完全肯定的，只是提出可能或倾向性的诊断，即有所保留的病理诊断；Ⅲ类诊断，即描述性诊断，严格说它还不是诊断，而仅是一种对无特异性病理变化的客观描述；Ⅳ类诊断，实际上是对送检标本的评价，如送检标本全为坏死组织或严重挤压等。

（2）五级分法：①明确诊断；②有保留的诊断，书写为"考虑为……"；③可疑的诊断，书写为"疑为……"或"高度疑为……"；④符合（临床诊断的）性诊断；⑤不能排除某种疾病的诊断。

病理医师在签发报告时要学会应用上述的不同诊断名词，恰如其分地掌握上述名词的内涵，才能避免由于用词不当所造成的失误。

九、人工假象

对于肿瘤，尤其是恶性肿瘤，早期做出正确诊断是每位医生的重要职责。在临床上肿瘤的有效治疗，首先取决于肿瘤的正确诊断。当前，对肿瘤的诊断手段虽然日益增多，并不断创新和发展，但对肿瘤的正确诊断仍是建立在病理形态学基础之上。病理学诊断是最可靠的，是临床对肿瘤患者确定治疗手段的主要依据。因此，要求病理诊断准确无误。

在日常病理诊断工作中，从临床医师取组织标本到制成病理切片要经过数十个环节，其中每一个环节稍有偏差都有可能造成人为的假象，给病理医师的诊断工作带来更大的困难，甚至是导致错误诊断。错误的诊断将给患者带来不同程度的危害，轻则造成精神压力或延误治疗，重则危及健康，甚至危及生命。因此，认识人工假象、了解其产生原因及避免的方法，对于病理医师及时而准确地做出病理诊断是非常重要的。

所谓人工假象就是由于外来媒介或操作而产生的非正常存在的结构或物质。人工假象造成诊断错误的常见类型如下。

1. 医生从患者部位取下的组织没有及时固定，导致细胞变形（如同生肉放久了发生变质腐败一样）。

2. 取下的组织在送往病理科的过程中或标本检查处理过程中发生交叉（如放错瓶子，贴错号，将另一例的组织带入其他例中等）。

3. 组织取出或检查时，挤压假象的发生。容易出现挤压假象的组织包括那些没有明显纤维间质支持的组织，如小细胞癌或淋巴瘤。显微镜观察下，挤压的细胞核聚集在一起，核膜破裂，嗜碱性物质流向不同的方向。细胞膜同样也会破裂，胞质内物质会溢出到周围的间质内。

4. 取组织过程中发生热损伤（如电刀、激光刀等）导致细胞变形。

5. 将医源性污染（如滑石粉、止血的吸收性明胶海绵、整形用的硅胶等）误认为病变。

6. 将生物源性污染（如植物细胞和动物细胞等）当作患者的细胞而误导。

十、病理诊断困难的主要原因

实际工作中遇到疑难病例，应首先对其困难的性质做分析，然后有目的地去解决当前面临的难题。一般来说，遇到的困难有以下几方面。

1. 标本处理过程和技术上的不当，如固定不良、自溶、切片太厚及脱水不好等。

2. 临床提供的内容不够，如无病史、无 X 线片（对骨肿瘤来说）、无手术所见等。

3. 取材太少而不足以诊断。

4. 十分少见的病变，没有把握做诊断。

5. 病变只显示一部分，未能全面得到其完整的材料。

6. 病变被治疗或为并发的病变所改变或掩盖。

7. 交界性病变。

8. 同一种病理改变，可以是几种疾病的相似表现。

9. 有很奇特的形态改变，虽然不影响主要诊断，但是否与主要诊断有关而值得分析。

十一、误诊的后果

病理诊断一旦有错，其后果十分严重。

肿瘤的误诊可分为以下两类。

（一）将良性诊断为恶性

如若临床按恶性处理，将导致如下结果。

1. 手术切除重要器官，造成终身残疾甚至死亡，如截肢、眼球摘除、喉切除、肛门切除、生殖器切除、肺切除、肾切除、肝切除等。

2. 不能手术者，采用化疗、放疗等，这些治疗给患者带来的不良反应是剧烈的和长期的，对人体正常组织、器官的损害是严重的，如胃肠反应、脱发、骨髓抑制等。另外，这些治疗本身也可以致癌。

3. 经济损失，甚至可倾家荡产。

4. 精神负担，不仅是患者本身，患者的亲属及朋友也常受影响。

5. 混乱了临床对一些肿瘤治疗的认识，出现 ×××癌被治愈、×××癌存活 ××年等临床报道。

（二）将恶性诊断为良性

如若临床将恶性肿瘤按良性处理，使患者失去了宝贵的治疗时机，将导致如下结果。

1. 把本来可治者延误成不可治者，因为早期癌的治愈率可达 90% 以上。

2. 缩短了中晚期癌患者的生命。

无论是哪一种误诊，患者一旦获知，便会引发一场医疗纠纷，患者、医生、医院、单位等都深陷其中，不得安宁。患者痛苦，大家受损。

十二、减少误诊的要点

病理诊断之所以具有权威性，是因为它是定性诊断（CT、B超、MRI、核素等影像学方法都只是定位诊断），要把握两个关口：一是肿瘤性与非肿瘤性，二是良性与恶性。只有在此两性上发生误判才是失误，至于肿瘤中某一具体类型上的分歧则不属于失误的范畴。从横向关系来讲，也有两点关键：一是诊断不足，二是诊断过头。所谓诊断不足是指把恶性当作良性，所谓诊断过头则是把良性当作恶性。在日常工作中要想减少失误，病理医师应采取以下原则。①第一次发某种诊断报告一定要找发过此种诊断报告的医师阅片、讨论、参谋。对于从未发过的某种诊断报告，对照过书本、图片，主观上即使认为很像，实际上往往也会出错。应请教有过此种诊断经验的医师阅片、讨论。②大量阅片。笔者体会：认真经手和阅读 10 000 例以上时，才能发初步的病理报告；经手 30 000 例以上时，才能复查下级医师的报告；经手 50 000 例以上时，才能解决疑难诊断。任何高明的病理医师都是从切片堆上成长起来的，仅靠读书、做试验、写文章及获得硕士、博士学位是发不了病理报告的，这也是经过历史证明过的。③建立随诊记录是最有效的确诊手段。笔者分析日常病理诊断的准确率后发现，常规活检中疑难病例占 5% ～ 10%，通过组化、免疫组化、电镜等手段，可使疑难病例中 50% ～ 70% 得到明确。剩下的病例则只能请科主任签发，这种签发是带有推测性的和靠权威声音（望）下诊断的，并不是证据充分的。如果记录病例的通信地址，进行随访，则大多数都可获得最后诊断。此种方法可称为病理医师的"杀手锏""看家本领"，非常有效。④留意"三才"的训练。病理医师的成长，应该"学、才、识"兼备，即具备收集、表达和分析三方面的能力。另外注重文学才能、逻辑分析推理能力、科学训练缜密的思维，以达到客观的事实叙说、科学的严密分析、文学的生动激情。

十三、失误后怎么办

病理诊断失误后面临两个结局。一是临床未按病理诊断（错误的）去治疗患者，即没有实施任何措施，没有给患者造成任何不良后果（精神和肉体的痛苦、缩短生命、死亡等），这种失误也就被自然淹没了。二是由于病理失误，引起了患者的不良后果，此时也可引起两种结局：①患者不去计较病理的失误，此时也可以逐渐淡化掉；②患者（或亲属）计较病理失误造成的不良后果，甚或引起医疗纠纷。

笔者曾专门与美国和我国香港地区的病理同行探讨过此种难堪局面如何处理。在国外，病理学会下设有一个高度权威性的仲裁委员会，患者的申诉要经过委员会的决断。如果确是病理失误所致的不良结局，则由保险公司赔偿。每位病理医师都是买了保险的，既不是医院出钱，也不是医师出钱。但如果医师出现失误，那么他买保险的费用就要增加。这种保险制度运转着国外的医疗纠纷的处理。但是在我国，既没有权威的仲裁委员会，也没有实行病理医师特有的医疗保险制度，一旦出现医疗纠纷，医院就成了矛头的焦点。此时，医院应掌握的原则是：如果此例失误是难免的（即多数病理医师都有可能发生），则责任不在病理医师，只能与患者解释，不能用专家的水平去要求普通的医师，那是不合理的。

再则，病理医师之间的亲密无间的团结协作更是目前我国现状下应大力提倡的。要抱着互相支持、关怀、友善的心情对待每一个外单位病例的会诊。原则上是实事求是，但同时又要设身处地，千万不要把原来不大的失误扩大化、增强化。在病理医师间应营造友好的风气，于国家、于民族、于病理事业、于患者都是有益的。

目前在我国，虽然已从解放初期仅少数大医院设病理科发展到约一半县级医院设置了病理科，但其状况还远远赶不上临床发展的需要。省级以上的大医院病理科不超过10人，地区一级的中等医院在5人左右，县级医疗大多1～2人，如此少的人力连完成最起码的常规工作都嫌不足。其次，病理科医师、技师大多数是由其他专业改行而来，并不是选优。再则，对病理科的有无、工作好坏、设备更新、人才培养等方面尚未放在应有的位置。病理在医学界是个弱势群体，国内病理界有许多问题是堪忧的。目前在我国，法律界和医学界对于疾病的认识存在着偏差，以至于对同一问题会出现不同的判断标准。虽然我国的国情和发展决定了病理的位置会不断提高，但目前确实存在许多问题（老一辈的专家、病理医师退休，年轻的医师不愿意干这辛苦的无名无利的病理工作）。此时此刻，奋斗在病理领域的同道们只有"越是困难越向前"，及时认识面临的问题，清醒地找出方向，同心协力，共创一片美好天地。

第2章 消化系统

在病理医师的日常工作中，就综合性医院来说，消化系统标本总是最多的，尤其是胃镜活检。因此，一名合格的病理医师，应该对胃镜活检标本的病理诊断达到"炉火纯青"的地步。需要了解的常见问题如下。

何谓慢性胃炎？正常黏膜组织中没有淋巴细胞，所以胃镜活检组织中只要见到淋巴细胞就可以诊断为慢性胃炎。在实际工作中，胃镜检查很难找到一个绝对没有淋巴细胞的案例，偶尔可以遇到胃镜活检组织中几乎一个淋巴细胞也找不到的例子。这也说明做胃镜检查者多少都会有一些胃部的症状，也就是说有过慢性炎症的历史。胃镜活检病理诊断中以前称之为慢性浅表性胃炎和慢性萎缩性胃炎，现在将慢性浅表性胃炎改为慢性非萎缩性胃炎。因为浅表与萎缩不是概念上的对应关系，因此用萎缩与非萎缩的名称更恰当。

萎缩性胃炎的诊断标准是胃黏膜固有腺体的减少。所谓胃黏膜固有腺体，在胃体是胃体腺，在胃窦部为幽门腺，幽门腺是黏液腺。在诊断萎缩性胃炎时，不是看胃黏膜中总的腺体的多少，而是指固有腺体的多少。如胃窦部活检组织中，黏液腺消失，代之的是肠腺，此时，尽管腺体很多，但不是胃的固有腺，所以也可诊断为萎缩性胃炎。

何谓癌前病变？胃镜活检的病理诊断的主要任务是检查是否有癌及是否有癌前病变。癌的诊断是有和无的关系，概念上没有模糊的地方。癌前病变则不同，概念上不是很清楚，一直没有一致的共识。有学者认为胃的癌前病变有慢性萎缩性胃炎、肠上皮化生，而我们通过实际工作发现，萎缩性胃炎和肠上皮化生不能列为癌前病变，真正的癌前病变应该是不典型增生。

纤维胃镜是基于光导纤维技术的出现，发明于1969年。在纤维胃镜出现之前，用金属胃镜行胃镜检查，用金属管从口经食管进入胃内，这种检查很困难，因此临床上几乎很少进行金属胃镜检查。因而，在纤维胃镜出现之前，胃黏膜活检组织学诊断几乎是空白的。纤维胃镜应用于临床之后，活检胃黏膜组织成为常见的病理诊断内容。笔者工作过的解放军总医院于1971年开展纤维胃镜检查，是国内最早开展的医院之一，因而也是胃黏膜活检诊断标准最早制定的单位。自20世纪70年代后期，胃镜就普遍应用于高干查体之中，那时将萎缩性胃炎和肠上皮化生列入胃的癌前病变，因此在查体中一旦发现萎缩性胃炎和肠上皮化生，每年都要进行复查。回顾研究发现，胃癌在当初的萎缩性胃炎和肠上皮化生病例中，并没有比那些没有萎缩性胃炎和肠上皮化生病例的发生率有所增高。我们在工作中体会到，仔细寻找胃黏膜活检组织中的不典型增生病变，是更为重要的工作。一旦发现不典型增生，就应密切随诊，以便早期确诊胃癌，早期治愈。

如何发现 Hp（幽门螺杆菌）？胃黏膜活检中一旦见到淋巴细胞聚集成团，形成淋巴滤泡，提示患者有长期幽门螺杆菌感染，已经通过我们大量的病例加以验证。另外，胃黏膜活检中，一旦遇到中性粒细胞堆积，提示急性炎症的存在，这也是 Hp 感染的证据。

一、反流性食管炎——贲门癌

【概述】反流性食管炎（reflux esophagitis，RE）是由于胃十二指肠内容物反流入食管，引起患者出现症状或损害食管黏膜的疾病，统称为胃食管反流病（gastroesophageal reflux disease，GERD）。近年已完全确定本病是一个临床综合征。本病在发达国家中很常见，有 10% ～ 20% 的人有胃食管反流的症状，我国发病率在 5% ～ 10%。

【大体表现】内镜下食管可分 5 级。0 级，正常食管；Ⅰ级，食管下端呈纵行浅表糜烂、溃疡；Ⅱ级，孤立的非环状的线状糜烂和红斑伴白色渗出物；Ⅲ级，整个环状面糜烂融合的红斑和糜烂，伴渗出物或腐痂形成，但无狭窄；Ⅳ级，食管呈广泛黏膜渗出、坏死及溃疡形成，或有不同程度的狭窄。

【镜下表现】主要有上皮坏死脱落及修复性增生，溃疡形成，炎细胞浸润。误诊为癌的常见"陷阱"如下。

1. 细胞异型性　在炎性肉芽组织中，有时可见生长活跃的成纤维细胞（纤维母细胞）、血管内皮细胞或肌纤维母细胞，细胞体积增大，可见核仁，易误诊为浸润的癌细胞。尤其是毛细血管内皮细胞增生呈实性小巢时，容易误认为是恶性肿瘤的细胞而导致误诊。

2. 浸润生长　从食管溃疡边缘取材的黏膜组织，有时可见向下伸长、不规则增生的上皮脚，或因切片方向关系，出现假浸润的上皮细胞巢，有可能被误诊为"鳞状细胞癌"。

3. 核分裂象　修复性肉芽组织及再生的复层鳞状上皮组织，当其增生活跃时，还可见核分裂象。

4. 坏死　炎细胞包括急性及慢性炎细胞浸润外，常可见糜烂或溃疡面的炎性渗出物及坏死组织。

【鉴别诊断】与贲门癌的鉴别要点如下。①贲门癌发生在食管与贲门交界线以下区域，最常发生在贲门时钟位的 10 点位至 2 点位。②贲门癌好发于老年人（＞60 岁）。③大多数贲门癌为分化较好的腺癌，原发的鳞状细胞癌和类癌均少见。仔细阅片，必要时辅以免疫组化及特殊染色，以与反流性食管炎鉴别。对于胃镜活检组织的贲门癌的病理诊断，应多与同道沟通、交流，尽量不要单独签发贲门癌的诊断。

【图示】正常贲门及反流性食管炎见图 2-1-1 至图 2-1-48。

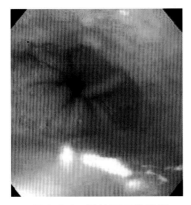

图 2-1-1　胃镜下正常贲门

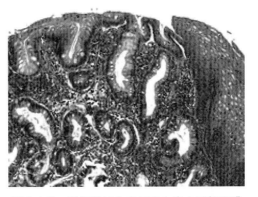

图 2-1-2　贲门鳞状上皮与腺上皮交界部黏膜

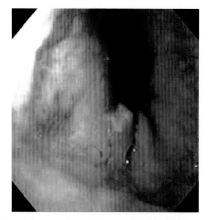

图 2-1-3 胃镜下贲门黏膜面糜烂、坏死及粗糙不平

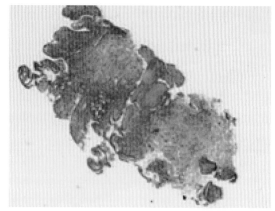

图 2-1-4 例1，贲门活检组织

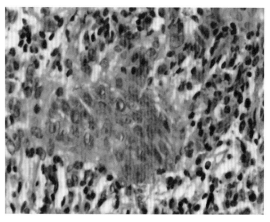

图 2-1-5 高倍镜见肉芽组织中修复的鳞状上皮团似鳞癌浸润

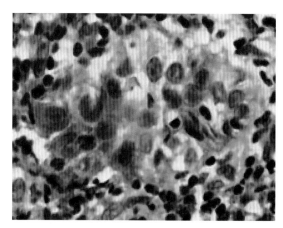

图 2-1-6 肉芽组织中增生的血管内皮细胞似腺癌浸润

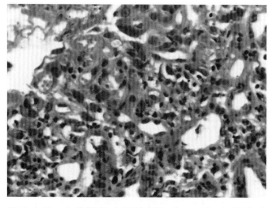

图 2-1-7 肉芽组织中纤维母细胞及毛细血管内皮细胞有异型性

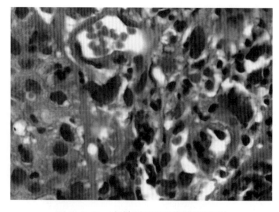

图 2-1-8 高倍镜下异型性更明显

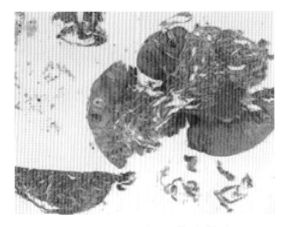

图 2-1-9　例 2，贲门活检黏膜组织

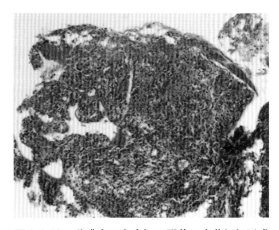

图 2-1-10　黏膜表面上皮坏死脱落，肉芽组织形成

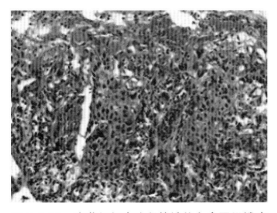

图 2-1-11　肉芽组织中残留的鳞状上皮团似鳞癌浸润

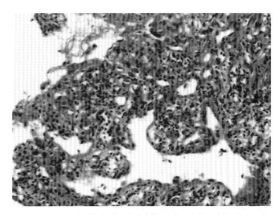

图 2-1-12　肉芽组织中纤维母细胞与毛细血管内皮增生

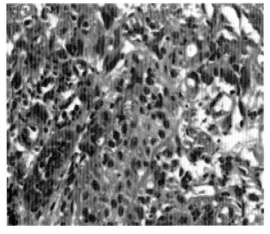

图 2-1-13　增生的鳞状上皮团似鳞癌浸润

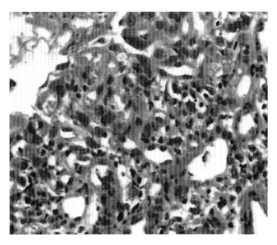

图 2-1-14　纤维母细胞及毛细血管内皮细胞有异型性

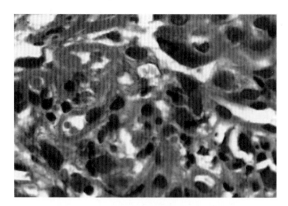

图 2-1-15　高倍镜下异型性更明显

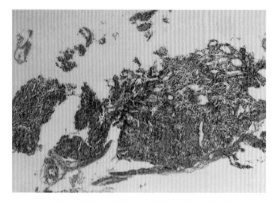

图 2-1-16　例 3，贲门活检黏膜组织

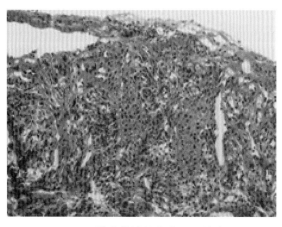

图 2-1-17　增生的鳞状上皮团似鳞癌浸润

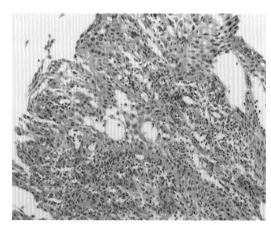

图 2-1-18　增生的鳞状上皮团似鳞癌浸润

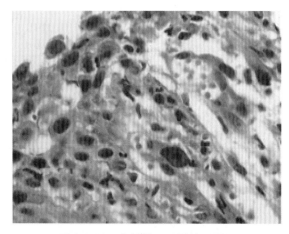

图 2-1-19　高倍镜下异型性更明显

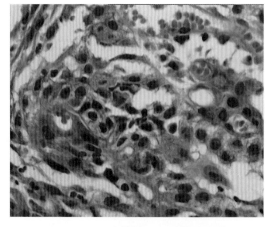

图 2-1-20　高倍镜下更似鳞癌浸润

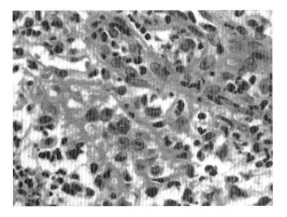

图 2-1-21　高倍镜下更似鳞癌浸润

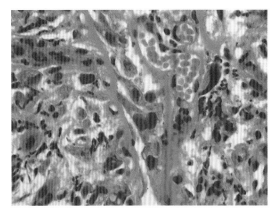

图 2-1-22　高倍镜下更似鳞癌浸润

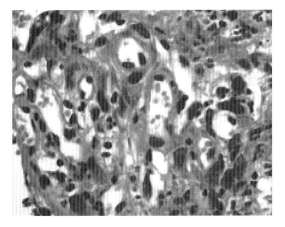

图 2-1-23　高倍镜下更似鳞癌浸润

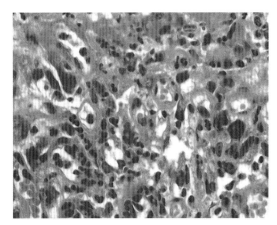

图 2-1-24　高倍镜下更似鳞癌浸润

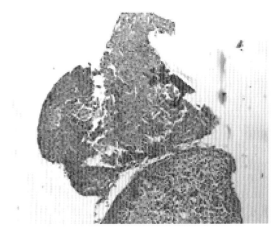

图 2-1-25　例 4，贲门活检黏膜

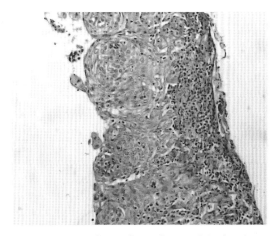

图 2-1-26　鳞状上皮退变坏死，炎细胞浸润

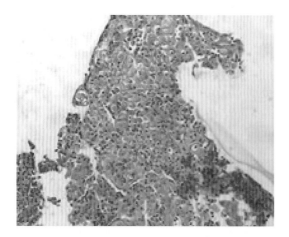

图 2-1-27　鳞状上皮退变坏死，炎细胞浸润

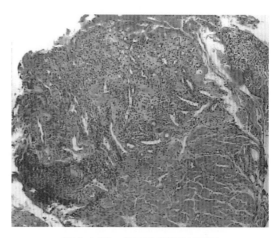

图 2-1-28　坏死底部深达肌层

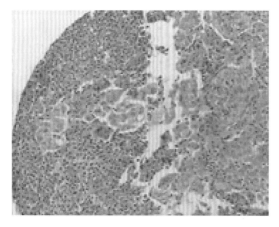

图 2-1-29　坏死组织中残留的鳞状上皮

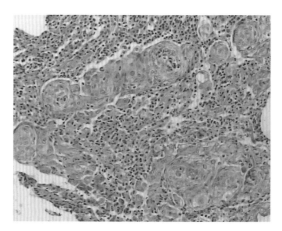

图 2-1-30　坏死组织中残留的鳞状上皮似鳞癌

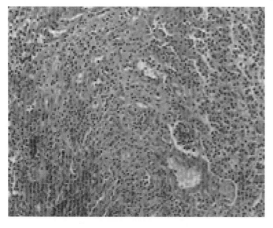

图 2-1-31　坏死底部肉芽组织形成

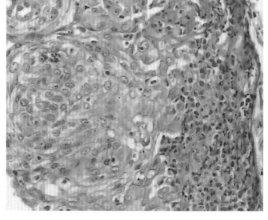

图 2-1-32　坏死组织中残留的鳞状上皮似鳞癌

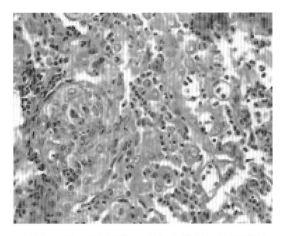

图 2-1-33 坏死组织中残留的鳞状上皮似鳞癌

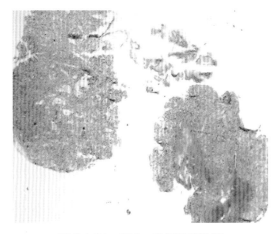

图 2-1-34 例 5，贲门活检黏膜

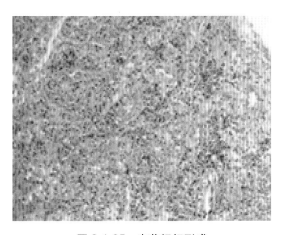

图 2-1-35 肉芽组织形成

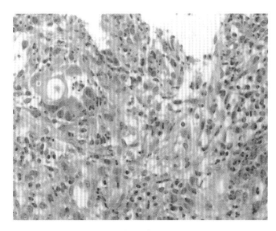

图 2-1-36 残留的上皮及增生的毛细血管

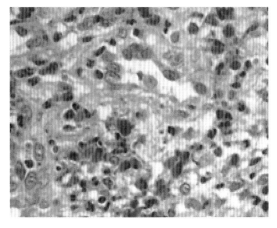

图 2-1-37 毛细血管内皮增生

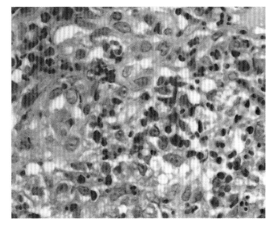

图 2-1-38 毛细血管内皮增生

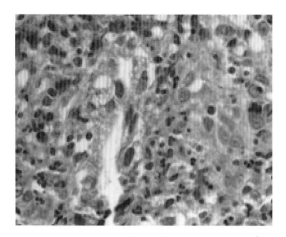

图 2-1-39　肉芽组织内残留的腺管

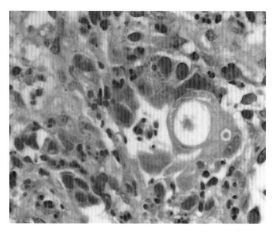

图 2-1-40　肉芽组织内残留的腺管有不典型性

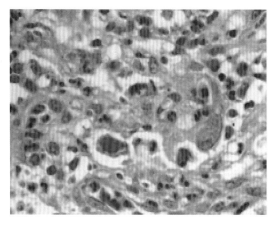

图 2-1-41　肉芽组织内残留的上皮似癌浸润

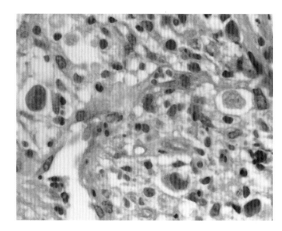

图 2-1-42　肉芽组织内残留的上皮似癌浸润

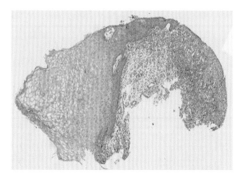

图 2-1-43　鳞状上皮与腺上皮交界部黏膜

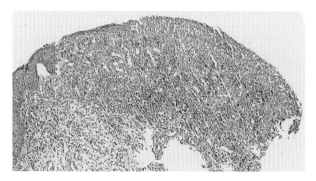

图 2-1-44　黏膜表面坏死

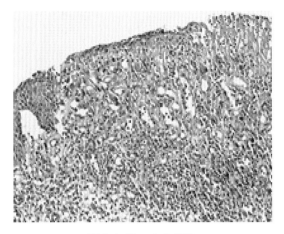

图 2-1-45 肉芽组织

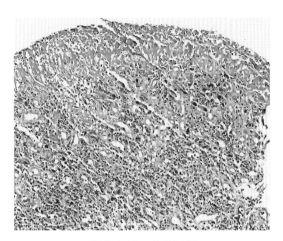

图 2-1-46 肉芽组织

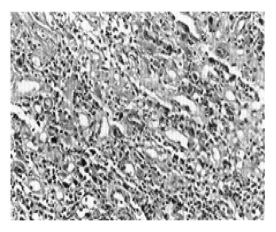

图 2-1-47 **血管内皮增生**

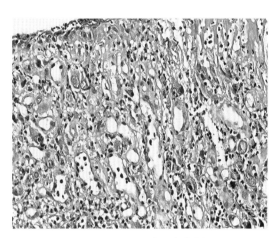

图 2-1-48 **细胞形态多样**

二、病毒性食管炎——鳞状细胞癌

【概述】病毒性食管炎以人乳头瘤病毒感染多见，在我国食管癌高发区更为常见。由于内镜下通常见食管黏膜细颗粒状或乳头状，甚至呈菜花状，显微镜下常见鳞状上皮中底层细胞增生、有异型性的挖空细胞散在或成堆出现、角化不全，故经常被误诊为鳞状细胞癌。

【鉴别诊断】认清挖空细胞，以及注意到并非鳞状上皮全层真正的肿瘤性增生。

【图示】病毒性食管炎见图 2-2-1 至图 2-2-5。

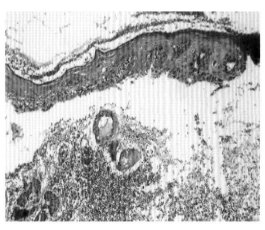

图 2-2-1 **食管鳞状上皮不全角化，中层及基底层细胞增生，固有膜乳头延长**

19

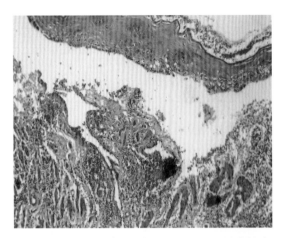

图 2-2-2　鳞状上皮不全角化明显，可见透亮细胞

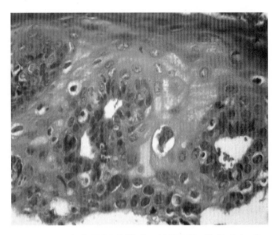

图 2-2-3　中底层细胞增生，并见明显的挖空细胞，异型性明显

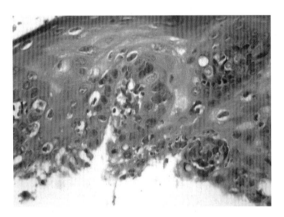

图 2-2-4　底层细胞增生并伴挖空细胞形成

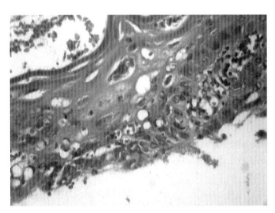

图 2-2-5　挖空细胞散在出现，核大深染，核形不规则，核膜边缘不整齐，核周有空晕

三、食管固有腺体鳞化——鳞状细胞癌

【概述】整个食管黏膜下层都具有纯黏液型的复管泡状腺体，均开口于食管腔，小导管被覆低柱状上皮，大导管被覆扁平上皮，周围有淋巴细胞浸润。类似于宫颈腺体，在某些致病因素的作用下，这些固有腺体可以发生鳞状上皮化生，如果对此没有认识，可能误诊为鳞状细胞癌的癌巢浸润。

【鉴别诊断】鳞状上皮均位于食管固有腺体的小叶范围内，与腺上皮有移行，并且没有真正的异型性和周围间质反应。

【图示】食管固有腺体鳞化见图 2-3-1 至图 2-3-5。

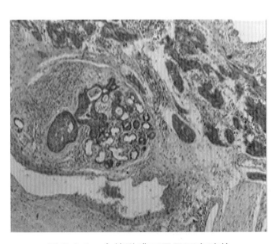

图 2-3-1　食管黏膜下层见固有腺体

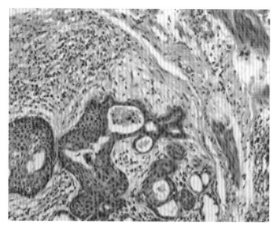

图 2-3-2　内见鳞状上皮形成

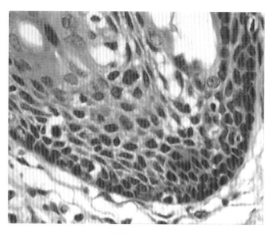

图 2-3-3　鳞状上皮细胞间桥明显

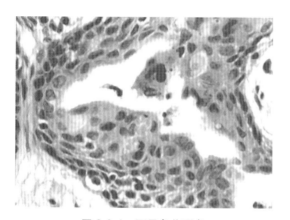

图 2-3-4　可见角化现象

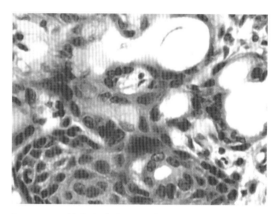

图 2-3-5　鳞状上皮与腺上皮有移行，具有一定的异型性

四、胃溃疡中的炎症细胞——癌细胞

【大体表现】胃镜检查及切除标本都难以鉴别胃溃疡的良、恶性。

【镜下表现】胃溃疡组织学上容易与癌混淆的因素如下。

1.*溃疡边缘的再生腺体*　消化性溃疡周边的黏膜腺体再生新形成的腺体不成熟，细胞增生活跃，可出现不典型性，如核大、深染、分裂象多等，再加上间质中炎症细胞数目多，细胞成分丰富，还可以在新生的不典型腺管周围有肉芽组织背景，其中有新生的纤维母细胞，往往出现异型性，因而容易将此种形态改变诊断为低分化腺癌。鉴别要点：①有炎性坏死与肉芽组织的背景；②将炎症细胞和纤维母细胞排除后所剩下的腺管较疏，而不是腺管增多；③细胞虽较幼稚，但腺管大小较一致。

2.*溃疡底部退变组织*　溃疡底部的坏死退变组织，形态表现为致密的核轮廓团块，深染，几乎无胞质，核结构不清，这种形态容易误认为未分化小细胞癌。鉴别要点：①有坏死的背景；②核结构不清。

3.*肉芽组织中新生的幼稚细胞*　肉芽组织主要由新生的毛细血管和纤维母细胞组成。毛细血管内皮细胞增生、肿胀而阻塞血管腔，酷似小腺管样结构，再加上幼稚的纤维母细胞呈现核大、深染、有明显异型性，故容易误认为低分化腺癌。鉴别要点：①从不同成熟阶段的毛细血管的辨认排除类似腺管样结构的毛细血管，确认不是上皮性的；②异型性的纤维母细胞尽管核大、深染，但不是上皮性的；③肉芽组织中有炎症细胞的背景。

4. 固有膜内组织细胞浸润　在慢性胃炎时，尤其是较明显的肠上皮化生黏膜中，固有膜内可出现较多的组织细胞浸润，而且核较大，胞质丰富，胞质内含有吞噬类脂而呈空泡状，有时核并不位于细胞中央而靠于一端，与印戒细胞或黏液细胞相似。由于这种组织细胞在间质中散在或成群出现，而且 PAS 染色还可以在胞质中出现阳性物质，因此很难与黏液细胞癌相鉴别。如果取材很小，有时要做出明确诊断是不大可能的。如果鉴别困难，建议再取活检，得到较多组织做出明确判断为好。鉴别要点：①组织细胞之胞质呈细网空泡，黏液细胞癌呈黏液滴空泡；②组织细胞核呈短杆状，大小较一致，染色较浅，癌细胞核异型性明显。

5. 增生脱落的表面上皮　胃黏膜慢性炎症、溃疡、糜烂后修复时表面上皮增生，有时呈乳头状突向腔内，增生的上皮黏液胞质可减少，核增大。在内镜活检中，这种增生的表面上皮被活检钳刮取时在切片上表现为一堆黏液细胞，由于细胞杂乱堆积，切片上呈有一定异型性的黏液癌细胞表现而容易误诊。鉴别要点：①黏液细胞失去组织结构，不是在组织内浸润；②其中夹杂有较典型的高柱状表面上皮。

6. 挤压的淋巴细胞　在胃固有膜内正常情况下可偶见淋巴滤泡，慢性炎症时可出现较多的淋巴滤泡而称滤泡性胃炎。由于淋巴细胞缺乏胞质，活检钳夹时细胞呈较"脆"的状态，因而很容易挤压而出现一片核碎裂、核深染的细胞团，此时可能误认为未分化小细胞癌浸润。鉴别要点：①淋巴细胞往往可以找到小淋巴→裂细胞→无裂细胞→免疫母细胞→浆细胞分化过程中的不同阶段的细胞；②淋巴细胞核染色质分布不均，在高倍镜下调动细螺旋往往可见核的立体感，而未分化小细胞癌核染色质均匀，平面感。当然，如果所有细胞都挤压成细线状核，则失去了鉴别的可能，必要时再取活检以明确诊断。

【鉴别诊断】当鉴别上皮细胞与淋巴细胞、组织细胞有困难时，组织化学和免疫组化染色对鉴别诊断有帮助。病理检查中遇到困难病例应做免疫组化。如若给出错误报告，后果不堪设想。

【图示】溃疡中的炎症细胞见图 2-4-1 至图 2-4-25。

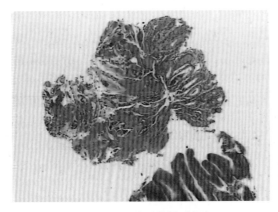

图 2-4-1　胃镜活检黏膜组织

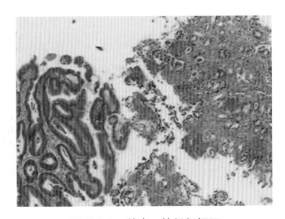

图 2-4-2　其中一块组织坏死

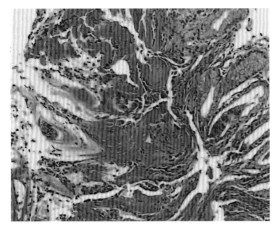

图 2-4-3　坏死组织

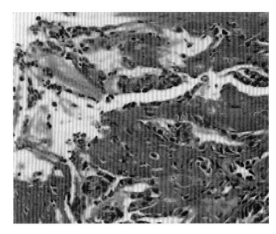

图 2-4-4　残留的腺管似癌浸润

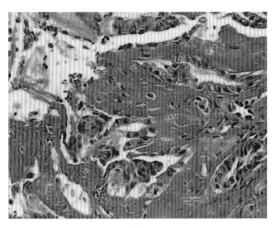

图 2-4-5　高倍镜下更似癌浸润

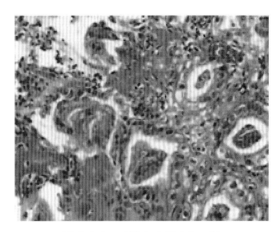

图 2-4-6　腺管上皮退变和固缩

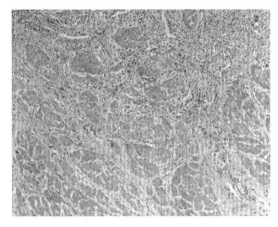

图 2-4-7　消化性溃疡见溃疡底部深达肌层

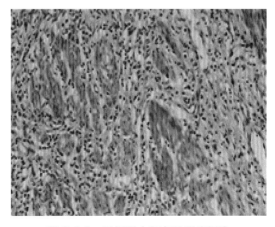

图 2-4-8　平滑肌束间多量炎症细胞

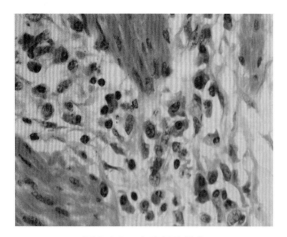

图 2-4-9　炎症细胞放大

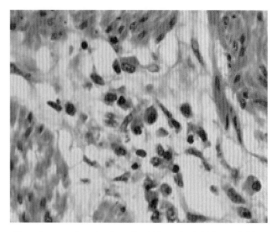

图 2-4-10　淋巴细胞、浆细胞及嗜酸性粒细胞并见

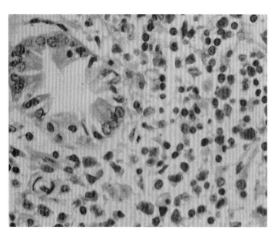

图 2-4-11　高倍镜下炎症细胞

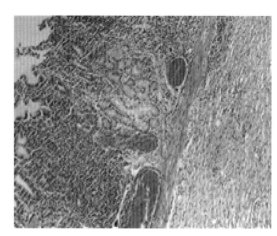

图 2-4-12　低分化印戒细胞癌黏膜下层似炎症细胞浸润

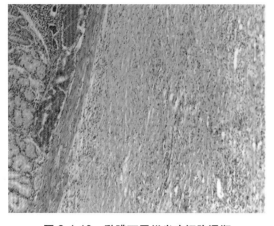

图 2-4-13　黏膜下层似炎症细胞浸润

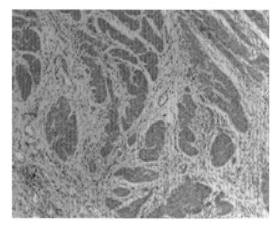

图 2-4-14　平滑肌束间似炎症细胞浸润

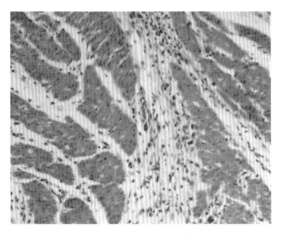

图 2-4-15　平滑肌束间似炎症细胞浸润

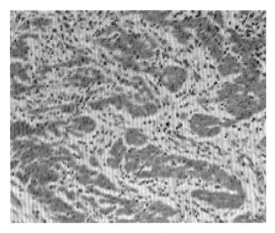

图 2-4-16　平滑肌束间似炎症细胞浸润

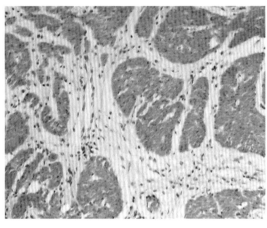

图 2-4-17　平滑肌束间似炎症细胞浸润

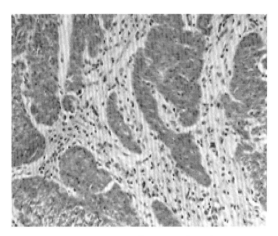

图 2-4-18　平滑肌束间似炎症细胞浸润

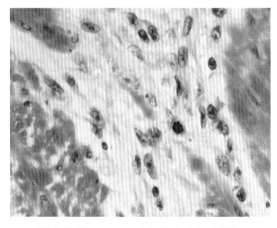

图 2-4-19　平滑肌束间似炎症细胞浸润

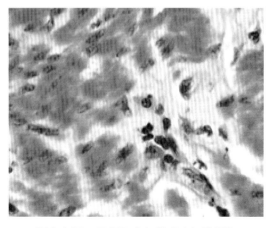

图 2-4-20　平滑肌束间似炎症细胞浸润

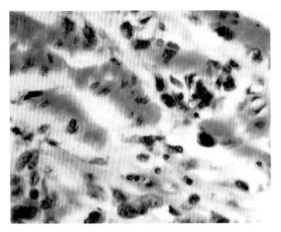

图 2-4-21　平滑肌束间似炎症细胞浸润

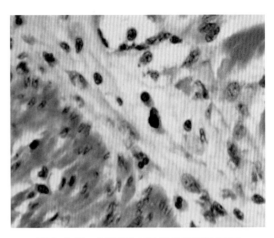

图 2-4-22　平滑肌束间似炎症细胞浸润

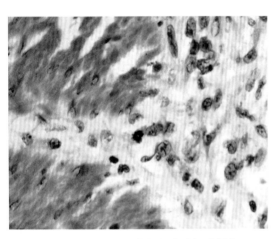

图 2-4-23　平滑肌束间似炎症细胞浸润

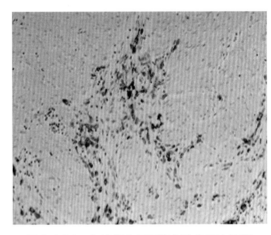

图 2-4-24　免疫组化示浸润细胞角蛋白阳性

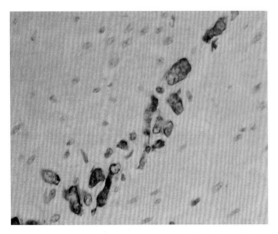

图 2-4-25　免疫组化示浸润细胞角蛋白阳性

五、胃镜印戒细胞——泡沫细胞

【概述】把印戒细胞误诊为泡沫细胞或反之把泡沫细胞误诊为印戒细胞，都是很严重的错误，已经引起了病理医师的广泛注意。在胃镜活检中印戒细胞癌被误诊、漏诊的原因，笔者总结为以下几方面。

1. 客观因素　①胃镜活检时取材标本表浅，加上切面的关系有时仅见几个印戒细胞，此时易漏诊或误诊。②印戒细胞异型性不明显或数量不多，加上背景有各种炎症细胞浸润，甚至较多吞噬细胞时，致使印戒细胞被忽略。

2. 人为因素 ①诊断医师经验不足，对印戒细胞形态不熟悉，解决办法就是牢牢掌握印戒细胞各种经典和不经典的形态。②认识不足，有时高年资医师，也难免犯这样的错误，并不是镜下不认得，恰恰是忽略了印戒细胞癌的可能性。应增强意识，遇到镜下有怀疑处时多深切、细观察，结合临床和免疫组化，避免或减少此类错误的发生。

经典的印戒细胞形态：单个散在细胞，或呈条索状和小巢状；细胞圆形、卵圆形或不规则形，胞界可清可不清；胞质内含丰富黏液，多在胞质内形成黏液滴，镜下似空泡，黏液嗜酸或嗜碱性，HE染色时呈淡伊红或淡蓝色，空泡边缘清楚或模糊，当清楚时，空泡周边和胞质形成清楚的带状；核圆或卵圆，不规则，偶见梭形，常有轻中重度异型性，核经常被黏液滴挤到一侧，形成印戒样。可见核仁，有时较大红染。

印戒细胞不典型形态：常见以下几种。①泡沫细胞样：胞质内黏液滴数量多，似泡沫状。②上皮细胞样：黏液滴小，不挤压细胞核，核居中或轻度偏位，胞质嗜酸红染，似上皮细胞样。③微囊样：胞质内大黏液滴，形成微囊样。④单核细胞样：少见，细胞小，胞质少。⑤低分化和梭形细胞样：细胞梭形，黏液少或无黏液。

印戒细胞分型：WHO分类中根据胞质不同将印戒细胞分为以下4型。①胞质内囊型：囊内充满酸性黏液，HE染色蓝色。②扩张的细胞内囊型：囊内含酸性或中性黏液，AB/PAS染色阳性。③嗜伊红的胞质颗粒中包含中性黏液成分，AB/PAS染紫色。④无黏液的细胞。

【鉴别诊断】胃镜下表面上皮一般完整，腺体间距增宽，增宽区背景疏松。腺体可萎缩，但无异型性，很少肠上皮化生。癌细胞单个或成片、成串，常位于黏膜浅表部位。当浸润较深时，常伴有丰富的纤维性间质反应，或混有低分化腺癌图像。镜下和泡沫细胞最明显的不同之处是印戒细胞核有异型性，泡沫细胞核无异型性。印戒细胞胞质内为黏液滴，泡沫细胞胞质内为脂质空泡。免疫组化易于分辨，印戒细胞癌CK阳性、PAS阳性，泡沫细胞CD68阳性。

【图示】胃镜印戒细胞见图2-5-1至图2-5-6。

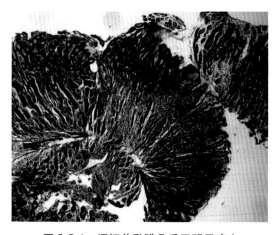

图2-5-1 深切前黏膜几乎无明显病变

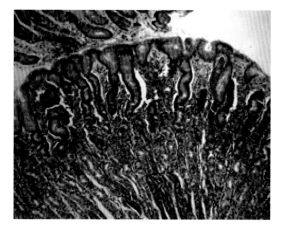

图2-5-2 深切前仅见局灶隐窝间距增宽

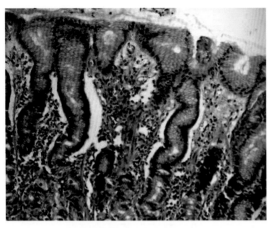

图 2-5-3　深切前间距增宽处黏膜疏松，未见明显异型细胞

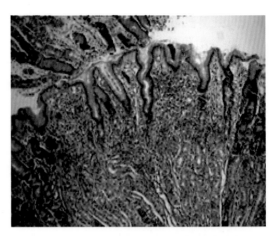

图 2-5-4　深切后腺体隐窝多处间距增宽

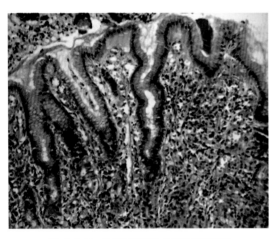

图 2-5-5　深切后可见少许印戒细胞

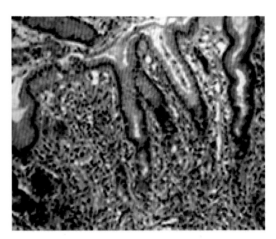

图 2-5-6　深切后黏膜浅层多处可见印戒细胞

六、胃腺颈部局灶腺体球样异型增生——胃印戒细胞癌

【概述】球样异型增生发生于胃小凹颈部，颈部腺体底部为干细胞，在炎症和损伤修复病变时，腺体颈部干细胞分裂增生，逐渐向上和向下移位演变为胃黏膜其他上皮细胞，实现再生性修复增生。在此过程中干细胞表现为核稍大、核仁明显、胞质内含丰富核糖体。这种增生分单纯性增生和异型增生。球样异型增生是干细胞异型增生的一种形式。这种异型上皮细胞胞核增大变圆，呈球状，胞质肿胀、透亮，细胞呈簇状，常呈双层。核半圆或月牙形，核偏位，上移，甚至突出到小凹基底部，重者排列不规则，紊乱，核极性消失。黏液染色显示其黏蛋白呈酸性黏蛋白，特别是硫酸黏蛋白阳性，其含量与黏液细胞癌的含量十分相近，CEA 亦呈阳性且随异型程度增加而增加。

【鉴别诊断】

1. 目前认为此类病变是印戒细胞癌的癌前病变，球样异型增生如果超出腺体基底膜，出现在固有膜内常提示为印戒细胞癌。这是二者的区别，要注意鉴别。

2. 此外还有一种情况，就是把正常的受挤压而离散的胃小凹颈部黏液细胞，错误地当成印戒细胞。注意这些受挤压而离散的细胞，横切面时一般都在腺腔内，纵切面时在腔外散在分布，对照周围细胞，发现它们的形态和周围颈部黏液上皮细胞一样，没有异型性。万不可误诊为印戒细胞癌。

【图示】胃腺颈部局灶腺体球样异型增生见图 2-6-1 至图 2-6-11。

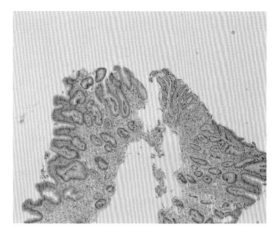

图 2-6-1　低倍镜下腺体排列较规整

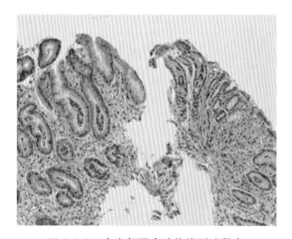

图 2-6-2　右上部两个腺体排列略紧密

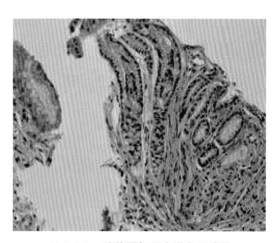

图 2-6-3　腺体颈部层次增多呈球状

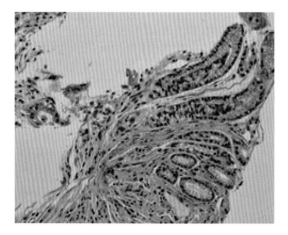

图 2-6-4　可见腺细胞核偏位呈印戒样

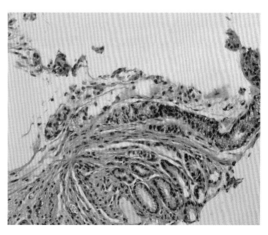

图 2-6-5　局部腺细胞核大略深染

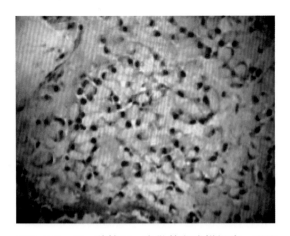

图 2-6-6　另一种情况，离散的印戒样细胞，不要误诊为癌

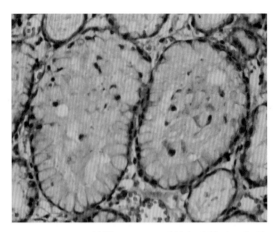

图 2-6-7　另一种情况，可见腺体部分挤压，细胞破碎，黏液潴留

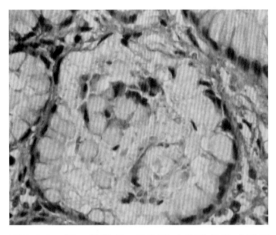

图 2-6-8　另一种情况，可见腔内离散的印戒样细胞和腺腔上皮细胞形态一致

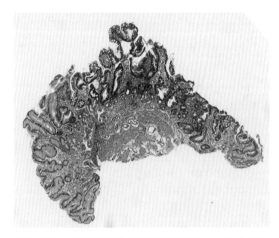

图 2-6-9　胃黏膜肠化腺体增生需要与上皮内瘤变鉴别

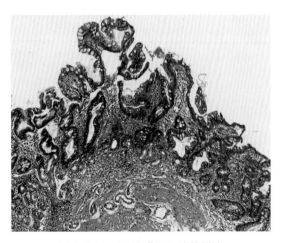

图 2-6-10　胃黏膜肠化腺体增生

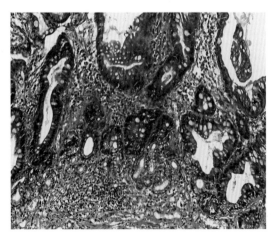

图 2-6-11　胃黏膜肠化腺体增生主要位于胃小凹及腺颈部

七、直肠子宫内膜异位——管状腺癌

【概述】子宫内膜异位是女性的常见病，多见于卵巢及子宫肌层，也可以异位于其他器官。发生在直肠的子宫内膜异位较为少见，异位的子宫内膜组织可以形成明显的肿块而误诊为恶性肿瘤。直肠黏膜下肿块最常见的是间质瘤，其次为腺癌。常规手术切除的标本相对诊断较易，发生误诊的多为术中冷冻切片。在冷冻切片上，表现为直肠平滑肌间"浸润"的大小不等的腺体，极易误诊为管状腺癌。虽然从理论上说，异位的腺体周围应该有子宫内膜间质，但如果病变时间较长，取材数量不够，制片质量不好，常常发现不到内膜间质的存在，容易导致病理医师的判断失误。关键是对于一名女性患者、直肠的黏膜下肿块、腺体结构完整表现类似于高分化癌时，一定要想到子宫内膜异位的可能。认真地寻找是否有分化较差的地方、是否有内膜间质、是否是广泛的浸润性生长，这是避免误诊的有效方法，切忌思维僵化或主观臆断。

【图示】直肠子宫内膜异位见图 2-7-1 至图 2-7-5。

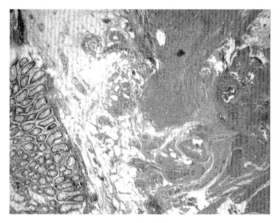

图 2-7-1　肠黏膜下紊乱增生的平滑肌间见散在的腺体

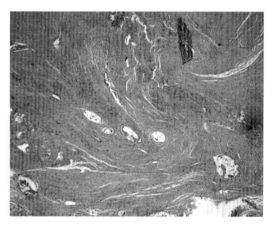

图 2-7-2　平滑肌间见大小不等的腺体穿插

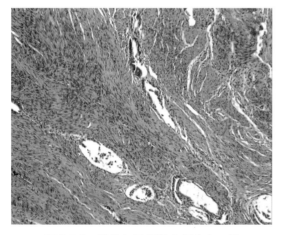

图 2-7-3　腺体与平滑肌走行方向一致

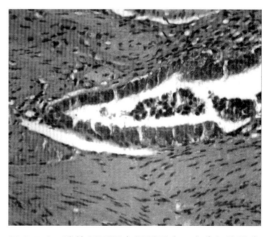

图 2-7-4　腺体周围没有间质反应，上皮细胞没有异型性

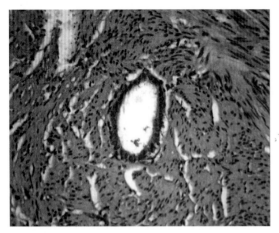

图 2-7-5　腺体埋在平滑肌间，没有异型性

八、肝细胞腺瘤——分化良好的肝细胞癌

【概述】肝细胞腺瘤（hepatocellular adenoma）是一种少见的肝良性肿瘤。多发生在育龄期女性的正常肝上，与长期口服避孕药有关。

【大体表现】好发于肝右叶，一般为单发结节，偶见多发结节。结节大小不等，较肝局限性结节状增生（focal nodular hyperplasia，FNH）的结节大，平均 8 ～ 10cm。结节常位于肝包膜下，境界清楚，多有完整包膜，切面淡黄褐色，常伴有出血、坏死，与周围肝分界清楚。

【镜下表现】瘤细胞多边形，界限清楚，胞质淡染。核圆形，大小比较一致。瘤细胞梁索状排列，梁索一般为 1 ～ 2 层瘤细胞，排列比较拥挤，不见正常肝索的放射状排列。偶见腺管样排列。缺乏细胆管和汇管区。

【鉴别诊断】肝细胞癌瘤细胞变小，肝板的细胞层次常超过 3 层，常见假腺样结构。细胞有异型，核浆比例增大，胞质嗜碱性增强，可见核分裂，病变缺乏纤维包膜。当见到血管、淋巴管内瘤栓，间质及汇管区的浸润时肝细胞癌的诊断即可明确。但是在穿刺肝活检标本中，有时高分化肝细胞癌与肝细胞腺瘤的鉴别十分困难，需要结合临床病史。肝细胞癌结节周围往往伴有肝硬化背景，而肝细胞腺瘤结节周围往往是正常肝细胞。肝细胞腺瘤的肝细胞索有窦壁细胞（CD68 可显示枯否细胞）存在，肝细胞癌中则没有窦壁细胞。

【图示】肝细胞腺瘤见图 2-8-1 至图 2-8-8。

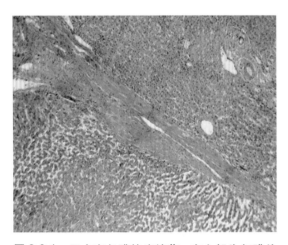

图 2-8-1　肝内有包膜的瘤结节，右上部为包膜外肝组织

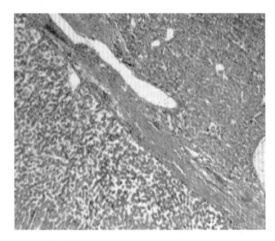

图 2-8-2　左下部为包膜内肿瘤组织

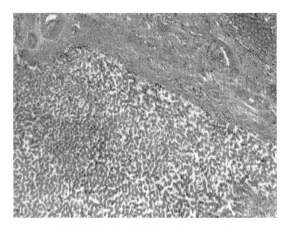

图 2-8-3 包膜内瘤细胞弥漫分布

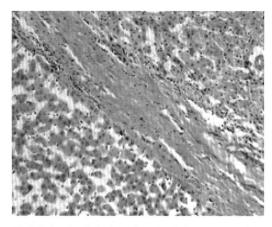

图 2-8-4 包膜内瘤细胞比包膜外正常肝细胞核增大

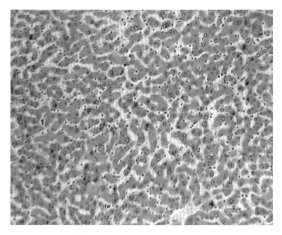

图 2-8-5 瘤细胞大小一致

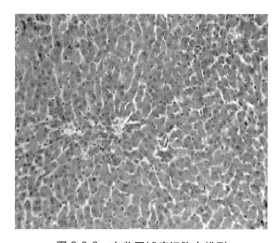

图 2-8-6 有些区域瘤细胞有排列

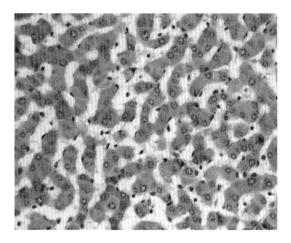

图 2-8-7 瘤细胞呈肝索排列并有肝窦结构

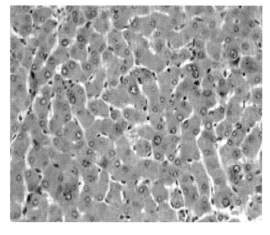

图 2-8-8 少数瘤细胞核大，核仁清楚

九、肝髓外造血——恶性肿瘤

【概述】骨髓是主要的造血器官。骨髓有红骨髓和黄骨髓之分，有造血生理功能的主要是红骨髓。在小儿出生后头几年内，几乎所有的骨髓都是红骨髓。随年龄增长，红骨髓数量逐步减少，由以脂肪组织为主的黄骨髓所取代，特别是到5—7岁时黄骨髓明显增加，红骨髓相应减少。到18岁时，红骨髓只限于颅骨、脊椎骨、胸骨和肋骨等扁平骨的造血功能，可维持一生。除骨髓外，有些器官（主要为肝、脾、淋巴结）也能造血，这种造血形式称为髓外造血。淋巴结主要生产淋巴细胞。脾除生产淋巴细胞外，还生产单核细胞。肝则生产红细胞和血小板。随着影像学检查普及后，穿刺活检标本明显增多。由于穿刺标本小，病变显示不全面，仅看到肝组织中出现幼稚细胞，很容易想到恶性肿瘤。如果能想到髓外造血，诊断就更全面、准确了。

【图示】肝髓外造血见图2-9-1至图2-9-12。

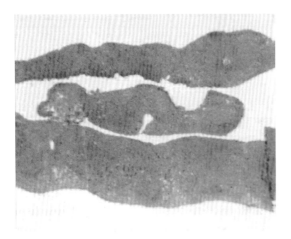

图 2-9-1　肝穿刺 3 条组织

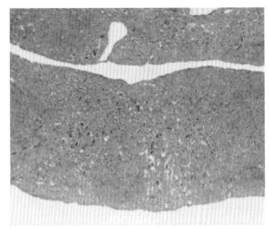

图 2-9-2　肝小叶结构尚保存

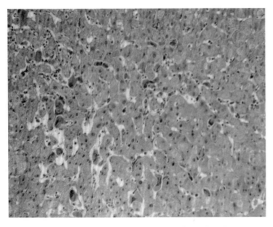

图 2-9-3　肝窦内见大小不等细胞浸润

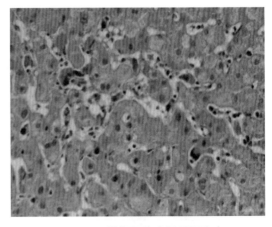

图 2-9-4　浸润细胞也见于肝索中

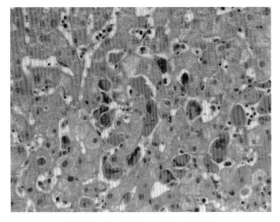

图 2-9-5　浸润细胞异型明显

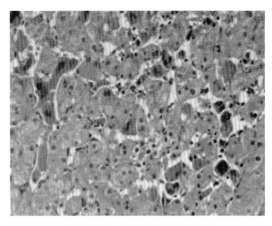

图 2-9-6　浸润细胞异型明显

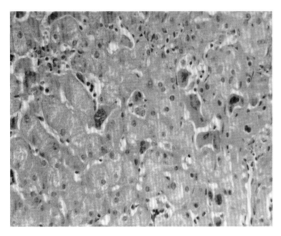

图 2-9-7　浸润细胞异型明显

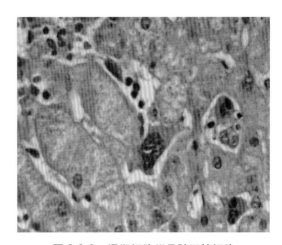

图 2-9-8　浸润细胞似骨髓巨核细胞

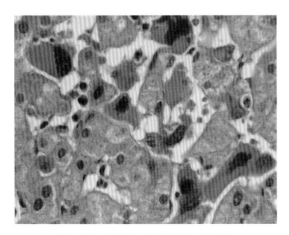

图 2-9-9　浸润细胞似骨髓巨核细胞

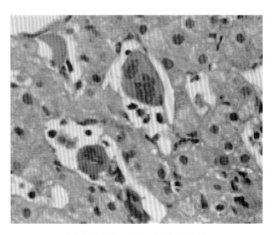

图 2-9-10　可见多核巨细胞

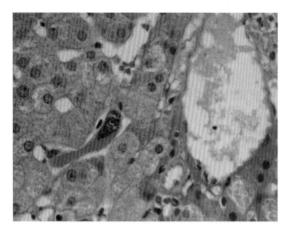

图 2-9-11　浸润细胞似骨髓巨核细胞

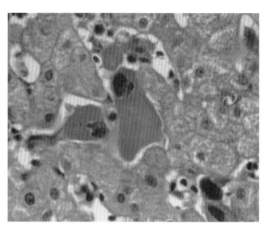

图 2-9-12　浸润细胞似骨髓巨核细胞

十、肝上皮样血管平滑肌脂肪瘤——肝细胞肝癌

【概述】肝上皮样血管平滑肌脂肪瘤（epithelioid angiomyolipoma of the liver，EAML），为真性克隆性间叶性肿瘤，由 Ishak 在 1976 年首先描述，至今报道了约 200 多例。发病年龄跨度大，为 26—86 岁，尤其好发于中年女性。临床上无自身特有症状，大的病变可引起腹部不适、肝区胀痛等，也有报道因肿瘤破裂引起急腹症、失血性休克等表现。影像学检查往往表现为境界清楚的实性肿块，其回声或密度不均一是其特点，当肿瘤组织中含有足够的脂肪成分时，B 超表现为条索状稍强回声，CT 扫描下的病灶内低密度影及 MRI 增强扫描对诊断具有指导意义。临床经过多为良性，然而也有复发、转移和死亡的个案报道。提示恶性潜能的指标包括明显的细胞异型性、核分裂增多、明显的浸润特征和复发，但这些指标并非绝对可靠，转移才是一个明确的恶性指征。手术治疗是 EAML 患者的首选方案，并应注意手术切缘干净，以免复发。

【大体表现】往往表现为孤立性实性肿块，体积较大，边界清楚无包膜。

【镜下表现】肝的血管平滑肌脂肪瘤与肾的同类肿瘤形态类似，肿瘤组织由 3 种基本成分构成，即平滑肌样瘤细胞、脂肪细胞和畸形扭曲的厚壁血管。根据平滑肌样瘤细胞、脂肪组织和血管 3 种成分的构成比不同，可将 EAML 分为 4 种亚型：经典的混合型（平滑肌样瘤细胞、脂肪、血管各占一定的比例）、脂肪瘤型（脂肪成分≥70%）、肌瘤型（脂肪成分≤10%）和血管瘤型。对诊断尤为重要的是平滑肌样瘤细胞，它是唯一可靠的诊断性成分。组织学特征之一是平滑肌样瘤细胞总是以异源性形式出现，具有其分化谱系中不同的形态特点，Nonomura 等将其分为 4 型：梭形、中间型（卵圆形、短梭形细胞）、上皮样型（大多角形、球状的"蜘蛛网细胞"）、多形性（奇异形及多核瘤巨细胞），除梭形细胞外，其余 3 型细胞具有缺乏平滑肌细胞核（腊肠样拉长的黑核）和胞质（强嗜酸的丝状胞质）的形态特点，被认为是原始间叶细胞向平滑肌细胞分化的不成熟阶段。另一个特征是肿瘤组织中经常出现造血成分，但并非该肿瘤所特有，在许多肝良、恶性肿瘤中均可出现，它的发生率可能与肿瘤组织中的肝窦内皮组织更为密切，后者在胎儿肝造血中起重要作用。EAML 作为血管平滑肌脂肪瘤的一种独特亚型，其肿瘤细胞体积大、多边形呈上皮样，局灶区可见与上皮样细胞有移行的胖梭形细胞。上皮样肿瘤细胞胞质丰富，空泡状、透明或嗜酸性，细胞核较大，圆形或卵圆形，空泡状，可见核仁。肿瘤细胞明显围绕扩张的薄壁血管或少量厚壁血管生长。免疫组织化学具有独有的特征，其平滑肌样瘤细胞不仅表达 SMA，同时弥漫强阳性恒定表达 HMB45、MelanA。

【鉴别诊断】EAML 的诊断建立在仔细观察、识别上述 3 种基本成分之上，其中平滑肌样瘤细胞多姿多态并总是以上皮样形态为主，实性生长方式和血管脂肪组织在肿瘤中巨大的构成比差异，以及造血组织的出现，致使肿瘤组织构象极其复杂，易误诊为肝细胞癌、肝母细胞瘤、平滑肌肉瘤、脂肪肉瘤、炎性假瘤等。诊断和鉴别诊断的关键在于熟练掌握平滑肌样瘤细胞分化谱系的形态特征，同时必须进行一组包括 SMA、HMB45、MelanA、Vim、Hep Par1、CK（广谱）、EMA、CEA、CD34 和 CD68 等抗体在内的免疫组织化学检测分析。

【图示】肝上皮样血管平滑肌脂肪瘤见图 2-10-1 至图 2-10-14。

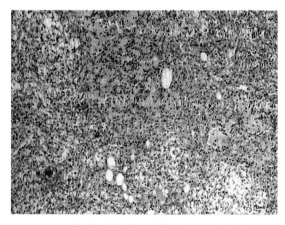

图 2-10-1　胞质嗜酸或透明的上皮样肿瘤细胞弥漫分布，其间见少量成熟脂肪组织

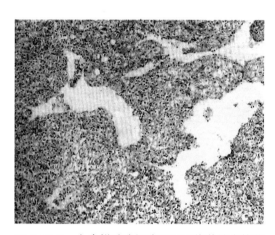

图 2-10-2　上皮样肿瘤细胞明显围绕着扩张的薄壁血管生长，血管腔内见红细胞

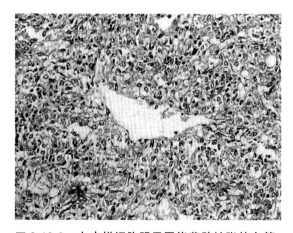

图 2-10-3　上皮样细胞明显围绕薄壁扩张的血管，胞质丰富，嗜酸性、空泡状或透明。细胞核大，圆形或卵圆形，空泡状，可见明显核仁；少数核深染，有核分裂象

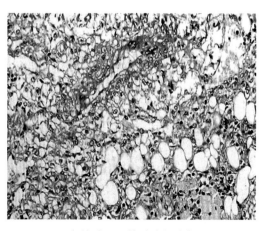

图 2-10-4　血管壁周围的肿瘤细胞与周围肿瘤组织"融合"，在这个视野还见到成熟的脂肪组织

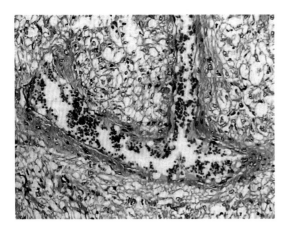

图 2-10-5　这个血管壁厚薄不均，为肿瘤性畸形血管

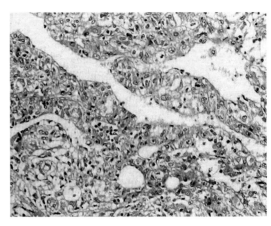

图 2-10-6　部分区域上皮样肿瘤细胞呈梁状排列，但仍然围绕血管生长

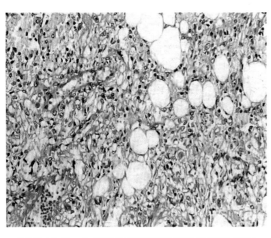

图 2-10-7　上皮样肿瘤细胞间见成熟脂肪组织

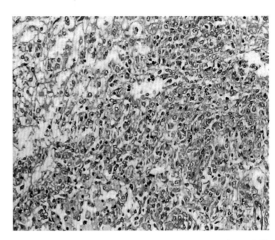

图 2-10-8　部分区域可见肥胖的梭形细胞，这些细胞与上皮样细胞有移行

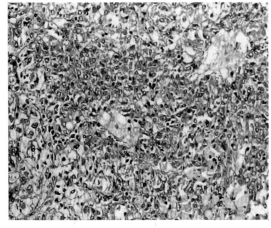

图 2-10-9　部分区域可见肥胖的梭形细胞，这些细胞与上皮样细胞有移行

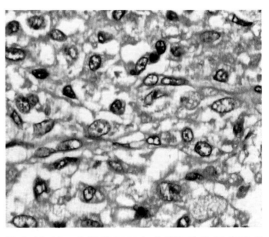

图 2-10-10　高倍镜显示上皮样细胞胞质嗜酸或泡沫状，核呈空泡状，核仁明显

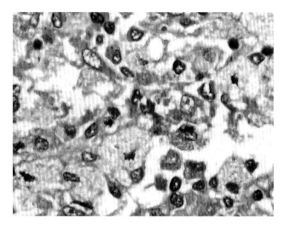

图 2-10-11 此视野显示细胞明显异型性，核分裂象易见

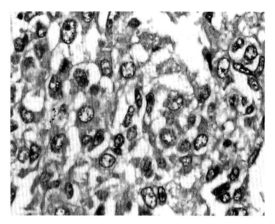

图 2-10-12 细胞核周围的胞质浓染，靠近包膜处胞质透亮，形成所谓"蜘蛛网"样细胞

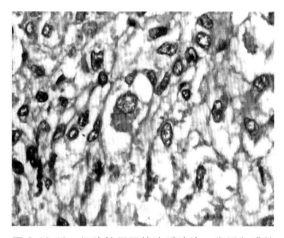

图 2-10-13 细胞核周围的胞质浓染，靠近包膜处胞质透亮，形成所谓"蜘蛛网"样细胞

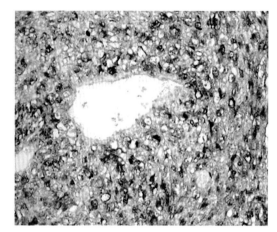

图 2-10-14 血管壁周围上皮样肿瘤细胞免疫组化标记 HMB45 弥漫强阳性表达

十一、肝血管平滑肌脂肪瘤——良性还是恶性

【概述】血管平滑肌脂肪瘤（angiomyolipoma，AML）是一种少见的间叶性肿瘤，是来自血管周上皮样细胞肿瘤（perivascular epithelioid cell tumor，PEComa）中最常见的肿瘤之一。肝 AML 多呈良性生物学行为，虽然也有肝恶性 AML 的报道，但仍持怀疑态度。下文将描述 1 例巨大的肝经典 AML，原发肿瘤已被完全切除。3 年后，在患者剩余的肝发现有多个结节、血管浸润和胰尾肿块，患者最后死亡。重新审查和评价切片，发现这例典型的 AML 中含有显著的非典型上皮样细胞，一系列免疫组织化学和分子分析后，解释为肝 AML 的恶性转化。

【临床病史】30 岁男性，出现右上腹痛及压痛。CT 断层显示肝右叶一 18cm×14cm 肿块。血液测试显示，γ - 谷氨酰转移酶和碱性磷酸酶水平升高，血清 B 型肝炎表面抗原呈阴性。CA19-9、癌胚抗原（CEA）和 α - 胎儿蛋白在正常水平范围内。超声检查显示肝右叶 18cm×14cm 肿块。CT 断层扫描证实肿块多形性及高血管性病变后行肝右叶切除手术。临床检测未见其他部位的原发肿瘤。患者无结节性硬化症或肝硬化。根据组织学和免疫组化染色，最初病理诊断为恶性潜力不能确定的巨大血管平滑肌脂肪瘤。

手术 3 年后，患者再次抱怨右上腹痛和食欲缺乏。CT 断层扫描显示在剩余的肝出现一个肿块（直径 11cm）和多个结节。此外，门静脉出现可疑栓塞和胰腺尾部肿块。肝活检显示肿瘤的形态和免疫组化特征类似于 3 年前切除的原发肿瘤的上皮样区域，遂做出肝恶性 AML 的诊断。患者接受两个疗程的辅助化疗。但化疗 4 个月后肺部出现多个转移灶，最后死亡。

【大体表现】肝内实质性肿块 18cm×15cm，肿瘤紧邻肝切缘，与周围正常肝实质相比，肿块呈苍白至黄色，软且易碎，部分区域有出血。

【镜下表现】显微镜下，肿瘤周边显示经典 AML 成分，但中央地区出现细胞显著多形性、核染色质致密和频繁的核分裂（2～3/10 个高倍视野）的非典型 PECs 的上皮样成分。细胞排列呈实性或巢状，有明显的毛细血管。局部出现嗜酸细胞变，梁索状模式，可见坏死。肝实质周围有明显的浸润，远离肿块的门管区可见血管浸润。可见黑色素颗粒和髓外造血。复发肿瘤的肝活组织检查切片显示与原发肿瘤上皮样区域类似的形态特征。但后者多形性、有丝分裂率（2～5/10 个高倍视野）、坏死和血管浸润明显增加。既没有成熟的脂肪细胞，也未见厚壁血管（图 2-11-1 至图 2-11-7）。

免疫组化染色显示，肿瘤细胞表现出强的弥漫性 HMB45、Melan-A 和平滑肌肌动蛋白阳性，而波形蛋白、平滑肌肌球蛋白重链、结蛋白、S-100、CD117 弱和局灶阳性，CD34 染色仅限于孤立的血管。肿瘤细胞对抗细胞角蛋白 AE1/AE3、细胞角蛋白 8/18、细胞角蛋白 7/19、HepPar-1、上皮膜抗原（EMA）、肌红蛋白、嗜铬素、突触体素和 CEA（单克隆和多克隆）均阴性。非肿瘤肝实质呈细胞角蛋白、HepPar-1 阳性、多克隆 CEA 显示小管染色模式。非典型上皮样细胞 Ki-67 阳性率 > 30%，而经典 AML 的 Ki-67 阳性率 < 5%。约 10% 的非典型上皮样细胞 p53 蛋白阳性，经典的 AML 细胞无 p53 蛋白染色。复发肿瘤肝活检的免疫组化特征类似于原发肿瘤，但肿瘤细胞 Ki-67 阳性反应更弥漫（图 2-11-8 至图 2-11-10）。

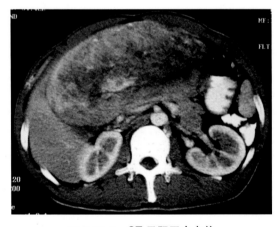

图 2-11-1　CT 示肝巨大占位

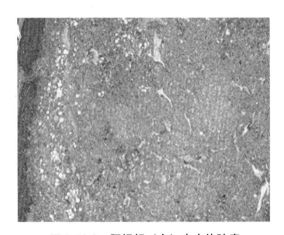

图 2-11-2　肝组织（左）内大片肿瘤

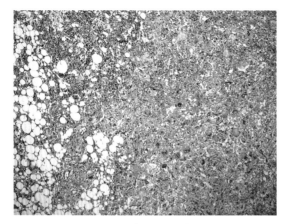

图 2-11-3 肿瘤内灶性脂肪组织（左）

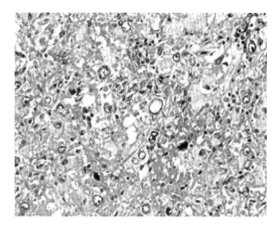

图 2-11-4 肿瘤细胞大小不一

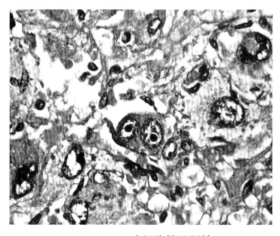

图 2-11-5 瘤细胞核异型性

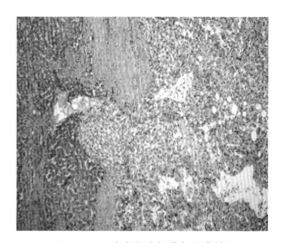

图 2-11-6 肿瘤突破包膜向肝内伸展

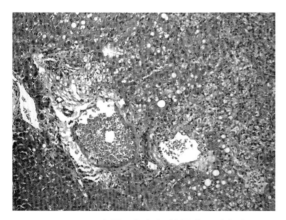

图 2-11-7 瘤周肝组织汇管区内见瘤组织

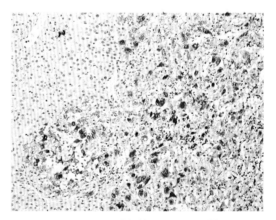

图 2-11-8 瘤细胞 HMB45 阳性

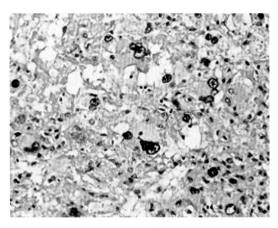

图 2-11-9　瘤细胞 Ki-67 阳性

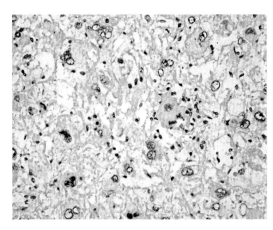

图 2-11-10　瘤细胞 p53 阳性

【鉴别诊断】 良、恶性 AML 的鉴别要点（表 2-11-1）：血管平滑肌脂肪瘤通常呈良性的临床过程。在肾脏，肾周围浸润、累及肾静脉和下腔静脉，甚至区域淋巴结不被视为恶性行为的标志。一些学者认为恶性肾 AML 的病理标准为细胞异型性，多中心，有丝分裂活性和远处转移。单一的上皮样或多形性变被认为是恶性转化。不像肾恶性 AML，恶性肝 AML 非常罕见，目前仅 6 例报道。较大体积的肿瘤、肿瘤周围侵袭性生长、肿瘤坏死，显著的细胞多形性，较多有丝分裂和转移提示具有恶性侵袭性行为。

表 2-11-1　良性和恶性 AML 的病理学与分子特征

	良性	恶性
病理学		
细胞异型性	−	+
肝实质浸润	− /+	+
门静脉瘤栓	−	+
免疫组化		
HMB45	+	+
SMA	+	+
MIB-1（Ki-67）	< 5%	> 30%
p53	−	> 10%
分子遗传分析		
LOH 和 MSI	−	−
p53 突变	−	p53 基因第 7 外显子错义突变（在 249 密码子从 AGG → ATG）

1. 与肝细胞癌的鉴别要点　肝 AML 的许多特征也可误诊为肝细胞癌（HCC），如梁索状排列的多边形细胞、核多形性、嗜伊红性小体和肿瘤坏死。肝细胞癌通常表达 Hep Par 1，但不表达平滑肌或黑色素瘤抗原。

2. 与各种肉瘤的鉴别要点　血管平滑肌脂肪瘤偶尔也存在核多形性，往往与肉瘤如血管肉瘤、上皮样血管内皮瘤、平滑肌肉瘤、多形性或去分化脂肪肉瘤、未分化肉瘤、转移性胃肠道间质瘤和黑色素瘤等很难区别。上述这些肿瘤除具有显著的多形性和高增殖活性外，还具有各自的免疫表型特征以兹鉴别。

十二、含有肉瘤成分的成人肝原发性恶性肿瘤——混合性生殖细胞肿瘤还是癌肉瘤

【概述】生殖细胞肿瘤（germ cell tumor，GCT）是由起源于全能的原始生殖细胞向多个方向分化的一组异质性肿瘤。可发生在不同解剖部位、不同年龄，且表现出不同的临床病理学行为。大多数 GCTs 是性腺起源，少部分为性腺外，且主要位于躯体的中线。肝的 GCT 非常少见，占所有肝肿瘤的比例小于 1%，大多数为小于 3 岁的儿童，一半左右为恶性。文献报道在性腺或性腺外的 GCT 存在肉瘤成分也是非常罕见的现象。

【临床病史】34 岁男性表现为右上腹痛。超声、MRI 和 CT 显示右肝叶 15cm×12cm×9cm 大小的含有异型成分的低密度影。血液化验结果显示谷草转氨酶（天冬氨酸转氨酶）、γ-谷氨酰基转移酶、碱性磷酸酶轻度升高，血清 AFP 水平 56 ～ 500μg/L（正常水平＜20μg/L）。其他生物化学参数（肝肾功能）和肿瘤标志物如 CA19-9、CEA 等均在正常范围。血清 HBsAg 和抗 HCV 抗体均阴性。该患者在术前未行任何治疗，术前全面检查未发现其他部位肿瘤。行肝肿瘤切除后，血清 AFP 水平降至 512μg/L。最初病理诊断为肝癌肉瘤。

【大体表现】肉眼观察显示，部分肝切除标本见单个局部坏死结节，大小为 16cm×12cm×8cm，切面呈紫红色、白色、灰色至褐色，伴有纤维分隔的微小结节，可见囊性和出血区。

【镜下表现】显微镜下，肿瘤由两种 GCTs 成分组成：卵黄囊瘤和未成熟畸胎瘤。卵黄囊瘤的形态学包括内胚层窦样，乳头状和腺样成分。未成熟畸胎瘤的主要成分包括代表不同胚层（内胚层、中胚层、外胚层）的组织类型，并显示出不同程度的分化。内胚层成分为原始间叶和分化的间叶起源组织，主要包括横纹肌母细胞瘤和原始梭形细胞，软骨样和成骨样细胞分化。中胚层成分由呼吸道、肠黏膜样上皮，类似胰腺腺泡组织，腺样和腺泡样结构组成。外胚层成分由角质化和非角质化上皮成分组成，类似神经母细胞瘤组织表现为玫瑰花瓣状，神经节分化或胚胎神经管。不同的肿瘤成分可见较多病理性核分裂。可见坏死区，肿瘤中无肝细胞分化成分。周围肝组织轻微脂肪变性、无明显肝硬化，手术切缘清楚。

免疫组化染色显示，卵黄囊瘤成分显示 AFP 和细胞角蛋白（AE1/AE3）阳性。未成熟腺样或管样结构 pCEA、mCEA、AE1/AE3、CK7、CK18 和 CK19 阳性染色。腺样上皮表现出肝细胞标记蛋白（HepPar-1）反应。类似胰腺腺泡结构 AFP、α_1 抗胰蛋白酶、α-糜蛋白酶和 AE1/AE3 染色阳性。原始间叶梭形细胞显示出显著的 Vimentin 染色，平滑肌肌动蛋白、CD56、CD117 和 CD34 局灶染色。未成熟骨骼肌组织结合蛋白和肌红蛋白阳性。未成熟软骨样和成骨样细胞显示出 Vimentin 和 S-100 蛋白阳性。神经母细胞瘤样区和神经节细胞显示出 Vimentin、突触素、NSE 和 GFAP 阳性，肿瘤内也可见局灶 HMB45、CD99 和 CD117 染色。未成熟腺样结构和成神经细胞瘤区显示出 Ki-67 高的增殖活性，而梭形细胞区的增殖活性非常低。所有上皮和横纹肌母细胞瘤细胞中 p53 强的核表达。所有肿瘤细胞 CD30、人绒毛膜促性腺激素和 PLAP 阴性。

【鉴别诊断】该肿瘤需与其他肿瘤鉴别，包括癌肉瘤、肝细胞癌或肉瘤样分化的胆管癌、卵黄囊瘤、畸胎瘤样特征的混合肝母细胞瘤、淋巴瘤和黑素瘤。后二者可用相应的肿瘤标志物鉴别。

1. 与肝癌肉瘤的鉴别要点　肝的癌肉瘤是一种包含癌（肝细胞或胆管细胞）和分化肉瘤成分（如骨肉瘤、血管肉瘤、横纹肌肉瘤或恶性神经鞘瘤等）的直接混合物。与GCT不同，癌肉瘤仅含单个恶性上皮成分和单个恶性间叶成分。

2. 与肝肉瘤样癌的鉴别要点　肉瘤样癌或梭形细胞癌，是指上皮成分为肝细胞癌和（或）胆管细胞癌，而肉瘤成分为没有明确分化的肉瘤如纤维肉瘤或恶性纤维组织细胞瘤。

3. 与肝畸胎瘤样特征的混合肝母细胞瘤鉴别要点　畸胎瘤样特征的混合肝母细胞瘤有明确肝母细胞瘤成分，同时伴有畸胎瘤成分。

【图示】基于临床特征、组织学和免疫组化染色，诊断为伴有肉瘤成分的肝混合性生殖细胞肿瘤（图2-12-1至图2-12-16）。复查生殖腺和腹膜后淋巴结，未见异常。

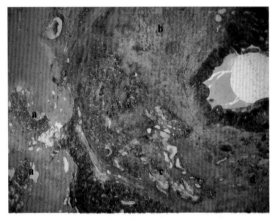

图 2-12-1　**肿瘤由多种成分组成**

注：a. 卵黄囊瘤；b. 横纹肌母细胞瘤；c. 软骨；d. 类似胰腺。

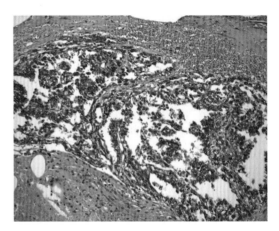

图 2-12-2　**乳头状结构肿瘤**

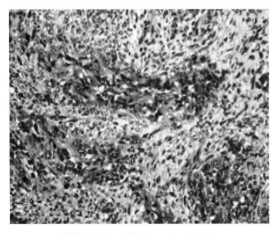

图 2-12-3　**横纹肌母细胞成分**

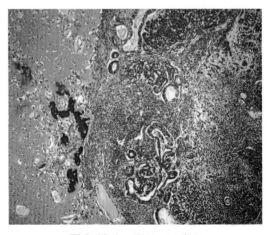

图 2-12-4　**软骨、骨成分**

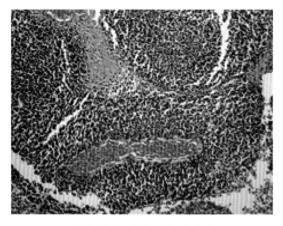

图 2-12-5　神经母细胞成分

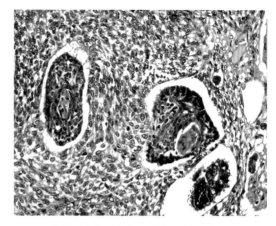

图 2-12-6　角化及非角化鳞状上皮

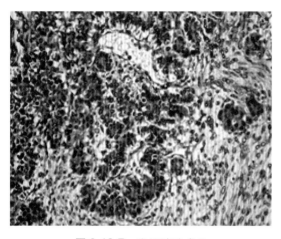

图 2-12-7　类似胰腺成分

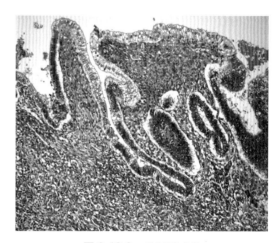

图 2-12-8　类肠腺成分

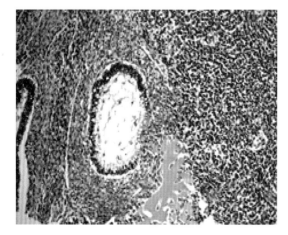

图 2-12-9　原始间叶与腺管成分

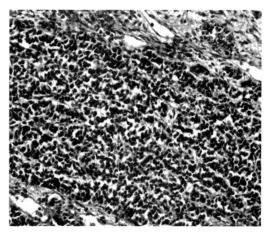

图 2-12-10　神经母细胞成分

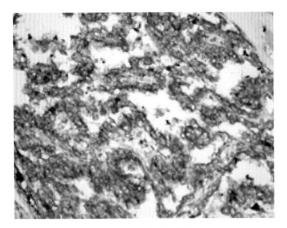

图 2-12-11　AFP 阳性区

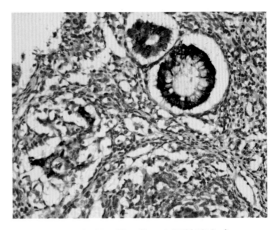

图 2-12-12　HepPar-1 阳性腺上皮

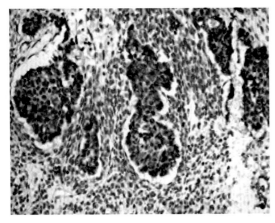

图 2-12-13　α₁ 抗胰蛋白酶阳性

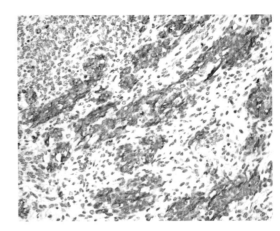

图 2-12-14　Desmin 阳性

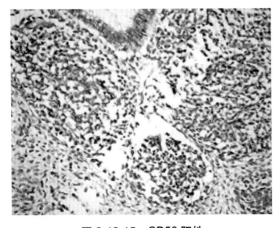

图 2-12-15　CD56 阳性

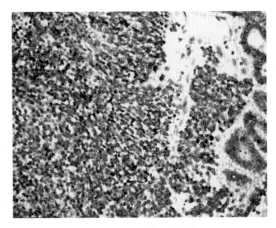

图 2-12-16　Syn 阳性

第3章 五官呼吸系统

一、鼻咽、扁桃体慢性炎中增生的淋巴组织内下陷的鳞状细胞团——鳞癌

【概述】扁桃体位于消化道和呼吸道入口的交会处,可分为腭扁桃体、咽扁桃体和舌扁桃体。此外,整个咽部黏膜内含有许多分散的淋巴组织,共同组成咽淋巴环,是机体第一道防线的重要组成部分。

在3对扁桃体中,腭扁桃体最大,呈扁卵圆形,位于舌腭弓和咽腭弓之间,该处黏膜表面的复层鳞状上皮向下方结缔组织中凹入,形成10～20个隐窝,有的隐窝较大而深,还可以分支。在隐窝周围的上皮内及上皮下方固有膜结缔组织中均含有大量淋巴细胞,在结缔组织中常见到发育得很大的淋巴小结,且常有明显的生发中心。

慢性扁桃体炎多由急性扁桃体炎反复发作或因隐窝引流不畅,而致扁桃体隐窝及其实质发生慢性炎症病变。依病理表现可分为以下3型。①增生型:即肥大型,主要为淋巴组织增生。特点是扁桃体显著肥大,而突出于腭弓之外,色淡红、质软,儿童发病较多。若反复发炎而引起扁桃体肥大者多有结缔组织增生而较硬。②纤维型:即萎缩型,主要为扁桃体间质内纤维组织增生,继以纤维组织收缩而使扁桃体体积缩小以致淋巴组织萎缩。③陷窝型:病变居扁桃体隐窝之内,扁桃体隐窝及淋巴滤泡有典型的慢性炎症表现。隐窝内有大量脱落上皮、细菌、白细胞和淋巴细胞集聚形成脓性栓子;或隐窝口被瘢痕组织封闭、引流不畅致隐窝扩大形成脓肿或囊肿;以及淋巴组织瘢痕化等而成慢性脓毒性扁桃体炎。

扁桃体表面隐窝本身属于盲管,其管壁没有肌肉组织,因而缺乏蠕动和排出能力,病原体极易在此处生长和繁殖,繁殖到一定的程度之后,变成致病的因素。在隐窝周围的复层鳞状上皮细胞间隙里常有许多淋巴细胞及粒细胞,称为扁桃体的上皮浸润部。一般认为扁桃体产生的大量淋巴细胞从这里渗出到隐窝中或黏膜的表面,称为唾液小体(salivary corpuscles),它们有一定的免疫功能。扁桃体的上皮浸润部的上皮细胞与淋巴细胞相互混杂,常没有明显的界线,上皮也看不出基底膜,当增生的上皮团"陷"在增生的淋巴组织中时,容易当成鳞癌浸润生长。尤其是活检小块组织,看不到整个扁桃体全貌,更容易误诊。

【图示】鼻咽、扁桃体慢性炎中增生的淋巴组织内下陷的鳞状细胞团见图3-1-1至图3-1-9。

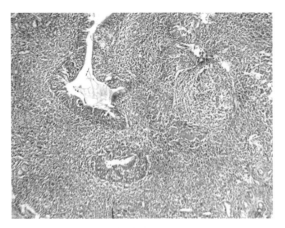

图 3-1-1　扁桃体一个隐窝及其下方陷入淋巴组织中的上皮团

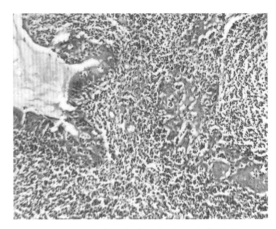

图 3-1-2　鳞状上皮团与表面上皮分离

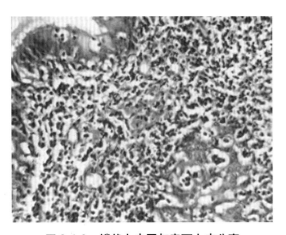

图 3-1-3　鳞状上皮团与表面上皮分离

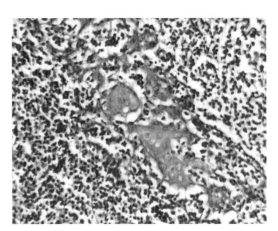

图 3-1-4　内陷的鳞状上皮团形状不规则

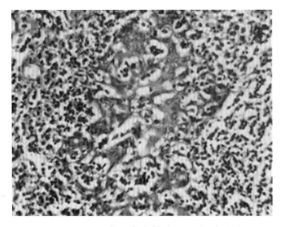

图 3-1-5　上皮团内有较多淋巴细胞浸润

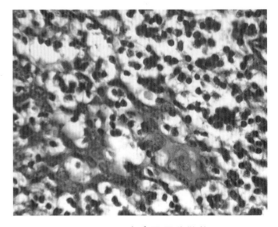

图 3-1-6　上皮团呈分散状

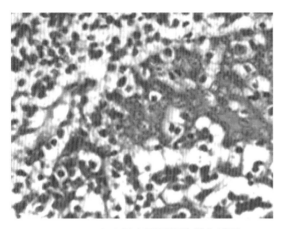

图 3-1-7 上皮团内可见细胞增生活跃

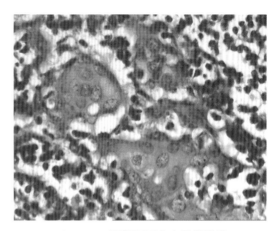

图 3-1-8 不规则形上皮团似鳞癌

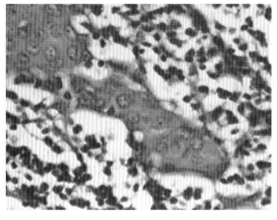

图 3-1-9 细胞增生活跃似鳞癌

二、鼻腔、鼻咽及鼻窦的炎症——T 细胞淋巴瘤

【概述】鼻腔、鼻咽及鼻窦的炎症为耳鼻喉科常见的疾病，尤其是慢性炎症伴大量炎细胞增生时需要和淋巴瘤相鉴别。

【大体表现】鼻腔、鼻咽及鼻窦的炎症表现为黏膜水肿、苍白，病程较长者，黏膜肥厚，息肉状增生。鼻腔、鼻咽及鼻窦同时也是 NK/T 细胞淋巴瘤的好发部位，临床表现为黏膜面坏死及溃疡形成。

【镜下表现】鼻腔、鼻咽及鼻窦的炎症表现为黏膜水肿，小血管增生伴扩张充血，淋巴细胞、浆细胞、嗜酸性粒细胞、肥大细胞等炎细胞浸润，纤维结缔组织增生，腺体增生，基底膜增厚及鳞状上皮化生。NK/T 细胞淋巴瘤以血管侵犯和血管破坏性浸润为其特征，肿瘤由数量不等的非典型小、中等和大淋巴细胞组成，混合一些浆细胞、免疫母细胞、嗜酸性粒细胞和组织细胞。瘤细胞的核不规则，有皱褶，染色质细致或稍粗，胞质少或稍多。非典型淋巴细胞常侵犯血管壁，引起管壁纤维素样坏死，管腔内血栓形成和阻塞，引起缺血性坏死，坏死组织中见许多固缩的核碎片。有些病例中无明显的血管侵犯和破坏。

【鉴别诊断】原发于鼻腔或鼻窦的淋巴瘤，常常具有炎性肉芽组织背景，伴有小淋巴细胞、浆细胞、嗜中性粒细胞、嗜酸性粒细胞、巨噬细胞等炎细胞浸润。但是淋巴瘤的肿瘤细胞形态上具有相对的一致性，异型性更加明显一些，瘤细胞有侵犯血管的趋势和亲上皮性及凝固性坏死，辅以免疫组织化学染色有助于鉴别诊断。

【图示】鼻腔、鼻咽及鼻窦的炎症见图 3-2-1 至图 3-2-7。淋巴瘤见图 3-2-8 至图 3-2-17。

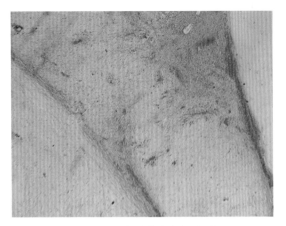

图 3-2-1　鼻腔息肉组织水肿

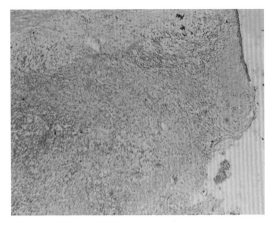

图 3-2-2　表面鳞状上皮下有较多炎细胞浸润

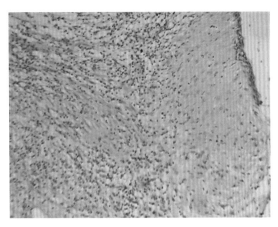

图 3-2-3　表面鳞状上皮下有较多炎细胞浸润

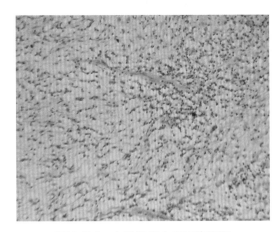

图 3-2-4　水肿组织内炎细胞浸润

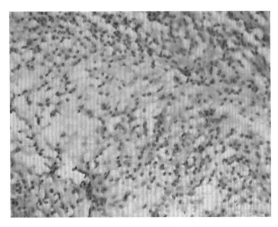

图 3-2-5　水肿组织内炎细胞浸润

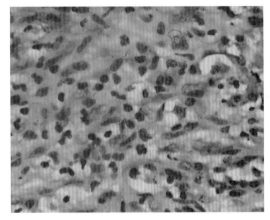

图 3-2-6　浸润细胞以淋巴细胞为主，核型不规则似淋巴瘤细胞

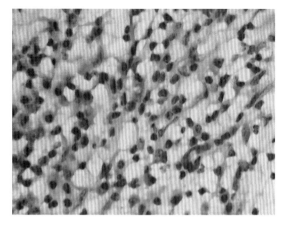

图 3-2-7 浸润淋巴细胞中散在浆细胞

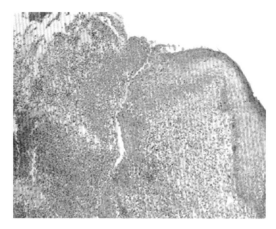

图 3-2-8 鼻腔 NK/T 淋巴瘤溃疡形成

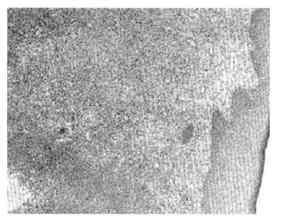

图 3-2-9 鳞状上皮下淋巴细胞浸润

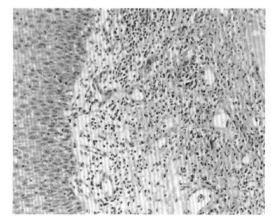

图 3-2-10 鳞状上皮下淋巴细胞浸润

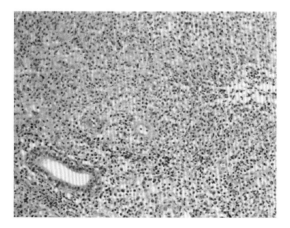

图 3-2-11 鳞状上皮下淋巴细胞浸润

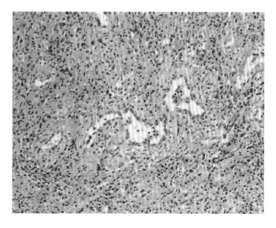

图 3-2-12 可见增生的血管内皮

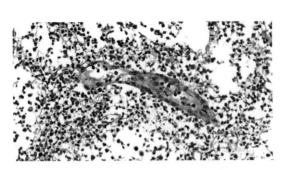

图 3-2-13　可见增生的血管内皮

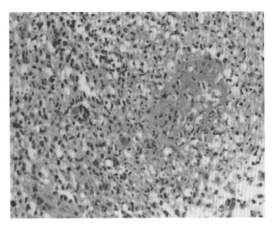

图 3-2-14　可见血管壁坏死，管腔闭塞

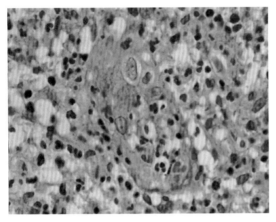

图 3-2-15　可见血管壁坏死，管腔闭塞

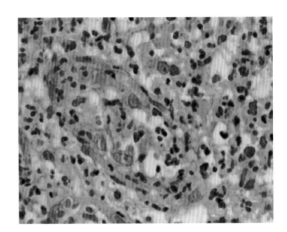

图 3-2-16　可见血管壁坏死，管腔闭塞

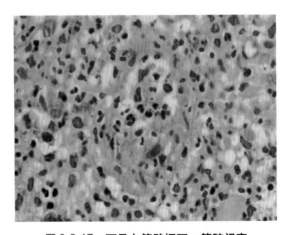

图 3-2-17　可见血管壁坏死，管腔闭塞

三、鼻韦格纳肉芽肿病——淋巴瘤

【概述】韦格纳（Wegener）肉芽肿病是一组综合征，以上呼吸道或下呼吸道，或两者同时发生坏死性肉芽肿病变、全身灶状血管炎、肾小球炎为其特征。典型病变往往在鼻及鼻窦发生，数周或数月后扩展到下呼吸道，在肺部形成多数坏死性肉芽肿病灶，侵犯全身小动脉和小静脉，侵犯肾小球血管，引起坏死和血栓形成的肾小球肾炎。患者往往死于肾衰竭。

【大体表现】鼻部病变，往往在鼻中隔或鼻甲黏膜出现溃疡，溃疡表面覆以痂皮。有时鼻甲、中隔、鼻软骨和鼻骨、窦壁等部位也可被破坏，但程度不如鼻恶性肉芽肿广泛和严重。

【镜下表现】本质是坏死性多核巨细胞肉芽肿。血管变化比较明显，表现为坏死性血管炎，累及的血管主要是小动脉和小静脉。同时可见栅状排列的组织细胞和多核巨细胞构成的肉芽肿图像。可见地图样坏死和纤维化，以及数量不等的浆细胞、淋巴细胞、中性和嗜酸性粒细胞浸润。

【鉴别诊断】鼻韦格纳肉芽肿病主要和结外 NK/T 细胞淋巴瘤（鼻型）鉴别。二者都发生在鼻部，临床都可表现为鼻咽、鼻腔的破坏性病变，形成溃疡，进展迅速；镜下细胞成分有时又都有多样性和异型性。容易造成误诊。鉴别要点如下。①临床上前者对周围组织的破坏程度不如后者重。②前者本质是肉芽肿，后者本质是肿瘤性病变。③前者成分多样，主要是组织细胞、多核巨细胞和各种炎细胞混杂，一般无密集增生的淋巴细胞，无异型性。有时组织细胞核深染，似有异型性，但核染色质不成颗粒状，核仁也不明显可和后者区别。后者是异型的淋巴细胞弥漫增生为主体，混有反应性的炎细胞，异型性明显，核分裂象易见。④血管病变：前者表现为血管炎症导致的坏死，后者表现为肿瘤浸润和破坏血管，前者引起的是无菌性坏死，后者是肿瘤性坏死，可见凋亡小体。⑤免疫组化：比较容易鉴别二者，前者 CD68 阳性，后者 CD3、CD56 和粒酶 B 等 NK/T 细胞淋巴瘤标记阳性。

【图示】鼻韦格纳肉芽肿病见图 3-3-1 至图 3-3-10。

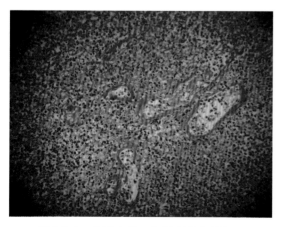

图 3-3-1　**背景杂乱，有明显的血管坏死**

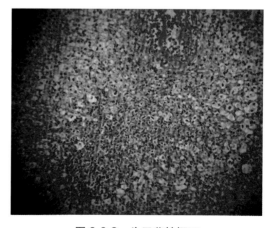

图 3-3-2　**为无菌性坏死**

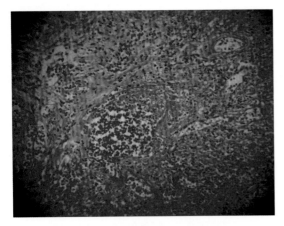

图 3-3-3　血管壁破坏，红细胞外漏

图 3-3-4　血管壁炎性病变

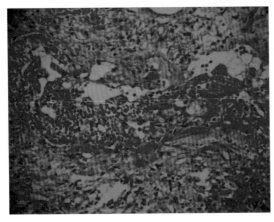

图 3-3-5　血管壁坏死及血栓形成

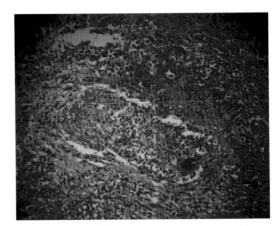

图 3-3-6　朗格汉斯型和异物型多核巨细胞

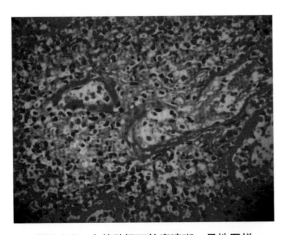

图 3-3-7　血管壁坏死轮廓清晰，呈地图样

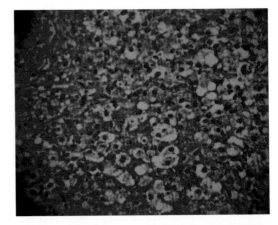

图 3-3-8　组织细胞、中性粒细胞和淋巴细胞浸润

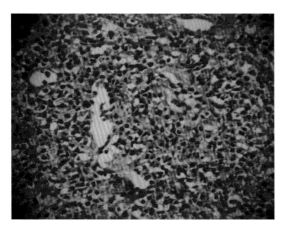

图 3-3-9　组织细胞深染但无核仁，染色质细

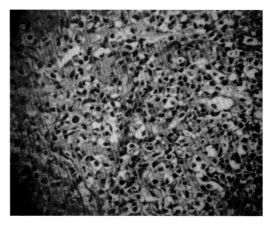

图 3-3-10　组织细胞、血管内皮细胞混杂

四、乳头状涎腺瘤——乳头状囊腺癌

【概述】乳头状涎腺瘤是罕见的涎腺上皮性肿瘤，发病年龄为 31—87 岁，男性发病略多于女性。大涎腺少见，一般在腮腺。好发于小涎腺，多见于硬腭、软腭，其次是颊黏膜，少数见于咽腭弓、上唇、磨牙后垫。临床一般为无痛性外生性乳头状肿物，病程数月到数年。根据有限的报道，术后复发率较高。手术彻底切除是避免复发的关键。

【大体表现】境界清楚的乳头状肿瘤，基底较宽或有宽蒂，大小在 1cm 左右。

【镜下表现】来源于涎腺导管上皮，呈外生性和内生性乳头状增生。镜下上皮双向分化，即同时有鳞状上皮和腺上皮。外生性乳头一般被覆鳞状上皮，外生性乳头下方一般是腺上皮，构成腺管结构，呈内生性生长，无包膜，给人以浸润的假象。两种上皮在外生性乳头的基底部有移行。腺上皮围成囊或腺管样结构，可有乳头状增生，管腔大小不等，被覆单层低或高柱状上皮，乳头状增生处复层上皮，细胞一致，核大位于中央。可见黏液细胞及嗜酸性粒细胞。

【鉴别诊断】

1. 乳头状涎腺瘤呈内生性生长，可有大小不等囊腔且边界不清，需要与乳头状囊腺癌鉴别。①前者多见小涎腺，后者多见大涎腺。②前者有外生性乳头状生长的部分，后者无。③镜下鉴别点：后者有正常腺体和周围组织的浸润，前者无；后者上皮细胞有异型性，间质有纤维增生。

2. 其他鉴别

（1）与鳞状上皮乳头状瘤鉴别：该瘤完全由鳞状上皮组成，呈外生性生长。无腺上皮及内生性生长。

（2）内翻性导管乳头状瘤：该瘤无腺上皮，境界清楚，边缘为推进性膨胀生长。

【图示】乳头状涎腺瘤见图 3-4-1 至图 3-4-7。

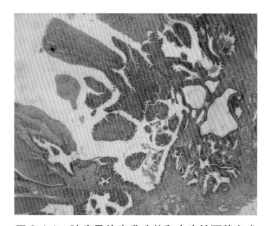

图 3-4-1　肿瘤呈外生乳头状和内生性两种方式

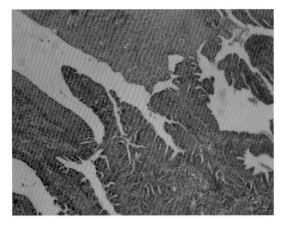

图 3-4-2 外生乳头有血管和纤维组织构成的轴心

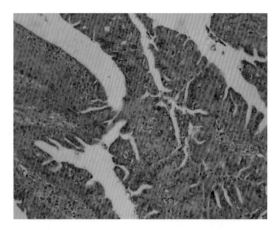

图 3-4-3 鳞状上皮和柱状上皮二者有移行

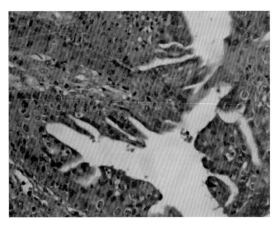

图 3-4-4 细胞核大，大小一致

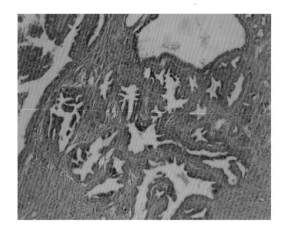

图 3-4-5 内生性乳头部分，呈腺囊样结构

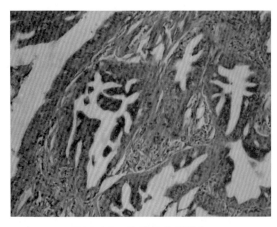

图 3-4-6 腺管乳头状增生

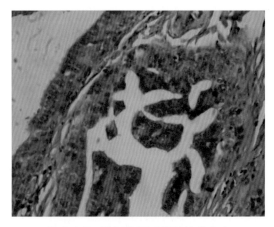

图 3-4-7 被覆单层或复层柱状上皮

五、腺样囊性癌——管状腺瘤

【概述】多发于头颈区大小涎腺，可见于任何年龄，一般无性别差异，稍多见于女性。临床上大多为进行性缓慢增大的肿块，少数生长快，呈暴发性经过。临床无包膜，复发率高。常累及神经，引起疼痛。晚期多沿血道转移至骨、肺、肝等处。放疗、化疗效果均不佳，初次彻底清除是关键。

【大体表现】无包膜或有包膜但不完整，单个结节，复发者一般多个结节。切面实性、呈灰白灰黄色，质硬。可见出血和小囊腔。

【镜下表现】根据分化成熟度不同，一般为 3 种结构，实性、腺管状、筛状。目前认为瘤细胞来源于闰管细胞，可向上皮和肌上皮分化。未分化时，呈实性结构，细胞呈基底样细胞密集排列，有时呈不规则条索状。向腺上皮分化时，呈腺管状结构，管腔内含均匀红染的嗜酸性黏蛋白（腺上皮性产物），由两层细胞构成，内层为立方或柱状细胞（圆形或卵圆形，胞质少，嗜酸性，核大深染，核仁明显），外层为扁平的肌上皮细胞（细胞梭形，核深染）。向肌上皮分化时，呈筛状，内含嗜碱性黏液样物（为肌上皮性产物）。间质也随着发育不同阶段而改变，随着嗜碱性物质的增多，实性细胞分离，由个别核周透明晕到多数细胞核周透明晕形成，单个细胞仿佛漂浮在无细胞的透亮黏液区域内。嗜碱性物质堆积到一定程度，就会出现基底膜样物质，基底膜样物含黏多糖，被认为和免疫反应有关。多见于筛状型，故筛状型预后好于实性。

【鉴别诊断】腺样囊性癌需与管状腺瘤鉴别。管状腺瘤也称"管状型单形性腺瘤"，二者都可成筛状，腔内都可含基底膜样物。当呈多灶性和筛状型时，不要误诊为腺样囊性癌。鉴别要点如下。①前者常浸润神经，引起疼痛。后者一般无疼痛。②前者无包膜，后者有包膜且界限清楚。③前者由上皮 - 肌上皮两种细胞构成，结构实性、管状和筛状，部分细胞巢周有致密的纤维组织。细胞核大小不一。后者由两层柱状上皮构成，结构为管状和筛状，互相吻合成串珠样。细胞相对一致。④前者间质透亮或黏液样，腔内有嗜酸性物。后者间质很有特征性，富于血管，血管周围有嗜酸性结缔组织。⑤前者细胞有异型性，核深染，核明显。后者无异型性，无核仁。⑥免疫组化：前者表达上皮和肌上皮标记，后者表达 CK、Vim 和 S-100。

【图示】腺样囊性癌见图 3-5-1 至图 3-5-18。

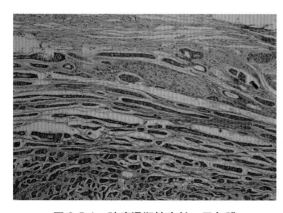

图 3-5-1　肿瘤浸润性生长，无包膜

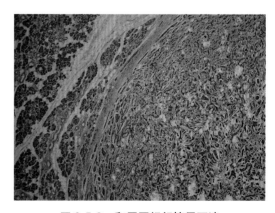

图 3-5-2　和周围组织境界不清

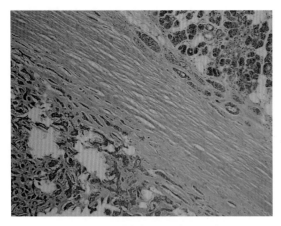

图 3-5-3　浸润性生长边界不清

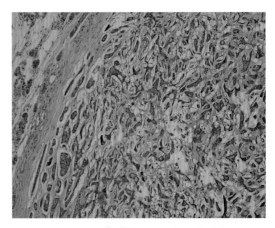

图 3-5-4　肿瘤呈形状不规则条索状

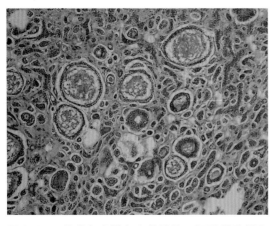

图 3-5-5　管状和实性条索状结构，间质黏液样和少许基底膜样物

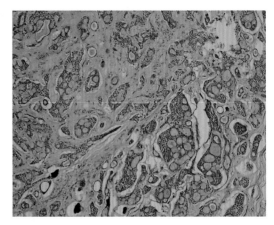

图 3-5-6　典型筛状结构，间质黏液样

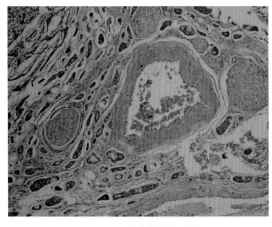

图 3-5-7　明确的神经侵犯

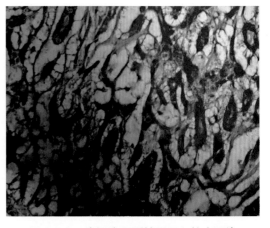

图 3-5-8　瘤细胞异型性明显，核大深染

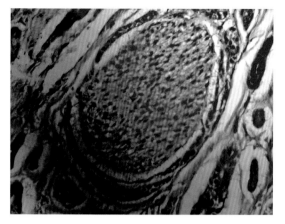

图 3-5-9　高倍镜下瘤细胞侵犯神经

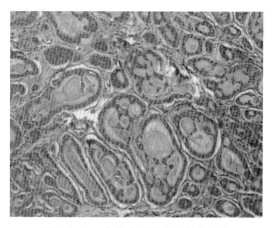

图 3-5-10　有些病例呈典型筛状结构

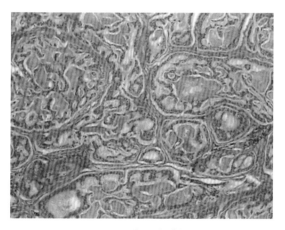

图 3-5-11　腔内基底膜样物沉积

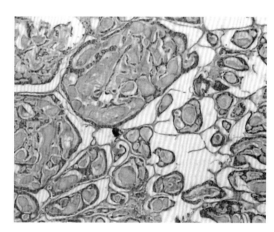

图 3-5-12　间质透亮黏液样，和管状腺瘤筛状型结构相似

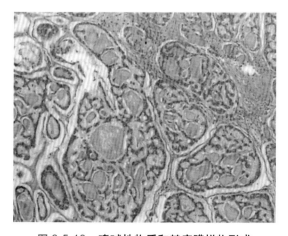

图 3-5-13　嗜碱性物质和基底膜样物形成

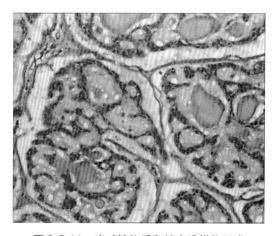

图 3-5-14　嗜碱性物质和基底膜样物形成

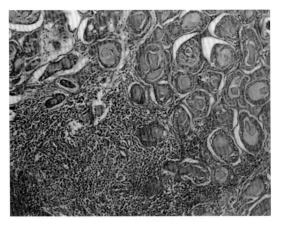

图 3-5-15　周围组织浸润

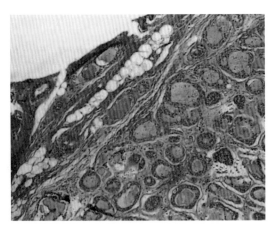

图 3-5-16　浸润性生长无包膜

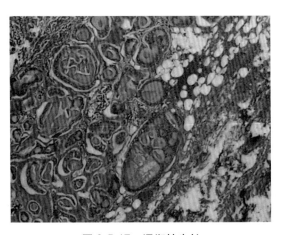

图 3-5-17　浸润性生长

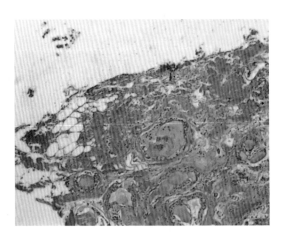

图 3-5-18　局灶可见坏死

六、肺炎性假瘤——肺癌

【概述】炎性假瘤（inflammatory pseudotumor，IP），又称为炎性肌纤维母细胞瘤或增生（inflammatory myofibroblastic tumor/proliferation，IMT/IMP），是一种病因不清的良性病变，常在肺内形成包块。临床上炎性假瘤男女均可发生，但多见于中年男性，而支气管的 IP 则多见于青少年和小于 30 岁年轻人。近一半的患者无症状。通常右肺多见。X 线表现为孤立的、界限清楚的圆形或卵圆形或分叶状结节，部分结节周围有"毛刺"而误诊为肺癌。较大者肿块界限不清，偶见钙化或空洞形成。

IP 是反应性病变还是瘤性病变尚无确切定论。国外对 IP 进行分子生物学研究时发现有基因的移位和缺失，提示 IP 可能是肿瘤性病变，但因研究例数有限，有待进一步查证。炎性假瘤的生物学行为为良性，一般预后良好，手术切除即治愈，如切除不完全亦可继续增大。有报道病史长者可以恶变。

【大体表现】肺内境界不清的肿块，实性结节状，位于肺周边实质内，也可见于气管或大支气管内，有的可占据整个肺叶，有时可扩展至纵隔、胸内筋膜或横膈。类似病变也有发生在叶间裂者。切面灰白色。

【镜下表现】基本病理改变是多种细胞成分形成的肉芽肿性病变。实性包块，肺的基本结构消失，在包块的边缘部分见病变向邻近的肺实质的间质扩展，使有些肺泡或细支气管散在其中；肺泡上皮增生明显，肺泡间隔内由成团成片的来源不明的肿瘤细胞（梭形细胞为主）占据，导致肺泡间隔增厚。瘤细胞可有异型性、分裂象。可见泡沫细胞聚集。间质可见增生、透明性变，其中的肿瘤细胞表现呈"浸润性"生长。病灶中有程度不等的炎细胞浸润，主要为淋巴细胞、浆细胞、组织细胞及泡沫细胞等。

【鉴别诊断】炎性假瘤不论临床还是病理都容易误诊为肺癌，组织学上需要与细支气管肺泡癌鉴别，主要鉴别要点如下。①炎性假瘤肺泡上皮细胞增生局部显著，后者肺泡上皮细胞增生比较弥漫。②肺泡癌的细胞的异型性较炎性假瘤明显；可见病理性核分裂。③炎性假瘤中常见大量泡沫细胞聚集，而细支气管肺泡癌中少见。④若细胞以梭形细胞为主，细胞丰富并且明显异型，核分裂象＞3/50HP，出现凝固性坏死及异型巨细胞或有明确的局部病灶血管的侵犯，则考虑为炎性恶性纤维组织细胞瘤。

【图示】肺炎性假瘤见图 3-6-1 至图 3-6-11。

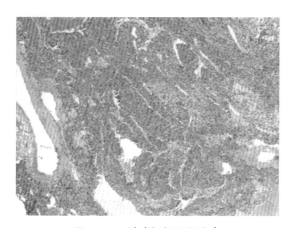

图 3-6-1　肿瘤组织弥漫分布

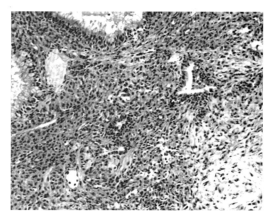

图 3-6-2　细支气管肿瘤细胞弥漫分布

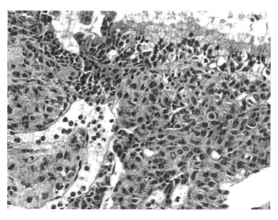

图 3-6-3　肿瘤组织内血窦丰富

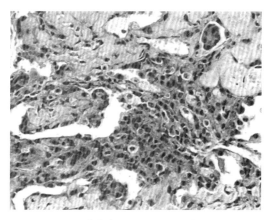

图 3-6-4　肿瘤内可见似淋巴管内癌栓结构

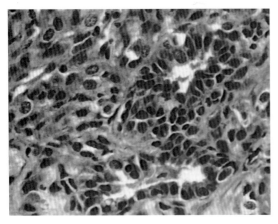

图 3-6-5 瘤细胞围绕细支气管生长

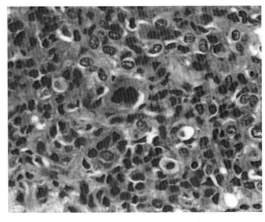

图 3-6-6 瘤细胞有异型性，分裂象可见

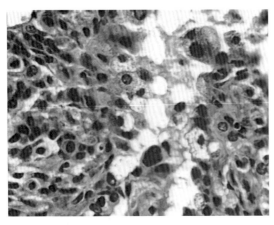

图 3-6-7 瘤细胞有异型性，分裂象可见

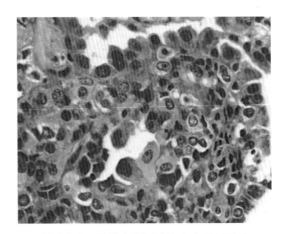

图 3-6-8 肿瘤内可见肺泡上皮明显增生

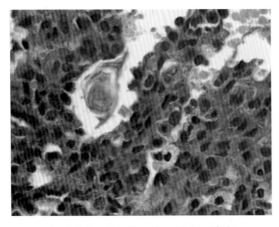

图 3-6-9 片状瘤细胞似低分化鳞癌

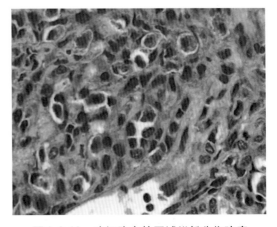

图 3-6-10 瘤细胞有的区域似低分化腺癌

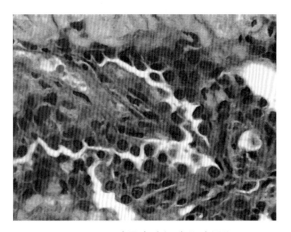

图 3-6-11 胶原内瘤细胞似癌浸润

七、气管镜挤压组织中淋巴细胞——小细胞癌

【概述】如若气管镜活检标本小，挤压严重，尤其是慢性支气管炎黏膜固有层及黏膜下层伴有较多的淋巴细胞浸润甚至淋巴滤泡形成，组织挤压后与肺的小细胞癌难以鉴别。

【大体表现】慢性炎症时，支气管腔无明显隆起和管腔狭窄。黏膜粗糙，灰红色或灰白色。

【镜下表现】黏膜上皮增生或部分脱落，黏膜固有层水肿，淋巴细胞为主的慢性炎细胞浸润，纤维组织增生。组织挤压时淋巴细胞结构不清，呈一团模糊的细胞团。

【鉴别诊断】与小细胞癌的鉴别要点如下。①结合临床支气管镜所见：小细胞癌多数伴有黏膜面不规则结节状隆起肿物，支气管狭窄，黏膜充血、水肿或增厚，少数黏膜表面糜烂、坏死。②细胞形态：小细胞癌细胞较淋巴细胞大，有异型性，挤压不明显时瘤细胞呈条索状或团块状排列，组织挤压明显时需多次及连续切片仔细观察。③免疫组化：对鉴别诊断有一定帮助。淋巴细胞 LCA 标记阳性，小细胞肺癌对 CK、EMA、NSE、CgA 等标志物阳性，而 LCA 标记阴性。

【图示】气管镜挤压组织中淋巴细胞见图 3-7-1 至图 3-7-15。小细胞癌细胞残存见图 3-7-16 至图 3-7-18。

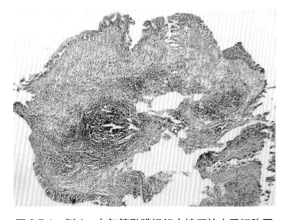

图 3-7-1 例 1，支气管黏膜组织内挤压的小黑细胞团

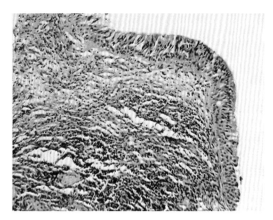

图 3-7-2 支气管黏膜组织内挤压的小黑细胞团

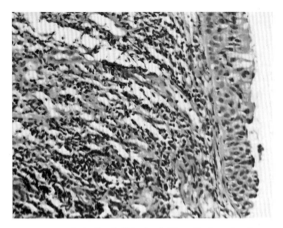

图 3-7-3　支气管黏膜组织内挤压的小黑细胞团，有的细胞呈细长梭形

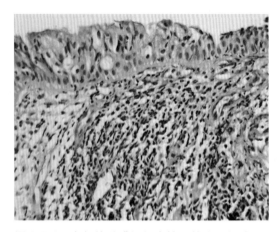

图 3-7-4　支气管黏膜组织内挤压的小黑细胞团，有的细胞呈细长梭形

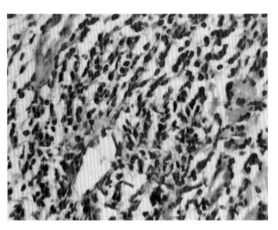

图 3-7-5　支气管黏膜组织内挤压的小黑细胞团，有的细胞呈细长梭形

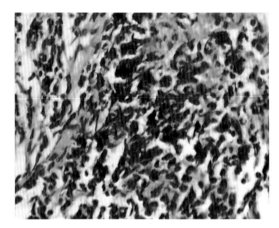

图 3-7-6　挤压明显处细胞核结构不清

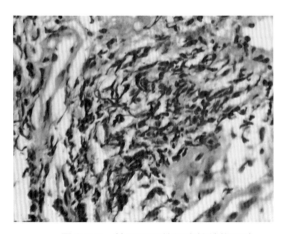

图 3-7-7　挤压明显处细胞核结构不清

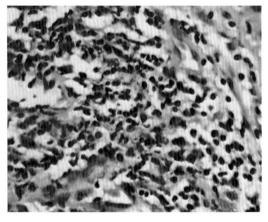

图 3-7-8　挤压细胞团的周边仔细寻找可见有淋巴细胞及浆细胞残存

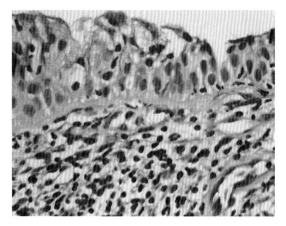

图 3-7-9　挤压细胞团的周边仔细寻找可见有淋巴细胞及浆细胞残存

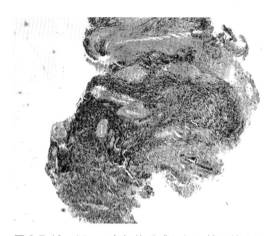

图 3-7-10　例 2，支气管黏膜组织见挤压的小黑细胞团

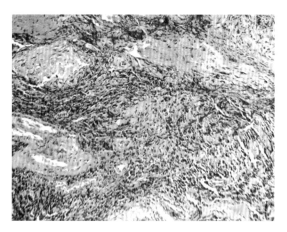

图 3-7-11　支气管黏膜组织见挤压的小黑细胞团

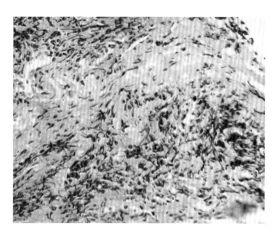

图 3-7-12　挤压细胞呈细杆状

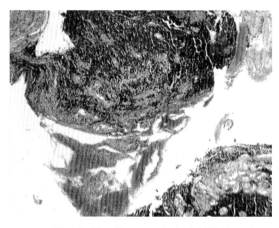

图 3-7-13　挤压明显处细胞核结构不清

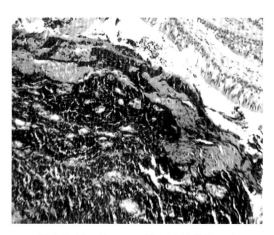

图 3-7-14　挤压明显处细胞核结构不清

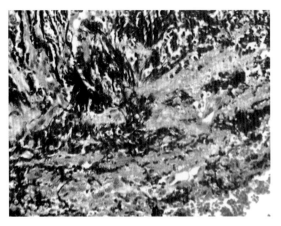

图 3-7-15　挤压明显处细胞核结构不清

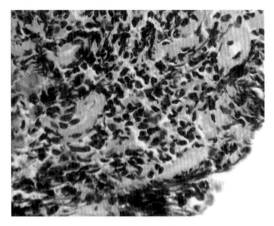

图 3-7-16　挤压细胞团周边可见小细胞癌癌细胞残存

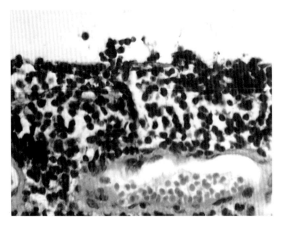

图 3-7-17　挤压细胞团周边可见小细胞癌癌细胞残存

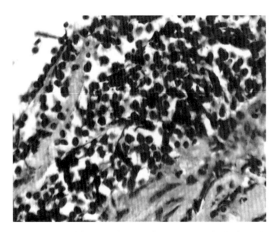

图 3-7-18　挤压细胞团周边可见小细胞癌癌细胞残存

八、气管血管球瘤——类癌

【概述】血管球瘤（glomus tumor，GT）是一种由类似正常血管球变异平滑肌细胞所组成的间质性肿瘤。最早认为是血管肉瘤的一种。1924 年 Masson 将肿瘤与正常血管球做了比较，认为是血管球的增生或过多生长。多见于血管球丰富的四肢末端，如指（趾）甲下，也见于体表其他部位皮肤和皮下组织、大网膜、子宫、胃、骨等偶发，发生于气管的血管球瘤极为罕见。检索国内外文献，仅见 20 余例报道。多为单发，多发者儿童居多。瘤体小，多在 1cm 以内，个别可在 5cm 以上。发生在皮肤的主要症状为疼痛，发生在气管的一般无疼痛，以咳嗽、咯血及呼吸困难为主要表现。到目前为止，所有报道的气管血管球瘤均起源于气管上段后壁的肿物，CT 检查显示气管上段内圆形软组织密度影，纤维支气管镜检查见肿物堵塞管腔。恶性血管球瘤罕见，诊断要点是浸润性生长，细胞异型明显，有核分裂象，一般不转移，手术切除彻底可治愈，但也有广泛转移的个案

66

报道。

【大体表现】气管腔内突出肿物，界限清楚，无真正包膜，质地较软，色灰红。

【镜下表现】气管的血管球瘤和其他部位的血管球瘤镜下形态一样。正常血管球结构为厚壁而管腔小的血管，血管内皮下有一厚层上皮样细胞即血管球细胞，其外环形包绕一薄层平滑肌细胞。血管球细胞形态大小一致，胞膜清楚，核圆或卵圆形，胞核居中，染色淡，核仁不明显，胞质透亮或嗜伊红。血管球瘤模拟血管球结构，肿瘤由血管、血管球细胞和平滑肌细胞 3 种成分构成，依据三者比例不同分为以下几种。①固有球瘤：占 70%，界限清楚，由毛细血管性小血管和围绕血管的成片瘤细胞组成。间质透明或黏液样。②球血管瘤：占 20%，界限不清，由扩张的海绵状血管和围绕血管少而菲薄的球细胞构成。③球血管肌瘤：占 10%，由球细胞和平滑肌束组成，二者之间有过渡。此外还有嗜酸性血管球瘤、上皮样血管球瘤和奇异型血管球瘤。免疫组化：血管球细胞表达 Actin、MSA、h-caldesmon、Vimentin、Calponin 和 Ⅳ 型胶原、一般不表达 Desmin、AE1/AE3 和 S-100，偶表达 CD34 和 FⅧ -Ag。

【鉴别诊断】

1. *气管类癌* 气管血管球瘤容易误诊为气管类癌，后者该部位多发，亦可发生于呼吸道黏膜下，呈息肉状突向气管腔，镜下实性巢团状生长、瘤细胞大小一致与血管球瘤很相像。血管球瘤如果血管不明显，由弥漫小圆形细胞组成时，容易造成诊断困难。鉴别要点如下。①类癌属于分化好的神经内分泌癌，有神经内分泌肿瘤多样的结构，如小梁状、岛状、栅栏状、带状、菊形团样，间质血管丰富，不似血管球瘤明显的围血管生长的生长方式。②类癌核染色质呈细颗粒状。③免疫组化类癌上皮标记及神经内分泌标记阳性，而肌动蛋白阴性。

2. *其他鉴别* 血管外皮瘤，也可发生于气管，但此瘤常具有特征性的鹿角状血管，血管周围和单个细胞间分布丰富的嗜银纤维，波形蛋白和 CD34 阳性，肌动蛋白阴性等可与血管球瘤鉴别。

【图示】气管血管球瘤见图 3-8-1 至图 3-8-6。

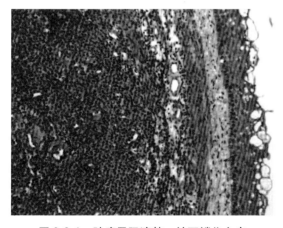

图 3-8-1　肿瘤界限清楚，被覆鳞化上皮

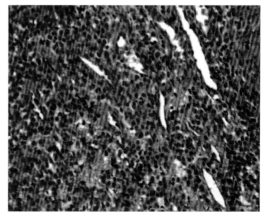

图 3-8-2　显著围血管生长

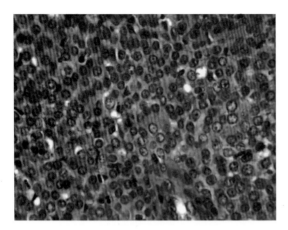

图 3-8-3　细胞大小形态比较一致

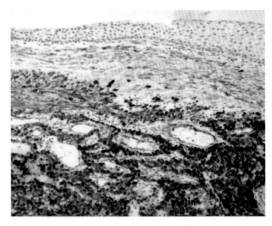

图 3-8-4　肿瘤细胞 Actin 弥漫阳性

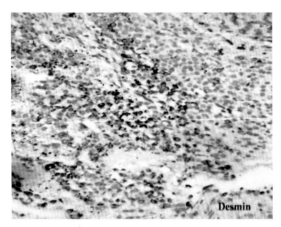

图 3-8-5　肿瘤细胞 Desmin 灶性阳性

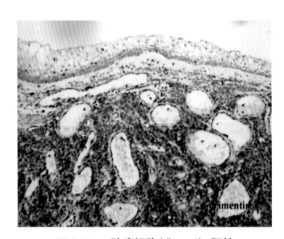

图 3-8-6　肿瘤细胞 Vimentin 阳性

九、肺朗格汉斯细胞组织细胞增生症——纤维间质性肺炎

【概述】　发病年龄多在 30—50 岁，女性多见。大于 90% 患者有长年吸烟史，双侧肺网状或网状结节状浸润性病变。X 线胸片有特征性的"蜂窝肺"表现，即大大小小的薄壁囊状结构，弥漫在上下肺，可以有网状影但无纤维化。一般有经验的内科医师看到这样的 X 线胸片就可以诊断。

【大体表现】　部分肺组织大部分呈囊状或蜂窝状，小部分实性结节状似"星状瘢痕"样。

【镜下表现】　分三期。

1. 细胞期（早期）　朗格汉斯细胞沿肺泡管或细支气管浸润；局部形成细胞性实性结节或有囊腔形成；有多少不等的嗜酸性粒细胞、淋巴浆细胞和中性粒细胞。朗格汉斯细胞组织细胞核呈分叶状，有核沟，似"咖啡豆"样；胞质淡染。电镜下有 Birbeck 颗粒。免疫组化 CD1a 和 S-100 阳性是其特异性标记。

2. 增生期（中期）　朗格汉斯细胞数量减少；间质和肺泡纤维组织增生伴慢性炎细胞浸润；肺泡上皮细胞肥大；肺泡内巨噬细胞聚集。

3. 纤维化期（晚期）　间质纤维化，细支气管炎性闭塞，瘢痕形成。

【鉴别诊断】

1. 易误诊原因　典型的朗格汉斯细胞组织细胞增生症图像不难诊断，误诊的原因如下。①此病少见，人们对其还缺乏必要的意识。②有时囊壁样组织中只有很少量的朗格汉斯细胞，容易漏诊，深切多取材是必要的。此外，对朗格汉斯细胞形态认识不足时，会把血管内皮细胞、Ⅱ型肺泡上皮、间皮细胞、肺泡巨噬细胞和脂肪母细胞等判读为朗格汉斯细胞。③在朗格汉斯细胞组织细胞增生症的细胞期和增生期，朗格汉斯细胞比较多。但到了纤维化期，纤维化明显，形成特征性的"星状瘢痕"，朗格汉斯细胞数量减少甚至几乎没有，组织形态似非特异炎症时，诊断很困难。

2. 鉴别　需同纤维间质性肺炎鉴别，鉴别的意义在于，如果朗格汉斯细胞组织细胞增生症患者后期时能停止吸烟对控制疾病进展是有好处的。鉴别要点：①前者有大剂量长期吸烟史；②影像学上特征性的"蜂窝肺"表现；③镜下大多能看出一个疾病的发展谱系，有增生期也有纤维化期；④前者是散在星状病变和小叶中心分布，间质性肺炎是弥漫性病变。

【图示】肺朗格汉斯细胞组织细胞增生症见图 3-9-1 至图 3-9-8。

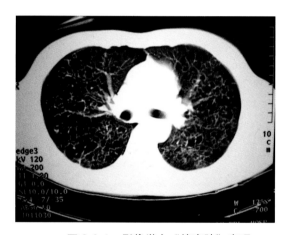

图 3-9-1　影像学上"蜂窝肺"表现

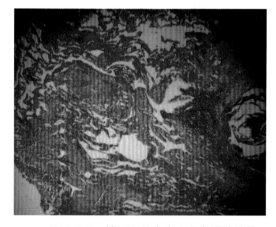

图 3-9-2　镜下可见大大小小多囊性结构

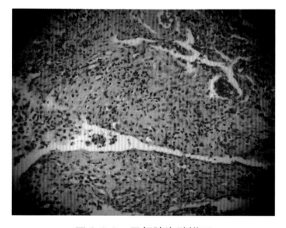

图 3-9-3　局部肺泡壁增厚

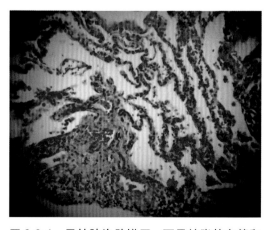

图 3-9-4　局灶肺泡壁增厚，可见扩张的血管和多种细胞

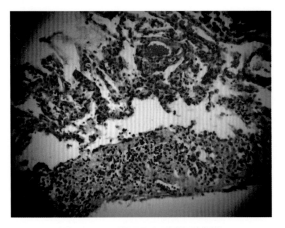

图 3-9-5　增厚区细胞成分多样

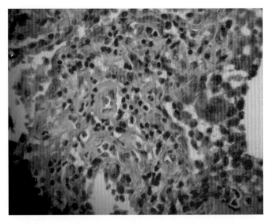

图 3-9-6　见朗格汉斯细胞、多核巨细胞和少许嗜酸性粒细胞

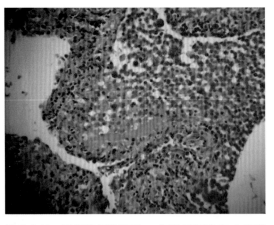

图 3-9-7　见朗格汉斯细胞、多核巨细胞和少许嗜酸性粒细胞

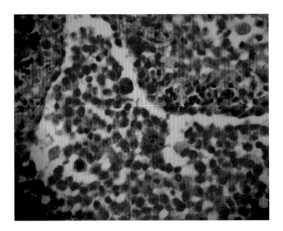

图 3-9-8　朗格汉斯细胞形态

第4章 泌 尿 系 统

一、肾囊肿——肾囊性透明细胞癌

【概述】肾囊肿为常染色体显性遗传性疾病。可发生在任何年龄，但40—60岁常出现症状。临床表现为腰痛、腹部包块、血压升高和无痛性血尿等症状。

【大体表现】先天性肾囊肿多为双侧性（95%）。

【镜下表现】肾呈囊性改变，囊壁被覆扁平上皮，上皮无异型性。囊肿之间可见到正常的肾单位。多囊性透明细胞癌的囊腔大小不等，囊腔内为胶冻样或浆液样物质。

【鉴别诊断】与肾囊性透明细胞癌的鉴别要点：后者镜下癌细胞仅在囊腔内壁或囊腔之间，为单层或多层透明细胞，细胞数量较少。间隔内聚集的透明细胞巢是本病的镜下特点。除了仔细观察组织学改变，多取材有时可以看到典型的透明细胞癌的组织图像。

【图示】肾囊性透明细胞癌见图4-1-1至图4-1-9。

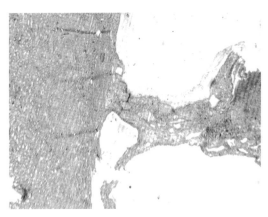

图 4-1-1 **肾囊性透明细胞癌，肾组织内见薄壁分隔的囊腔**

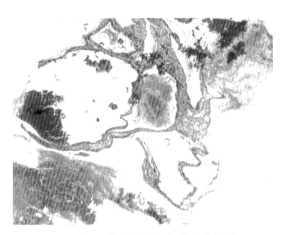

图 4-1-2 **薄壁囊腔内有的有血细胞**

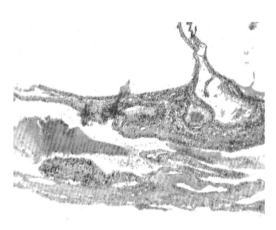

图 4-1-3 **纤细的囊壁被覆小透亮细胞**

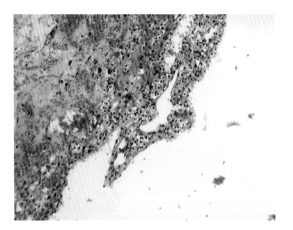

图 4-1-4 纤细的囊壁被覆小透亮细胞

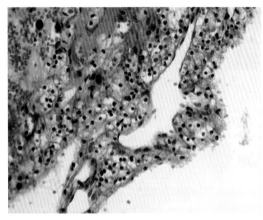

图 4-1-5 纤细的囊壁被覆小透亮细胞

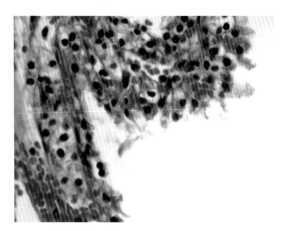

图 4-1-6 被覆的小透亮细胞缺乏异型性

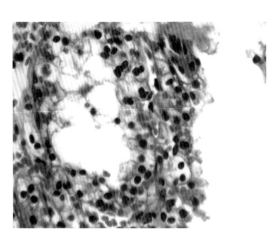

图 4-1-7 被覆的小透亮细胞缺乏异型性

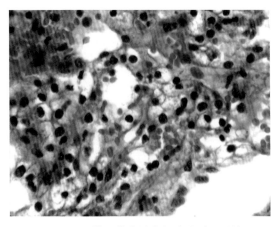

图 4-1-8 被覆的小透亮细胞缺乏异型性

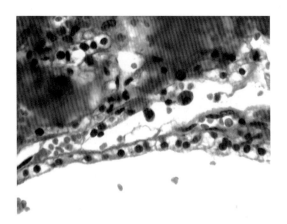

图 4-1-9 被覆的小透亮细胞缺乏异型性

二、血管平滑肌脂肪瘤——肾细胞癌

【概述】肾血管平滑肌脂肪瘤（renal angiomyolipoma，RAML）是肾内比较少见的一种良性间叶性肿瘤，好发于中青年女性。年龄在25—59岁，平均为46岁。临床主要表现为肾区疼痛，腹部肿块及血尿等。切除后不见复发。

值得注意的是血管平滑肌脂肪瘤在肾内可呈多灶性，甚至见于肾周淋巴结，此时更容易误认为是恶性肿瘤出现了肾内或淋巴结转移。

RAML的组织来源并不十分清楚，根据免疫组化、组织学特征，有人认为此瘤可能来源于原始间叶细胞。近年主张非手术治疗，但对肿瘤较大、临床症状明显或不能排除恶性者，行肾摘除。有报道此瘤发生腹膜后和肺转移，也有报道可与嗜酸细胞腺瘤或肾细胞癌伴随存在。

【大体表现】此肿瘤为无包膜的实性肿物。瘤体可很小，亦可大至10cm以上。偶可双侧发生或单侧肾多灶发生。境界不清，有时呈浸润性生长而易当作恶性。常位于肾的一极，发生于上极者稍多于下极者，一般位于皮质内，亦有少数发生于髓质者。瘤体位于肾表面者，偶见发生自发破裂，从肿瘤出血入腹腔，引起急腹症。大体观察与肾癌难以鉴别。

【镜下表现】主要由以下3种成分组成。①发育不正常的血管，管壁厚薄不一，管径差别很大，走向弯曲，缺乏弹力膜，无完整肌壁，常见血管壁纤维化和透明性变，伴管腔内血栓形成。②脂肪组织，发育成熟，灶性分布，有时呈分叶状。③"平滑肌"成分，一般形态规则一致。上述3种成分含量的比例常有不同，常以脂肪或"平滑肌"成分为主，3种成分无一定的排列规律。偶尔"平滑肌"成分出现上皮细胞样排列，核有多形性，表现为核的大小不一，染色质过多，并见核分裂及瘤巨细胞而当作恶性的依据，其实不是恶性。也可以表现胞质透明，注意与肾透明细胞癌鉴别。

【鉴别诊断】该肿瘤要充分取材，全面观察，多数都能观察到上述3种成分。免疫组化染色对诊断RAML有帮助。部分细胞Actin、HMB45阳性，后者在正常的平滑肌中不表达，有助于鉴别诊断。电镜观察瘤细胞胞质中有黑色素前体的晶体。

【图示】血管平滑肌脂肪瘤见图4-2-1至图4-2-22。

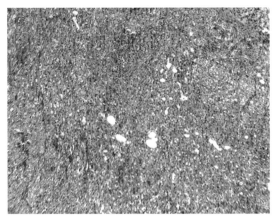

图4-2-1　血管平滑肌脂肪瘤。瘤组织的实性区域细胞丰富

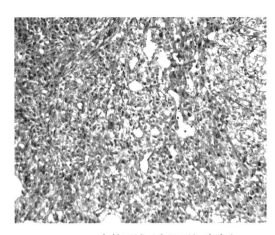

图4-2-2　有的区域以卵圆形细胞为主

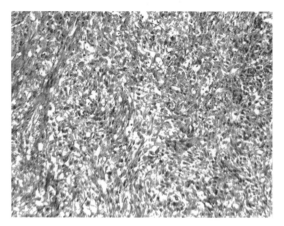

图 4-2-3　有的区域以梭形细胞为主

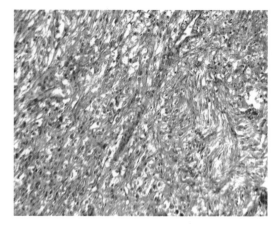

图 4-2-4　有的区域以梭形细胞为主

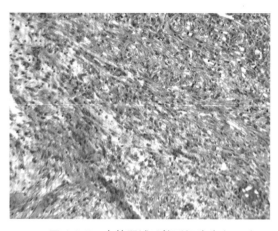

图 4-2-5　有的区域以梭形细胞为主

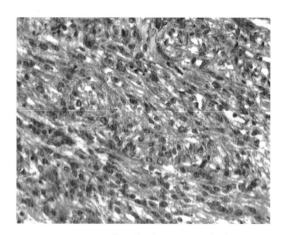

图 4-2-6　梭形细胞似平滑肌肉瘤

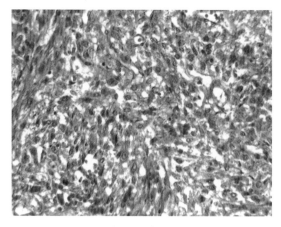

图 4-2-7　梭形细胞似平滑肌肉瘤

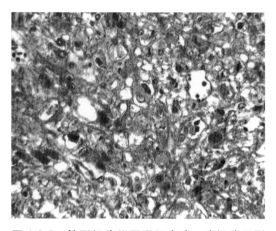

图 4-2-8　梭形细胞似平滑肌肉瘤，瘤细胞异型性明显

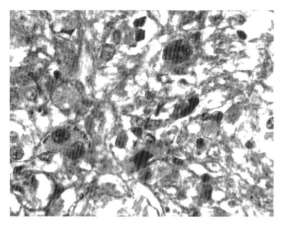

图 4-2-9　瘤细胞异型性明显

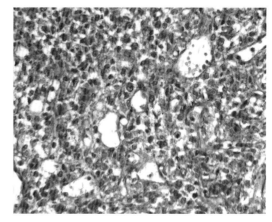

图 4-2-10　圆形细胞区

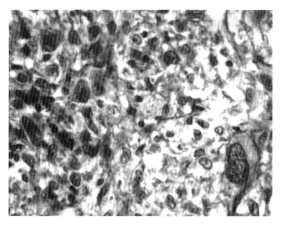

图 4-2-11　圆形细胞区，细胞异型性明显

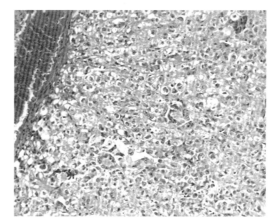

图 4-2-12　圆形细胞区，细胞异型性明显

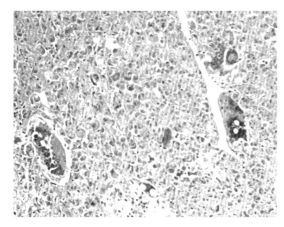

图 4-2-13　可见奇异形巨怪细胞

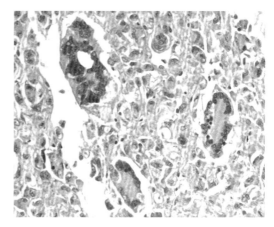

图 4-2-14　可见奇异形巨怪细胞

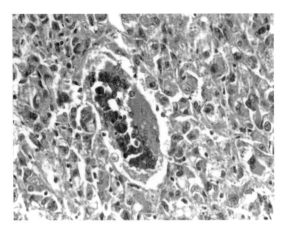

图 4-2-15　可见奇异形巨怪细胞

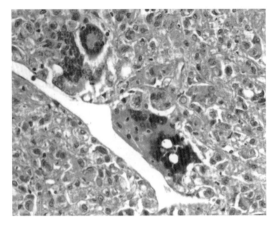

图 4-2-16　可见奇异形巨怪细胞

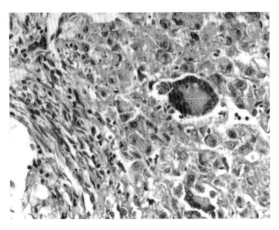

图 4-2-17　可见奇异形巨怪细胞

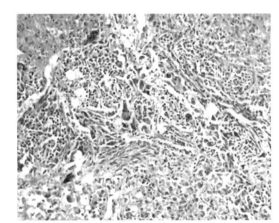

图 4-2-18　梭形与圆形细胞过渡

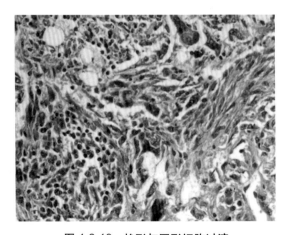

图 4-2-19　梭形与圆形细胞过渡

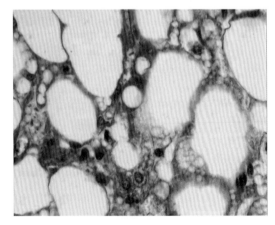

图 4-2-20　脂肪母细胞区似脂肪肉瘤

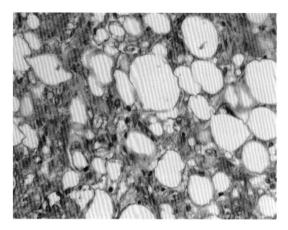

图 4-2-21　脂肪母细胞区似脂肪肉瘤

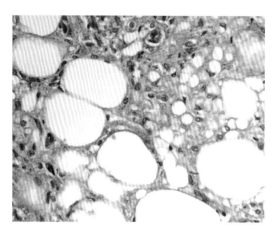

图 4-2-22　脂肪母细胞区似脂肪肉瘤

三、肾嫌色细胞癌——透明细胞癌或嗜酸细胞腺瘤

【概述】肾嫌色细胞癌为来源于集合管上皮细胞的恶性肿瘤，较少见，约占肾肿瘤的5%。平均发病年龄是 59 岁，男女发病率大致相等，病死率不到 10%。散发性和遗传性病例均有报道。多数无症状，部分患者可触到肿块，部分有血尿。影像学上可见较大肿块，无坏死和钙化。肾嫌色细胞癌预后较透明细胞癌好。但伴有肉瘤样结构时，可发生转移。

【大体表现】体积较大，平均直径 9.0cm（2.0 ~ 23cm）。呈分叶状，无包膜。单个，境界明显，切面均质，未经固定的标本呈浅棕色或褐色，固定后呈浅灰色。部分病例有中央瘢痕、出血和坏死，囊性变罕见。

【镜下表现】多数实性巢状，部分管状和小梁状，少部分呈肉瘤样结构。嫌色细胞癌细胞特点显著，表现为大圆形或多边形，胞膜较厚，胞膜界限非常清楚。有丰富淡颗粒状胞质，30% 病例胞质嗜酸为嗜酸性嫌色细胞癌。核居中，核周空晕明显，核不规则，常有褶皱，有时见双核，核仁小。电镜显示胞质内为多数小空泡，嗜酸性嫌色细胞癌则显示有双层膜结构和丰富线粒体。Hale 胶体铁染色胞质弥漫阳性。免疫组化：CK7 阳性（阳性率100%）、CD117 胞膜阳性、Vimentin 阴性、CD10 胞质阳性或阴性、AMACR（P504s）网状阳性。

【鉴别诊断】

1. 嫌色细胞癌与透明细胞癌鉴别　①透明细胞癌无嫌色细胞的特点，无核周空晕，胞质透明，不似嫌色细胞癌的淡颗粒状。②嫌色细胞癌血管多数是厚壁血管，且有玻璃样变性。血管周围细胞常增大。③免疫组化：CK7 前者阳性，后者阴性；Vimentin 前者阴性，后者阳性；CD117 前者阳性，后者阴性；CD10 前者呈胞质阳性，后者呈胞膜阳性。此外，嫌色细胞癌胶体铁染色阳性，透明细胞癌呈阴性。

2. 嫌色细胞癌与嗜酸细胞腺瘤鉴别　①肉眼前者黄棕色，切面均匀一致，部分有中央瘢痕；后者红褐色，切面均匀一致，常见中央瘢痕。②镜下：前者以纤维组织分隔的索状结构为主，可伴坏死、灶状钙化和宽厚的纤维间隔，细胞嗜酸和淡颗粒状混合，核周晕明显，核有一定异型性；后者巢状结构为主，无坏死，细胞成分单一嗜酸性，细胞圆形可有小核仁，无病理核分裂象。③免疫组化：CK7 前者阳性，后者阴性；CD117 前者胞膜阳性，后者核旁颗粒性阳性。Hale 胶体铁染色嫌色细胞癌阳性，嗜酸细胞腺瘤阴性。④电镜：前者多数为空泡，后者多为拥挤的线粒体。

【图示】肾嫌色细胞癌见图 4-3-1 至图 4-3-10。

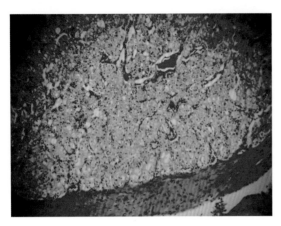

图 4-3-1　宽的纤维间隔

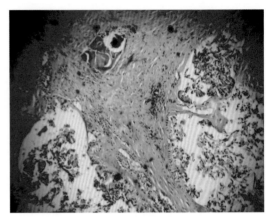

图 4-3-2　浸润纤维间隔伴坏死和钙化

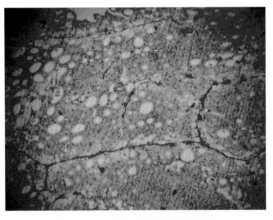

图 4-3-3　嫌色细胞沿血管排列

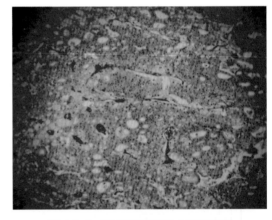

图 4-3-4　部分瘤细胞呈小管状排列

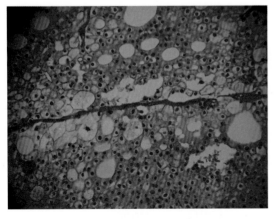

图 4-3-5　可见嫌色细胞和嗜酸细胞

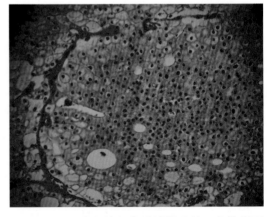

图 4-3-6　厚壁血管且有玻璃样变性，血管周围
细胞增大

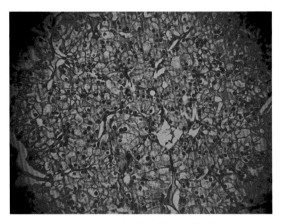

图 4-3-7 部分呈巢团状排列

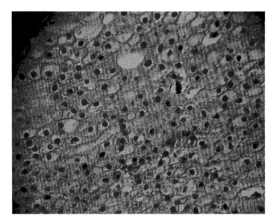

图 4-3-8 细胞膜较厚,边界清晰,颗粒状胞质、核周空晕

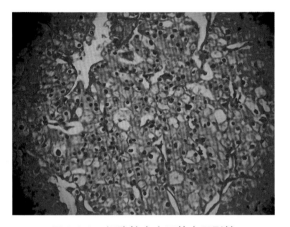

图 4-3-9 细胞核大小不等有异型性

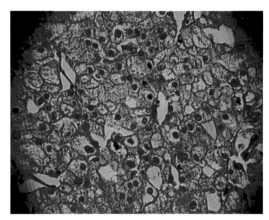

图 4-3-10 细胞膜较厚,边界清晰,颗粒状胞质、核周空晕

四、乳头状肾细胞癌——后肾腺瘤

【概述】乳头状肾细胞癌(papillary renal cell carcinoma,PRCC),曾又称"嗜色细胞癌",为原发于肾细胞的低度恶性肿瘤。发生率约占全部肾细胞癌的 10%,好发年龄为 52—66 岁,男性多见。临床生长缓慢,多数无血尿和腰痛等症状。1976 年 Mancilla-Jimenes 等通过对 34 例 PRCC 的研究,认为它是独立于其他肾细胞癌的类型,从而被命名。1997 年 WHO 根据细胞形态和遗传基因改变,将其列为肾细胞癌的一个亚型。之后 Delahunt 和 Eble 等又提出 PRCC 分为 Ⅰ 型和 Ⅱ 型两个亚型,两个亚型中后者预后差的观念。PRCC 的总体预后和分型、分级、分期及有无肉瘤样去分化结构有关。

【大体表现】常为双侧或多灶性皮质内肿物,边界清楚,多为囊性,可有假包膜,常见出血、坏死。

【镜下表现】主要呈乳头状或管状乳头状结构,是肿瘤的主体结构,目前倾向于这种结构占据 75% 以上才能诊断。乳头有纤细的纤维轴心,有时呈小梁状乳头轴心不明显,有时因水肿和纤维结缔组织透明变性而加宽。在乳头轴心和乳头间隙中可见较多的泡沫细胞，这是帮助诊断的线索，尤其在冷冻诊断困难时，要仔细寻找。此外还常见嗜中性粒细胞、出血、坏死、钙化、胆固醇结晶，以及含铁血黄素沉着。乳头被覆单层立方上皮或假复层上皮，细胞核圆形、卵圆形或不规则形，可见或不可见核仁，核分裂象少见。细胞质嗜酸或嗜碱性。PRCC 的 I 型胞质嗜碱，乳头被覆单层或立方状细胞，细胞较小。II 型胞质丰富嗜酸，被覆多层细胞，核仁突出。此外，也有部分区域为实性，细胞多角形，疏松排列，胞质淡染似透明细胞。这些区域数量少且常在典型的乳头状结构旁。免疫组化：上皮阳性表达 CK7、P504s、EMA、Vimentin 和 CD10。间质泡沫细胞表达 CD68。遗传学：表现为 Y 染色体丢失，7、17 号染色体为三倍体，16、12、20 号染色体偶尔也表现为三倍体。

【鉴别诊断】

1. PRCC 与后肾腺瘤鉴别　　PRCC 的 I 型细胞较小，胞质少，异型性较小。在冷冻诊断时，乳头轴心不明显呈排列整齐的小梁状，此时容易误诊为后肾腺瘤。鉴别要点在于，后肾腺瘤镜下以小管状结构为主，可见小腺泡和小乳头，乳头轴心常见有小管状结构；PRCC 可见典型乳头状结构，当乳头结构不典型时，两者鉴别很困难，此时要仔细寻找间质内泡沫细胞，以帮助诊断和鉴别诊断。免疫组化和 PRCC 不同，后肾腺瘤显示 CD57 和 WT-1 阳性，CK7 和 EMA 阴性。此外，二者遗传学改变也存在明显区别。

2. 其他鉴别　　当含乳头状结构较少时，需要与嫌色细胞嗜酸细胞性变异型和嗜酸细胞腺瘤鉴别；当出现类似透明细胞区域时，要和透明细胞性肾细胞癌鉴别。鉴别要点在于后者都以实体和巢状结构为主，乳头结构灶性而且不典型。免疫组化嫌色细胞胶体铁染色阳性、嗜酸细胞腺瘤 CD117 阳性、透明细胞癌 CD7 阳性等也可以帮助诊断。此外，还需要和集合管癌鉴别，二者都有真性乳头，但 PRCC 位于肾皮质，集合管癌位于肾髓质。集合管癌有明显的硬化间质，免疫组化表达 E-cadherin。以上这些肿瘤在遗传学特征上，都和 PRCC 有所不同，必要时可以通过基因检测进行鉴别。

【图示】乳头状肾细胞癌见图 4-4-1 至图 4-4-12。

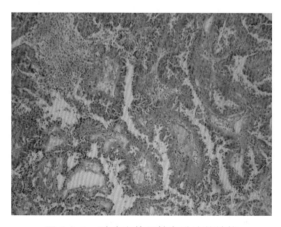

图 4-4-1　**肿瘤主体是较多乳头状结构**

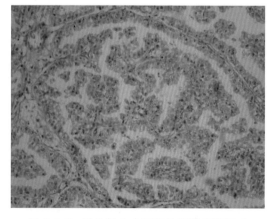

图 4-4-2　**乳头轴心由纤细的纤维血管组成**

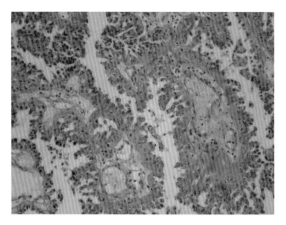

图 4-4-3 乳头被覆多层上皮细胞

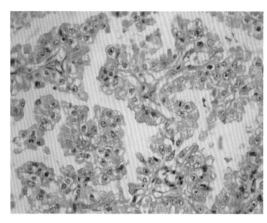

图 4-4-4 上皮胞质丰富，核不规则，见核分裂象

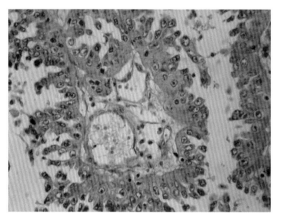

图 4-4-5 上皮细胞核不规则，核仁明显，胞质嗜酸，为Ⅱ型细胞

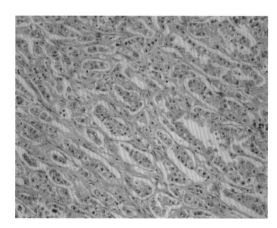

图 4-4-6 部分为管状乳头状结构

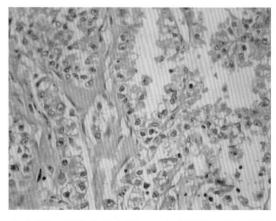

图 4-4-7 细胞胞质丰富，右上方可见一乳头状结构，二者细胞形态相似

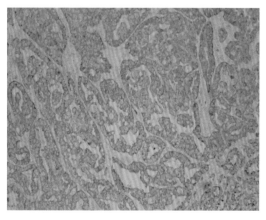

图 4-4-8 CK（＋）

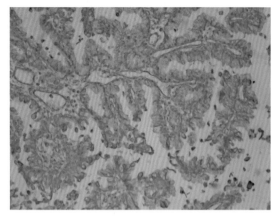

图 4-4-9　Vimentin（+）

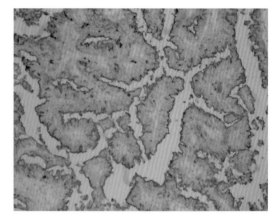

图 4-4-10　EMA（+）

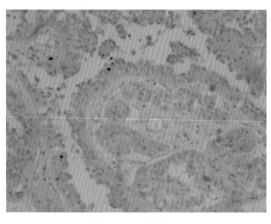

图 4-4-11　CK7（+）

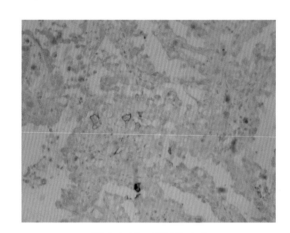

图 4-4-12　CD10（+）

五、膀胱移行上皮乳头状增生——高分化乳头状癌

【概述】 膀胱移行上皮乳头状增生（urinary bladder transitional epithelium papillary hyperplasia）多见于慢性膀胱炎时上皮的病理改变。

【大体表现】 黏膜粗糙，部分呈乳头状。

【镜下表现】 黏膜上皮增生呈息肉状或乳头状。乳头大多为圆锥形，底宽头窄，分支很少。黏膜固有层见较多的浆细胞、淋巴细胞浸润，结缔组织增生较明显。

【鉴别诊断】 与高分化乳头状癌的鉴别要点如下。①乳头结构：高分化乳头状癌的乳头各部分粗细比较一致，分支多。②细胞形态：高分化乳头状癌细胞层次增加，细胞极性紊乱，细胞有异型性，核密集，核分裂象增多。

膀胱有无移行细胞乳头状瘤，尚无统一的定论。我们认为，由于膀胱移行上皮乳头状瘤与膀胱移行上皮乳头状癌Ⅰ级临床治疗是相同的，而且病理组织学上两者难以十分清楚地分开，因此，以50岁为界线，50岁前可以报移行上皮乳头状瘤，50岁以后则报移行上皮乳头状癌。

【图示】 膀胱移行上皮乳头状增生见图 4-5-1 至图 4-5-6。

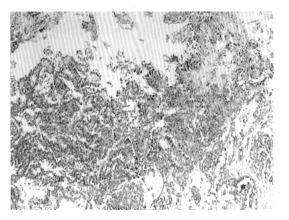

图 4-5-1　膀胱活检组织呈细小乳头结构

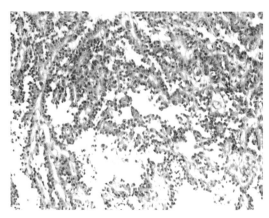

图 4-5-2　乳头分支细长

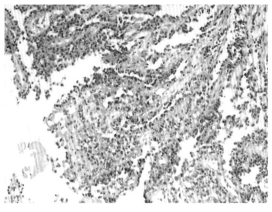

图 4-5-3　乳头被覆移行上皮 1 ～ 3 层

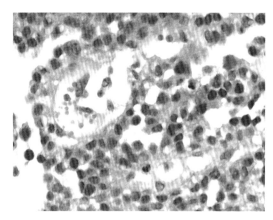

图 4-5-4　乳头轴心血管细小

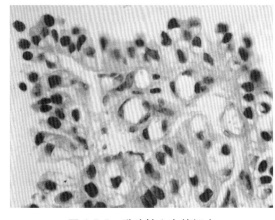

图 4-5-5　乳头轴心血管细小

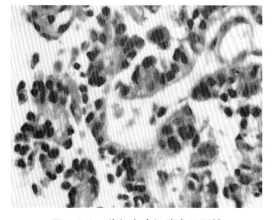

图 4-5-6　移行上皮细胞有异型性

六、膀胱炎性肌纤维母细胞瘤——恶性肿瘤

【概述】炎性肌纤维母细胞瘤（inflammatory myofibroblastic tumor，IMT）又名炎性假瘤，是一种少见独特的间叶性肿瘤，近年来已逐渐得到病理及临床的广泛认同。最近

WHO 定义为"由分化的肌纤维母细胞性梭形细胞组成，常伴大量浆细胞和（或）淋巴细胞的一种间叶性肿瘤"。以往病理学界认为炎性肌纤维母细胞瘤不是真正的肿瘤，在大量临床资料和病理学观察的前提下，通过遗传学和分子学证实炎性肌纤维母细胞瘤是一种真性肿瘤，而非炎症性假瘤。临床上炎性肌纤维母细胞瘤可发生于肺及肺外许多部位，有学者称炎性肌纤维母细胞瘤是儿童肺部最常见的肿瘤。发生在乳腺、肝、膀胱、骨、肾、心脏等均有报道。

【镜下表现】主要为纤维母细胞及肌纤维母细胞混合性增生，排列呈束状、编织状或杂乱无章，增生的纤维母细胞及肌纤维母细胞梭形，不规则，淡染，细胞核嗜酸或双染，可见核仁，核分裂少见；常有炎症背景或黏液样水肿间质。组织学上分为以下 3 型。①黏液样/血管型，以黏液、血管、炎症区域为主，可类似结节性筋膜炎和胚胎性横纹肌肉瘤。②丰富梭形细胞型，梭形细胞夹杂炎细胞，类似纤维组织细胞瘤。当累及胃肠道时，常被误认为平滑肌瘤或间质瘤。③少细胞纤维型，致密成片的胶原纤维可类似瘢痕或硬化性纤维瘤，少部分病例出现点状或大片的钙化和化生骨。免疫组化常表达 SMA、ALK，也可以表达 CK。

【鉴别诊断】因其形态学及免疫组化表达特征，常被误诊为以下几种疾病。

1. 肉瘤样癌（梭形细胞癌） IMT 多发生于肺及其他含上皮的器官，组织形态上虽以梭形细胞为主，但是通常会有 CK 的表达，故易被误认为肉瘤样癌。鉴别要点为 IMT 中增生的瘤细胞具有肌纤维母细胞的形态特点，通常没有明显的异型性，且同时表达 SMA，多处取材也不会发现与之移行的上皮区域。

2. 恶性纤维组织细胞瘤 与本病最易混淆，也有梭形细胞及炎细胞，但肿瘤细胞多形性、异型性明显，异型性的纤维母细胞和组织细胞常形成特征性的车辐状结构，有多少不等的黄色瘤细胞，核分裂活跃，可见病理性核分裂象。免疫组化：组织细胞标志物 α1-ACT 等常阳性，肌源性标记抗体不表达。

3. 脂肪肉瘤 IMT 可以出现明显的黏液样水肿的间质，局部甚至形成肺水肿样结构，薄壁血管明显，极似黏液性脂肪肉瘤。但仔细观察切片，肿瘤细胞均为肌纤维母细胞，不见真正的脂母细胞，多处取材能发现典型的 IMT 的图像。

【图示】炎性肌纤维母细胞瘤见图 4-6-1 至图 4-6-14。

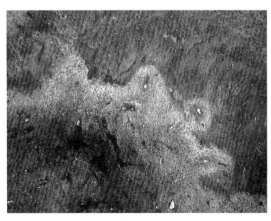

图 4-6-1 肿瘤由梭形细胞构成，疏密不均，伴大片坏死

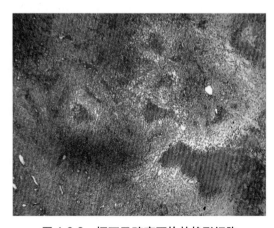

图 4-6-2 坏死及疏密不均的梭形细胞

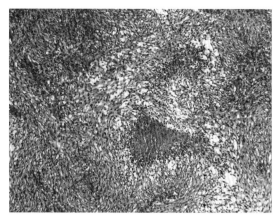

图 4-6-3 肿瘤性坏死明显

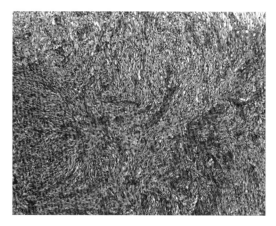

图 4-6-4 肿瘤细胞席纹状排列

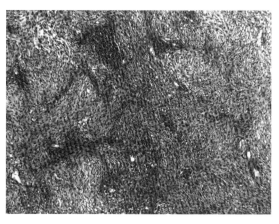

图 4-6-5 局部细胞丰富

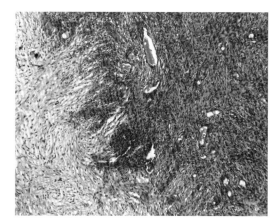

图 4-6-6 细胞丰富区与稀疏区交替

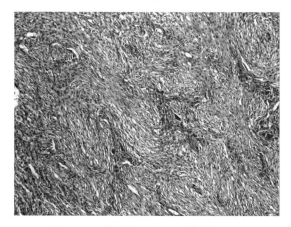

图 4-6-7 席纹状排列，见个别大细胞

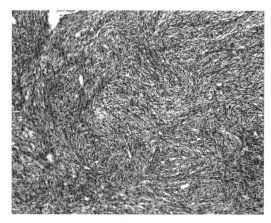

图 4-6-8 局部细胞胞质透亮

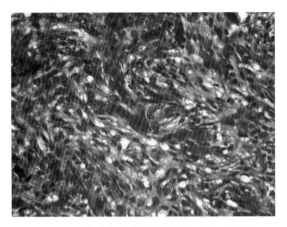

图 4-6-9　肿瘤细胞核圆形或卵圆形，有核仁

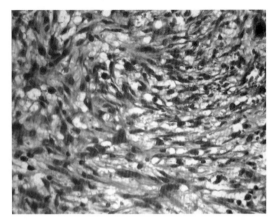

图 4-6-10　稀疏区细胞胞质丰富、红染或透亮

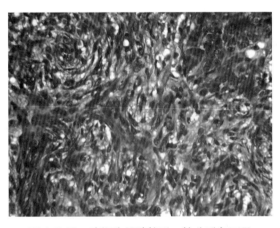

图 4-6-11　瘤细胞呈胖梭形，核分裂象可见

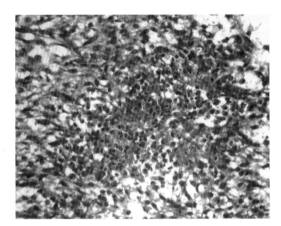

图 4-6-12　典型的肿瘤性坏死

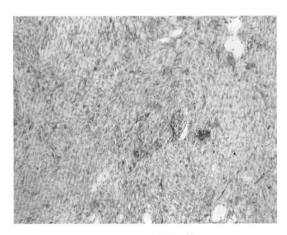

图 4-6-13　CK 阳性

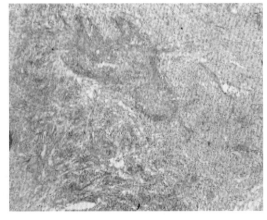

图 4-6-14　SMA 阳性

第5章 男性生殖系统

前列腺癌的临床诊断及对患者的治疗很大程度上依赖于病理诊断。目前，前列腺病理的取材方法主要有：①活组织检查（无论是经会阴的穿刺活检还是经直肠的穿刺活检）；②经尿道切除的组织（TUR）；③根治性前列腺切除标本；④细胞学标本。对于穿刺活检组织的高分化前列腺癌的病理诊断是困难最多的，应予以重视。

【诊断要点】

结构：前列腺良性病变的腺体往往在良性的前列腺增生中生长，形成界限清楚的结节状或以尿道为中心向外放射，呈规则的线条样排列。相反，前列腺腺癌的生长则呈一种杂乱的方式，尽管高分化的前列腺癌往往界限十分清楚，但是腺体在短时间内可沿着不同的方向向前列腺间质内浸润。腺体彼此互相垂直，当腺体被成束的平滑肌分隔时提示浸润的发生。发现腺体沿着平滑肌排列并出现腺体以浸润的方式劈开肌纤维，是另一个用于诊断前列腺腺癌的特征。有的腺癌的腺体以不规则的方式浸润在劈开的小束状的平滑肌肌纤维间。尽管上述方式提示腺癌的可能，但偶尔良性腺体也可见于大的平滑肌束之间。

腺体：在有的病例中，将肿瘤性腺体和周围的良性腺体做比较的方法十分有助于诊断。因为和良性腺体相比，某些特征常会出现在腺癌中。这些特征包括：核增大，核仁明显，蓝染的黏液性分泌物，粉染的无细胞的腔内分泌物，核分裂象，邻近出现高级别的PIN。前列腺腺癌的腺腔的腔面往往是不连续、破坏的、不光滑的，无胞质的起伏或波动。相反，大小相当的良性腺体的腔面则参差不齐，可见到小腔面的乳头状折叠及卷曲的外观。腔面内"尖嘴"的出现并不能用于鉴别良、恶性，因为两者都会出现这种改变。和所有的前列腺癌一样，高分化癌只有单层细胞，而没有基底细胞。真正的基底细胞层必须与人为因素造成的双层细胞相鉴别，如切片过厚、切片被正切，或把附近的纤维母细胞误认为是基底细胞。

许多高分化腺癌是由胞质丰富、明显扩张的腺体组成，这种情况下很难诊断恶性。但是在这种癌中往往会出现许多大腺体，腺体之间呈背靠背，腔面整齐一致，胞质丰富。与同样大小的良性腺体相比，良性腺体中往往可见到乳头状折叠或萎缩。

尽管腺体内分支的出现与良性前列腺腺体的关系更为密切，但是前列腺腺癌也会出现复杂的分支状腺体，这种情况下可通过许多密集的腺体以及核的特征来识别癌。

腺腔内结晶样物：前列腺结晶样物也曾被认为有助于诊断前列腺腺癌，而且更常见于高分化肿瘤中。在少数病例中，前列腺结晶样物还会见于癌附近的呈良性外观的腺体中以及某些腺病中，因此，仅仅发现前列腺结晶样物不能诊断癌。

细胞：高分化前列腺癌由排列紧密、大小相同的腺体构成，腺上皮为单层立方形上皮细胞。由于这些腺体形成的肿瘤结节常为圆形，对周边的组织有挤压，易和BPH的结节及非典型增生的结节相混淆。故强调诊断高分化前列腺癌必须找到几个含有明显的核仁（直径应＞1μm的细胞）。虽然在细针穿刺活检的标本中，细胞核的形态对于诊断高分化前列腺腺癌起至关重要的作用，但高分化前列腺腺癌常缺少增大的细胞核及突出的核仁，并且核分裂象很少能找到。高分化前列腺腺癌细胞质常淡染或透明，同良性腺体的细胞相似，所以细胞质的特征对诊断也没有太大的帮助。

基底细胞：基底细胞中高分子量细胞角蛋白的识别有助于前列腺腺癌的诊断。偶尔良性腺体会不出现对高分子量细胞角蛋白的免疫反应性，因此，要注意对小簇的不典型腺体的免疫反应性为阴性时的解释。当大量腺体完全缺乏对高分子量细胞角蛋白的免疫反应性时，应高度支持对腺癌的诊断，因为这种情况在良性肿瘤中十分罕见。另外，烧灼术也会导致对高分子量细胞角蛋白的假阴性染色。最后我们在把高分子量细胞角蛋白的阴性染色结果作为诊断癌的依据前，必须要在同一张切片上有良性腺体的免疫反应性作为阳性内对照。总之，高分子量细胞角蛋白阳性免疫反应性证明了基底细胞层的存在，从而更准确地排除了诊断前列腺腺癌的可能。

一、前列腺增生——分化良好的前列腺癌

【概述】前列腺增生（prostatic hyperplasia，PH），主要表现为前列腺各种成分增生而呈明显的结节性增大。好发于中老年男性，临床主要表现为排尿困难。发病可能与激素分泌失调有关。

【大体表现】前列腺增大，重量增加。切面灰白色，结节状，质地较硬，并可见筛孔状囊腔，有乳白色液体溢出。

【镜下表现】与前列腺癌类似的前列腺增生表现有以下6种类型。①腺性增生，即结节状，结节内腺体密集，几乎无间质成分，有的腺体可缺乏基底细胞层，与癌的区别在于前者分泌细胞的异型性。②微腺泡增生，即增生的腺体小而密集，有的见不到基底层细胞，CK34βE12可呈现一些间断分布的阳性细胞。③硬化性腺病，即间质增生呈透明性变，腺体由增厚的基底膜包绕。④筛状增生，即腺管增生呈筛状，与癌的鉴别在于PH仍有双层细胞。⑤基底层细胞增生，基底层细胞增多呈实性片块，与癌的鉴别依赖于PH基底膜的完整及CK34βE12染色阳性，而前列腺癌CK34βE12染色为阴性。⑥乳头状增生，有双层细胞，细胞无异型。

【鉴别诊断】前列腺癌主要表现为：①组织结构紊乱，失去正常小叶结构；②细胞异型性，核大、深染，核仁明显；③浸润性生长，腺泡出现锐角，腺泡旁有单个或成簇细胞向腺泡外伸出，也可见到单个或成簇细胞脱离腺泡散落在间质中；④缺乏完整的基底膜。

【说明】最常见的容易与癌混淆的病变是腺病，其他和腺病有关的名词包括非典型性腺瘤性增生、不典型性腺病、小腺泡性非典型性增生。尽管，最近一些病理学家支持采用"非典型性腺瘤性增生"这一名词，但笔者仍喜欢采用"腺病"来命名该组疾病。腺病和癌之间没有什么必然的联系，如果把这类病变命名为不典型性，那么许多患者不得不再次经受不必要的重复活检。

腺病是一种具有典型的组织学特征的良性腺性病变，有时可能会和癌混淆。总的来说，腺病中含有群集的小腺体，形态上与低度腺癌相似，结构异型性的范围可以从明显的有些拥挤的良性腺体区域到形态上难以与癌鉴别的区域。

腺病多见于前列腺的移行区（尿道周区域），常为多灶状，多为因尿路梗阻而行 TUR 时偶然发现。腺病与高分化腺癌的区别主要依据形态学和细胞学特征（表 5-1-1）。

表 5-1-1　腺病与高分化腺癌的区别

	腺病	高分化腺癌
在低倍镜和中倍镜下的特征	分叶状生长	可具有浸润性/杂乱
	群聚的小腺体与稍大的腺体混杂	可以完全为群聚的小腺体
高倍镜下的特征	无大核仁（<3μm）	偶尔可见到大核仁
	①小腺体的细胞质与细胞核和混杂在一起的较大的良性腺体有共同的特征	①小腺体的细胞质与细胞核特征与周围良性腺体的细胞质与细胞核不同
	②胞质呈淡染或透明	②可出现双染性的胞质
	③蓝染的黏液性分泌物罕见，常见到淀粉小体，偶尔可见到具有基底细胞的腺体	③常见到蓝染的黏液性分泌物，淀粉小体罕见，基底细胞缺如
	④在某些小腺体中，基底细胞特异性抗角蛋白抗体可标记基底细胞	④小腺体对基底细胞特异性抗角蛋白抗体无免疫反应性

在腺病的结节中，可见到典型的良性腺体，腺体延长，乳头状折叠，管腔呈分支状，但周围可疑为癌的小腺体的细胞质特征与这些良性腺体看起来一样。另一个常见特征为，可见到腺病的腺体从明显为良性的腺体上出芽并脱落下来。对于癌来说，肿瘤性的小腺体和附近的较大的结构上呈良性的腺体之间有明显的界限。

在高倍镜下，典型的腺病由胞质透明或淡染的小腺体组成，而有些癌的胞质则呈双染性。这一特征对于诊断是有用的，因此在常规染色的切片中，良性前列腺腺体的胞质应为淡染的或透明的。在腺病结节中见到几个单独的细胞形状不好的腺体时，不能立刻做出前列腺癌的诊断，因为这种情况也可能出现在腺病结节中，其原因可能是小腺体被正切的结果。

一般情况下，腺病的细胞核中没有核仁出现，但也有例外。有人统计，大约 60% 的腺病中不含或仅偶尔含有明显的核仁，而在其余 40% 的腺病中可出现相当明显的核仁（>1.6μm），这种情况下不应诊断为癌。在另一项研究中，18% 的腺病含有 >1μm 的核仁。只有出现巨大核仁时（>3μm）才不支持腺病的诊断。相反，大部分（70%）的高分化腺癌的病灶中，常常会出现大核仁，其余的高分化腺癌，没有或至多偶尔出现明显的核仁。上述研究表明，尽管核仁的出现对于癌和腺病的鉴别诊断有时会有用，但两者存在重叠。因此在鉴别诊断中，核仁的出现并不一定比其他光镜下的特征更具有意义。在大部分情况下，需要结合多方面的特征对上述两种病变进行鉴别诊断。

腔内容物对于腺病和腺癌的鉴别诊断也十分有用，淀粉样小体常见于腺病中，但很少出现在癌中。在 HE 染色的切片中，只有 2% 的腺病中可见到蓝染的腔内分泌物，而在高分化的癌中却十分常见。黏液特殊染色对于鉴别诊断没有太大的帮助，尽管早些时期的研究表明，酸性黏液支持癌的诊断，但以后的研究发现 54% 的腺病中含有酸性黏液分泌物。

结晶样物是另一种对于腺癌和腺病鉴别诊断有所帮助的腔内结构，但是 18%～39%

的腺病中会含有结晶样物，有时会更多。因此，结晶样物不能作为两者鉴别诊断的依据。

基底细胞是腺病的一个特征，该特征绝不会出现在癌中。尽管有时在许多腺体中难以识别基底细胞，但至少在某些腺体中会见到扁平的一层基底细胞。区别基底细胞和邻近的纤维母细胞十分重要，纤维母细胞具有长的深染的两端尖的细胞核，而基底细胞在常规切片上呈雪茄形，卵圆形外观，其染色质的形态与覆盖在表面的分泌细胞的染色质一样。在灶状成群的腺体中，当出现所有腺病的典型特征，而且未见到细胞异型性时，即使见不到基底细胞层也可以在不做免疫组化的情况下诊断腺病。

当结构方式不符合腺病，而又见到明显的核仁时，可以利用针对基底细胞的免疫组化染色来明确诊断。利用针对高分子量角蛋白的基底细胞特异性抗体是有帮助的，因为有的腺体会在立方或柱状分泌细胞的底部出现细环形的角蛋白的免疫反应性。由于在常规切片中，基底细胞呈不连续的斑块状分布，因此在腺病的一个结节中，只有 10% 的腺体会标记上抗高分子量角蛋白的抗体，而一半以上的腺体会表现为一定程度的染色。当某些腺体被疑为腺病，但又缺乏高分子量角蛋白的免疫染色，腺体的形态与周围出现基底细胞角蛋白免疫染色的腺体难以区别时，基底细胞的缺乏不能作为恶性诊断的依据。腺病中基底细胞免疫染色的多样性有时是由于组织固定造成的，因为在冷冻的组织中可见到更为一致的基底细胞染色。

腺病常为多灶性的。少数病例中，由于存在许多的灶状病变，如果被误诊为癌，则被划分为 T_{1b} 期，从而导致不必要的治疗。即使在单灶性的病变中，腺病和高分化腺癌之间的区别也十分重要，因为在 TURP 中，即使诊断单灶性的癌，也会使相对年轻的患者接受进一步的手术治疗。

尽管腺病与癌相似，但并没有肯定的证据支持前列腺腺病有进一步发展为前列腺腺癌的危险。尽管曾有人发现，在良性的前列腺疾病的 TUR 标本中偶尔会出现腺癌，但这些发现并未应用基底细胞特异性抗体的免疫染色进一步证实，因此，可能是把腺病中的单个细胞当作浸润，或把见到的核仁误认为是癌的病灶。还有人认为，腺病是前列腺癌的前体，原因是两者具有某些共同的特征。研究表明，腺病中可含有酸性黏液，结晶样物，核仁，以及斑块状分布的基底细胞层。这些研究非但不能证实腺病与癌之间的关系，反而证明了上述特征并非是癌的特异性特征。例如，酸性黏液可见于萎缩，斑块状的基底细胞层可见于透明细胞筛状增生，核仁可见于基底细胞增生中。上述这些病变均不是癌前病变，因此对上述特征的解释必须基于对病变的结构和细胞学特征的总体认识。

具有明显核仁的腺病与癌的关系和一般的腺病与癌的关系有何不同，目前仍不清楚。为了评估腺病发展为腺癌的危险性，有人作了长期的随访研究，结果表明，腺病不属于癌前病变。因此在诊断前列腺腺病时，在报告后面加上这样一句话会很有帮助：腺病，尽管形态上与腺癌相似，但并不表明其与发生癌的危险性的增加有关。

【图示】前列腺增生见图 5-1-1 至图 5-1-10。增生与分化好的前列腺癌并存见图 5-1-11 至图 5-1-15。分化好的前列腺癌见图 5-1-16 至图 5-1-21。分化中等的前列腺癌及随着分化程度变低的腺管见图 5-1-22 至图 5-1-30。

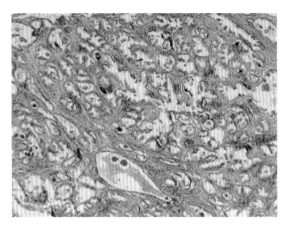

图 5-1-1 前列腺弥漫增生

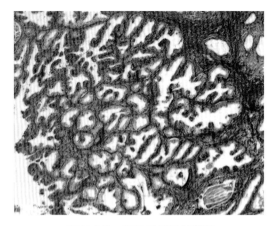

图 5-1-2 有的区域呈结节状

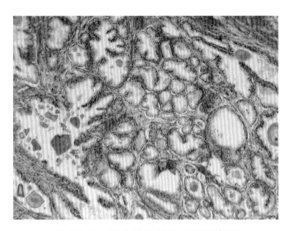

图 5-1-3 增生的腺管腔面呈锯齿状

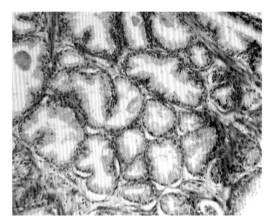

图 5-1-4 增生的腺管腔面呈锯齿状

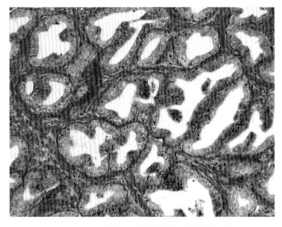

图 5-1-5 增生的腺管腔面呈锯齿状

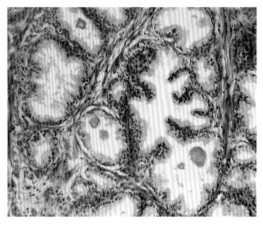

图 5-1-6 增生的腺管腔面呈锯齿状

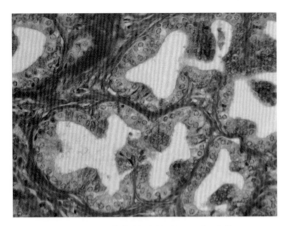

图 5-1-7　增生的腺管腔面呈锯齿状

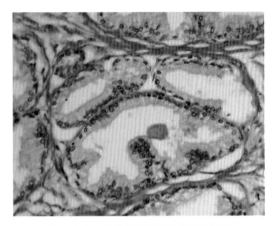

图 5-1-8　增生的腺管腔面呈锯齿状

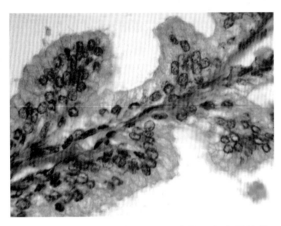

图 5-1-9　增生的腺管腔面呈锯齿状，上皮呈簇状

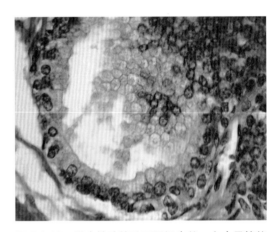

图 5-1-10　增生的腺管腔面呈锯齿状，上皮呈簇状

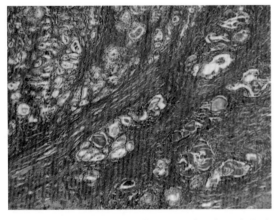

图 5-1-11　增生与分化好的前列腺癌同存，左上为癌，右下为增生

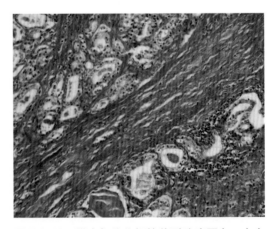

图 5-1-12　增生与分化好的前列腺癌同存，左上为癌，右下为增生

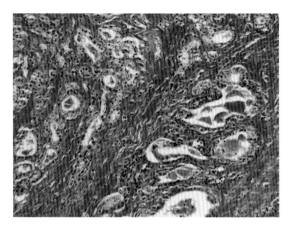

图 5-1-13　增生与分化好的前列腺癌同存，左上为癌，右下为增生

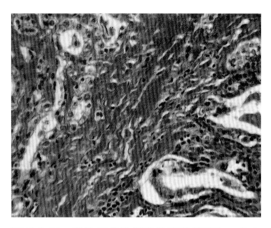

图 5-1-14　增生与分化好的前列腺癌同存，左上为癌，右下为增生

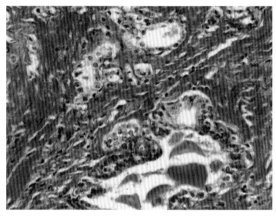

图 5-1-15　增生与分化好的前列腺癌同存，左上为癌，右下为增生

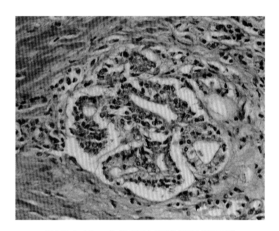

图 5-1-16　分化好的癌腺管呈类圆形

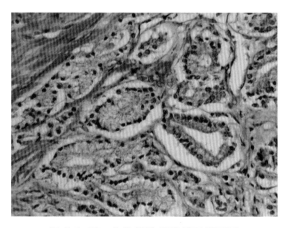

图 5-1-17　分化好的癌腺管呈类圆形

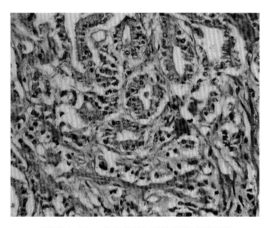

图 5-1-18　分化好的癌腺管呈类圆形

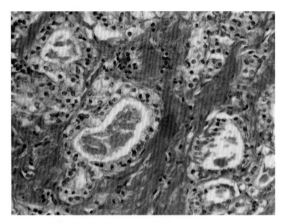

图 5-1-19　分化好的癌腺管呈类圆形

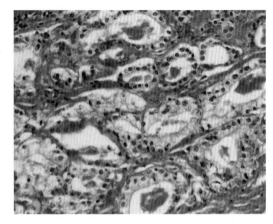

图 5-1-20　分化好的癌腺管呈类圆形

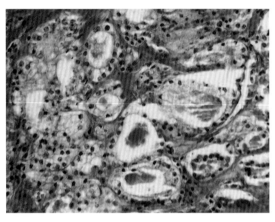

图 5-1-21　分化好的癌腺管呈类圆形

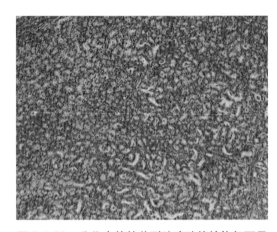

图 5-1-22　分化中等的前列腺癌腺管结构仍可见

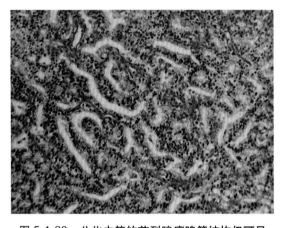

图 5-1-23　分化中等的前列腺癌腺管结构仍可见

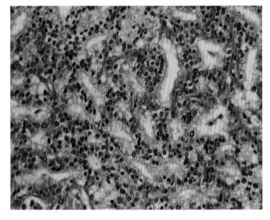

图 5-1-24　分化中等的前列腺癌腺管结构仍可见

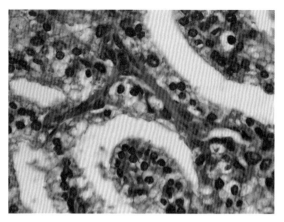

图 5-1-25 分化中等的前列腺癌腺管结构仍可见

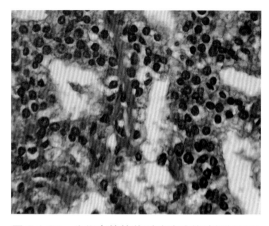

图 5-1-26 分化中等的前列腺癌腺管结构仍可见

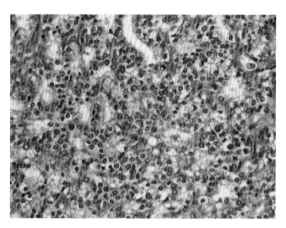

图 5-1-27 随着分化程度变低腺管逐渐消失

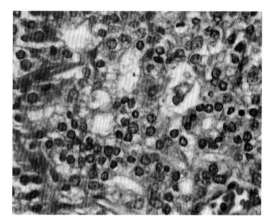

图 5-1-28 随着分化程度变低腺管逐渐消失

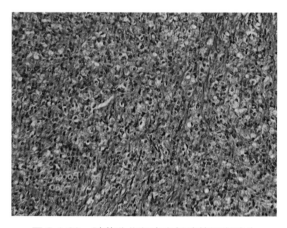

图 5-1-29 随着分化程度变低腺管逐渐消失

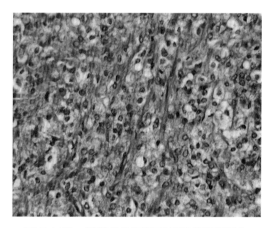

图 5-1-30 随着分化程度变低腺管逐渐消失

二、前列腺萎缩——前列腺癌

【概述】临床上对部分前列腺增生症的患者用激素治疗后可出现前列腺萎缩（prostatic atrophy）。

【大体表现】萎缩的前列腺体积缩小，灰白色，质较硬。

【镜下表现】萎缩腺体的细胞由于胞质减少，核/浆比升高，所以嗜碱性增高。在高倍镜下，由于在萎缩的腺体中偶尔可见到腺体缩小，不规则，核固缩深染，以及少量的多形性改变，所以细胞显得有些异型性。为了避免将这些病变诊断为癌，必须在低倍镜下识别萎缩的腺体。

【鉴别诊断】萎缩的腺体依然存在双层细胞结构，与分化良好的前列腺腺癌的鉴别要点如下。前列腺癌：①癌细胞常为圆形、多边形、立方形，核内染色质粗，核仁明显，与正常前列腺上皮形态不同；②癌细胞形成的腺泡较正常腺管小，且不规则，呈浸润性生长，常无扁平的基底层细胞，其周围有反应性纤维组织增生；③癌瘤可浸润神经周围的淋巴管；④癌瘤大多发生在后叶；⑤前列腺癌患者血清中酸性磷酸酶可以增高。

【说明】在实践中，还应该注意不要将人为挤压现象误诊为癌。由于在前列腺穿刺过程中常出现挤压，不仅使组织结构紊乱，细胞变得密集，而且使核染色加深，与切除标本中未受挤压的腺体相比呈明显的"异型性"，这些尤其需要提高警惕。此时鉴别癌与非癌应主要靠对大量病理进行仔细分析和认识，而不能单纯依靠免疫组化，因为在这种情况下癌与非癌都可以为阳性。

还要注意的是标本处理。病理检查中，应注意包埋细针穿刺标本时要保持标本的完整性。手术摘除标本和经尿道摘除标本应尽量将全部组织进行切片检查，这样可明显提高前列腺癌的检出率。检查电切标本时，应特别注意小块组织多在前列腺周边部位，对小块组织应尽量多取，不要漏诊。

烧灼引起的假象不容忽视。TUR（经尿道前列腺切除）组织的一个独特问题是烧灼引起的假象。在病变可疑区出现广泛的烧灼假象会影响对前列腺癌的正确诊断，但是实性的细胞片块的出现，核/浆比例的升高，核深染一定是癌的特征。另外，许多腺体之间背靠背的特征也有助于鉴别形成腺体的癌和广泛的烧灼假象，通过对 PSA 或 PAP 的免疫染色也有助于在烧灼假象的情况下诊断前列腺癌。偶尔，许多被烧灼的核深染的细胞环绕在前列腺神经丛周围，PSA、PAP 免疫组化染色可识别这些细胞来源于前列腺，从而诊断前列腺癌。PSA 和 PAP 还有助于诊断对烧灼背景下的由单个细胞浸润组成的高度恶性癌。当单个细胞被疑为癌时，细胞具体结构的缺少使得难以分辨该细胞为间质细胞、上皮细胞还是炎细胞。当这些单个浸润的细胞 PSA 或 PAP 的免疫组化染色为阳性时，浸润性低分化腺癌的诊断可以成立。

归纳起来，前列腺癌病理诊断中的错误主要分为两类。

1. 过度诊断　将增生腺体当作癌；将萎缩腺体当作癌；将泡沫细胞当作癌；将挤压改变当作癌。

2. 不足诊断　将高分化腺癌当作增生；将导管内癌当作增生；将散在单个癌细胞忽略；将小细胞癌当作淋巴细胞炎症反应。

【图示】萎缩的前列腺见图 5-2-1 至图 5-2-18。前列腺癌见图 5-2-19 至图 5-2-31。

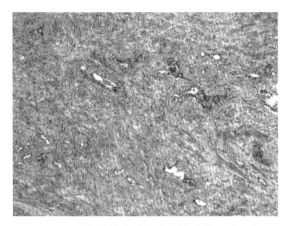

图 5-2-1　萎缩的前列腺残留的腺体似癌浸润

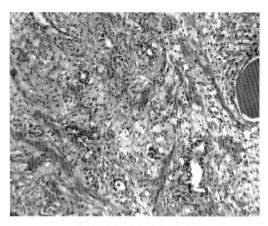

图 5-2-2　萎缩的前列腺残留的腺体似癌浸润

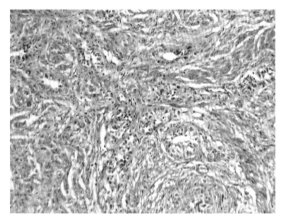

图 5-2-3　萎缩的前列腺残留的腺体似癌浸润

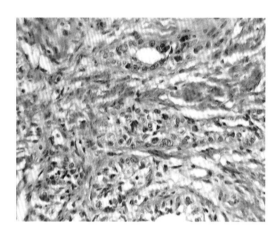

图 5-2-4　萎缩的前列腺残留的腺体似癌浸润

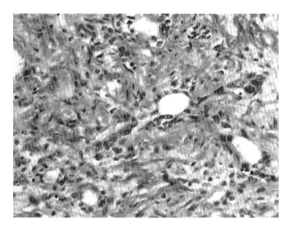

图 5-2-5　萎缩的前列腺残留的腺体似癌浸润

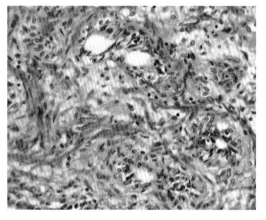

图 5-2-6　萎缩的前列腺残留的腺体似癌浸润

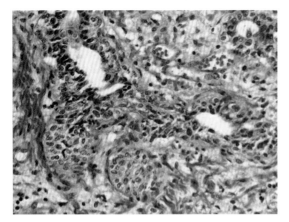

图 5-2-7　萎缩的前列腺残留的腺体似癌浸润

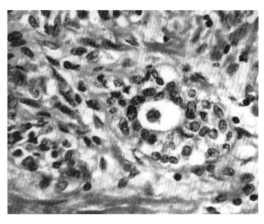

图 5-2-8　萎缩的前列腺残留的腺体似癌浸润

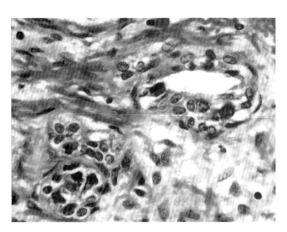

图 5-2-9　萎缩的前列腺残留的腺体似癌浸润

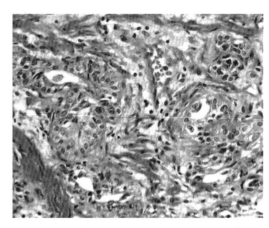

图 5-2-10　萎缩的前列腺残留的腺体似癌浸润

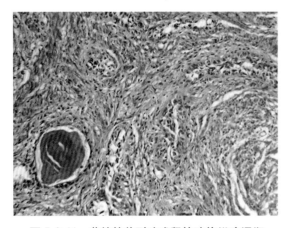

图 5-2-11　萎缩的前列腺残留的腺体似癌浸润

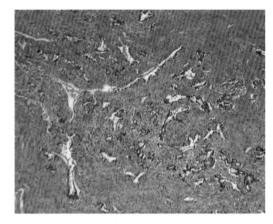

图 5-2-12　前列腺萎缩进一步加重残留的腺体似癌浸润

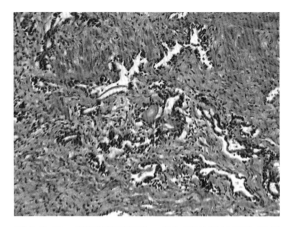

图 5-2-13　前列腺萎缩进一步加重残留的腺体似癌浸润

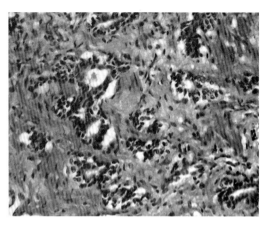

图 5-2-14　前列腺萎缩进一步加重残留的腺体似癌浸润

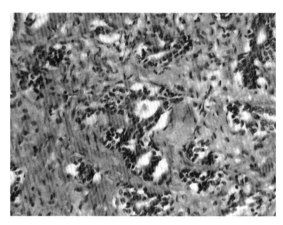

图 5-2-15　前列腺萎缩进一步加重残留的腺体似癌浸润

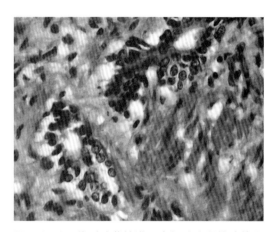

图 5-2-16　前列腺萎缩进一步加重残留的腺体似癌浸润

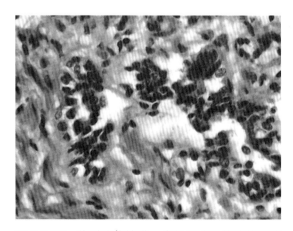

图 5-2-17　前列腺萎缩进一步加重残留的腺体似癌浸润

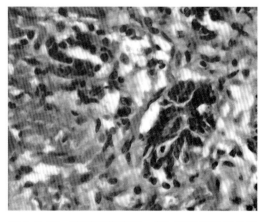

图 5-2-18　前列腺萎缩进一步加重残留的腺体似癌浸润

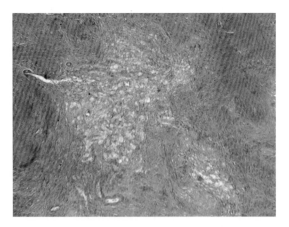

图 5-2-19　前列腺癌睾丸切除后癌组织萎缩、癌细胞退变似良性病变以致漏诊

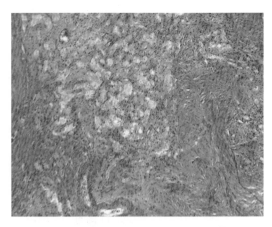

图 5-2-20　前列腺癌睾丸切除后癌组织萎缩、癌细胞退变似良性病变以致漏诊

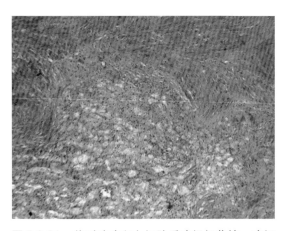

图 5-2-21　前列腺癌睾丸切除后癌组织萎缩、癌细胞退变似良性病变以致漏诊

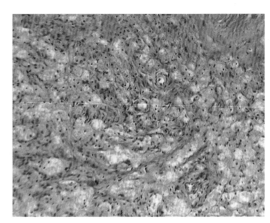

图 5-2-22　前列腺癌睾丸切除后癌组织萎缩、癌细胞退变似良性病变以致漏诊

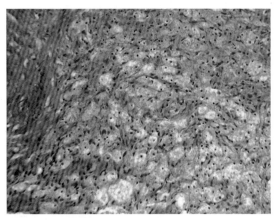

图 5-2-23　前列腺癌睾丸切除后癌组织萎缩、癌细胞退变似良性病变以致漏诊

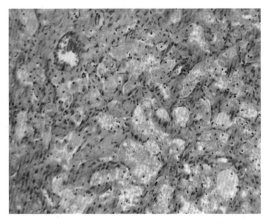

图 5-2-24　前列腺癌睾丸切除后癌组织萎缩、癌细胞退变似良性病变以致漏诊

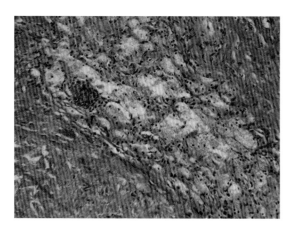

图 5-2-25　前列腺癌睾丸切除后癌组织萎缩、癌细胞退变似良性病变以致漏诊

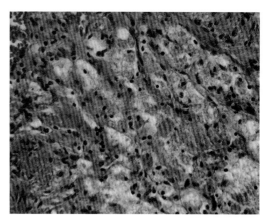

图 5-2-26　前列腺癌睾丸切除后癌组织萎缩、癌细胞退变似良性病变以致漏诊

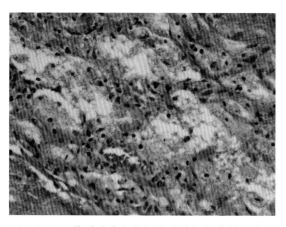

图 5-2-27　前列腺癌睾丸切除后癌组织萎缩、癌细胞退变似良性病变以致漏诊

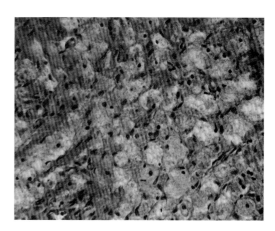

图 5-2-28　前列腺癌睾丸切除后癌组织萎缩、癌细胞退变似良性病变以致漏诊

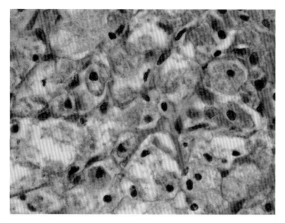

图 5-2-29　前列腺癌睾丸切除后癌组织萎缩、癌细胞退变似良性病变以致漏诊

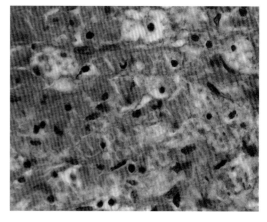

图 5-2-30　前列腺癌睾丸切除后癌组织萎缩、癌细胞退变似良性病变以致漏诊

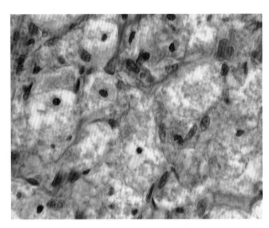

图 5-2-31　前列腺癌睾丸切除后癌组织萎缩、癌细胞退变似良性病变以致漏诊

三、附睾腺瘤样瘤——腺癌

【概述】 腺瘤样瘤是一种组织来源未肯定的良性肿瘤，有人认为起源于中肾管残余，也有人认为系间皮来源。此瘤少见，好发于 20—40 岁。男性以附睾部最多见，其次为精索、睾丸白膜。女性在子宫后部、输卵管浆膜面。患者大多无症状，少数有疼痛。

【大体表现】 肿瘤呈圆形或椭圆形，直径常在 2cm 以下，有包膜，表面光滑，质硬。切面灰白色，伴有黄色区域。

【镜下表现】 可呈腺管样、囊腔、不规则腔隙和实性细胞条索。腺管样结构或囊腔内衬立方形或低柱状细胞，胞质嗜酸性，有时含大小不一的空泡（非黏液或脂肪），胞核圆形，中等大小，核膜清楚，染色质细，核仁清楚。不规则的腔隙内衬扁平细胞，类似淋巴管内皮细胞。实性细胞条索的细胞呈空泡状，空泡融合变成腔隙。当穿插于平滑肌束间，很容易想到腺癌转移。

【图示】 附睾腺瘤样瘤见图 5-3-1 至图 5-3-11。

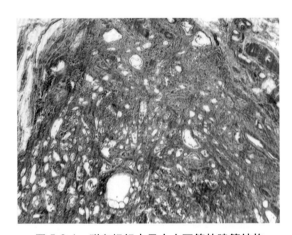

图 5-3-1　附睾组织中见大小不等的腺管结构

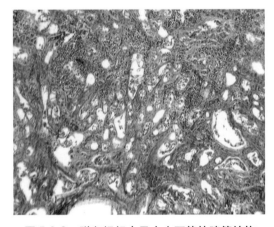

图 5-3-2　附睾组织中见大小不等的腺管结构

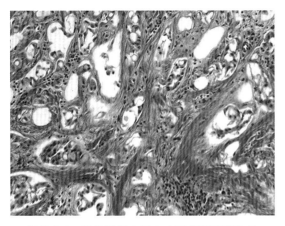

图 5-3-3　附睾组织中见大小不等的腺管结构

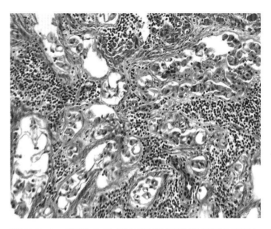

图 5-3-4　有的上皮团与间质间出现裂隙而使上皮团像淋巴管内癌转移

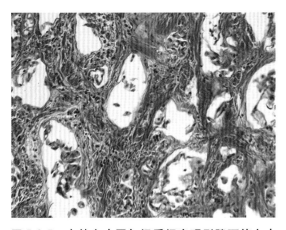

图 5-3-5　有的上皮团与间质间出现裂隙而使上皮团像淋巴管内癌转移

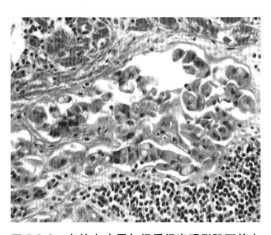

图 5-3-6　有的上皮团与间质间出现裂隙而使上皮团像淋巴管内癌转移

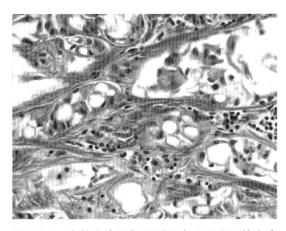

图 5-3-7　有的上皮团与间质间出现裂隙而使上皮团像淋巴管内癌转移

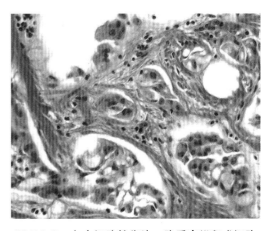

图 5-3-8　上皮细胞核靠边，胞质空似印戒细胞

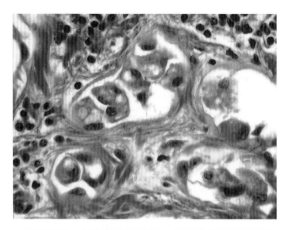

图 5-3-9　上皮细胞核靠边，胞质空似印戒细胞

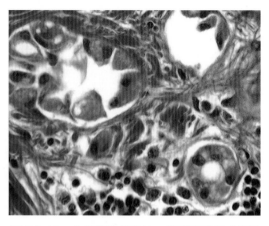

图 5-3-10　上皮细胞核靠边，胞质空似印戒细胞

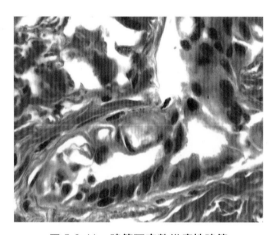

图 5-3-11　腺管不完整似癌性腺管

四、软斑——淋巴瘤

【概述】 本病较少见，然而其发生率比文献报道者多见。最多见于膀胱黏膜，也可发生于泌尿道及身体的其他部位，如肾盂、肾实质、输尿管、前列腺、睾丸、附睾、阔韧带、子宫内膜、腹膜后组织、大肠、胃、阑尾、淋巴结、胸、肺、骨、皮肤等。

【大体表现】 病灶呈圆形或卵圆形斑块，黄褐色，质软，偶尔呈息肉状，散布于黏膜表面。早期，表面黏膜尚完整，随后见黏膜破坏或溃疡形成。当病灶长成息肉状时，易被误诊为肿瘤。

【镜下表现】 光镜下见黏膜的固有膜内有大量、体积较大的组织细胞（von Hansemann cell）浸润，其细胞质内含有很多呈嗜酸性、PAS 染色阳性的颗粒。细胞内、外可见呈小圆形、亲苏木精的靶样小体或包涵体（Michaelis-Gutmann bodies），如同心圆样分层状，铁、钙染色反应均呈阳性。电子显微镜和免疫组化可见细胞内的细菌，并可见细菌、脂质包涵物和 Michaelis-Gutmann 小体的相互移行状态，所以有理由认为 Michaelis-Gutmann 小体是细菌的分解产物。源于患者的巨噬细胞对细菌感染的反应，巨噬细胞的溶酶体将细菌破坏分解的一种形态表现，多数为革兰阴性的大肠埃希菌。

【鉴别诊断】当活检组织较小时，病变显示不完全，仅表现为大量淋巴细胞时，容易当成淋巴瘤。

【图示】软斑见图 5-4-1 至图 5-4-13。

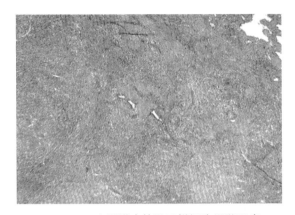

图 5-4-1　弥漫增生的淋巴样细胞似淋巴瘤

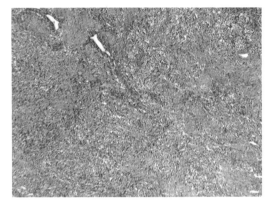

图 5-4-2　弥漫增生的淋巴样细胞似淋巴瘤

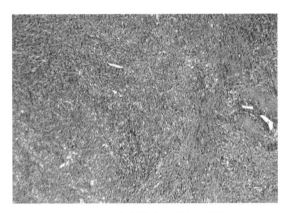

图 5-4-3　弥漫增生的淋巴样细胞似淋巴瘤

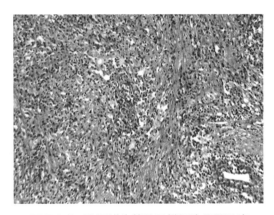

图 5-4-4　弥漫增生的淋巴样细胞似淋巴瘤

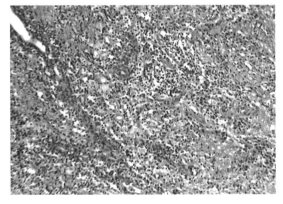

图 5-4-5　弥漫增生的淋巴样细胞似淋巴瘤

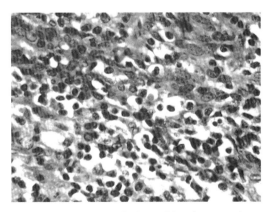

图 5-4-6　弥漫增生的淋巴样细胞似淋巴瘤

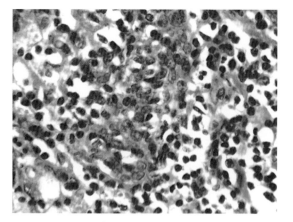

图 5-4-7　弥漫增生的淋巴样细胞似淋巴瘤

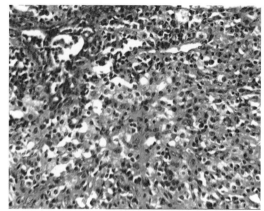

图 5-4-8　有的区域可见大片组织细胞

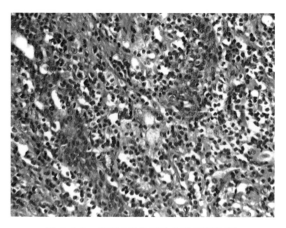

图 5-4-9　有的区域可见大片组织细胞

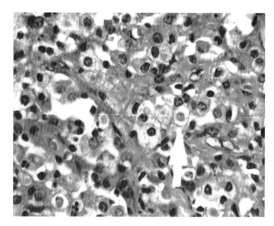

图 5-4-10　组织细胞区域内可见软斑小体

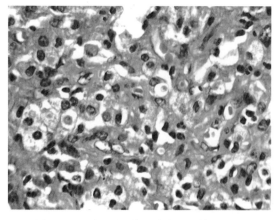

图 5-4-11　组织细胞区域内可见软斑小体

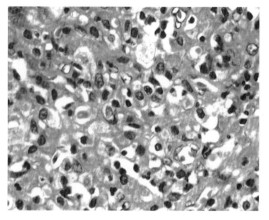

图 5-4-12　组织细胞区域内可见软斑小体

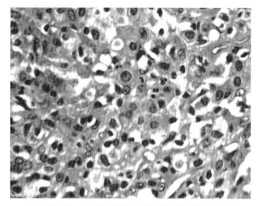

图 5-4-13　组织细胞区域内可见软斑小体

五、前列腺硬化性腺病——前列腺腺癌

【概述】罕见，以往称为腺瘤样瘤、纤维上皮结节和假腺瘤样瘤，Young 和 Clement 根据其组织学及与乳腺硬化性腺病相似的特点命名为硬化性腺病。好发于前列腺移行带，PSA 不高，多数是临床诊断为前列腺增生症做前列腺切除后，由病理偶然发现的。以往报道的前列腺偶发癌约 4% 为硬化性腺病。

【大体表现】病变较小，大多数境界清楚，但无包膜，有大致轮廓。

【镜下表现】特征是在富于细胞的间质中散在大小不等的呈巢状的小腺泡或细胞簇构成的结节，结节周围有较大的增生腺体及囊状扩张腺体。部分腺管周围有强嗜酸性黏稠的基底膜样物质围绕，上皮条索间有硬化性间质反应，并可见黏液变。腺体至少部分有双层细胞，腺细胞体积大、胞质透明，核位于基底部，基底层细胞扁平或立方状，核与基底膜平行。间质细胞由短梭形的纤维母细胞、肌纤维母细胞、平滑肌细胞及受挤压的仅有单层上皮的腺体细胞共同组成。免疫组化显示 CK34βE12、CK5/6、p63、PSA 及 PAP 阳性。Actin 及 S-100 阳性提示肌上皮分化。

【鉴别诊断】需与腺癌鉴别。

1. 临床　硬化性腺病 PSA 不高，癌一般 PSA 都增高。

2. 肉眼　硬化性腺病主要位于移行带，病变有大致轮廓；癌呈弥漫浸润性生长，常浸润周围前列腺组织，界限不清。

3. 镜下　①硬化性腺病的主要特征是腺体增生的同时间质也增生，间质细胞丰富不同于癌的间质促纤维反应；②腺体大小不一，至少部分腺体可见双层细胞，癌则没有基底层细胞；③免疫组化 CK34βE12 可帮助鉴别，前者局灶阳性，后者阴性；④硬化性腺病的上皮细胞可有轻到中度不典型性，并有小核仁，但一般不会像癌的核仁增大明显。

【图示】前列腺硬化性腺病见图 5-5-1 至图 5-5-8（图 5-5-1 至图 5-5-8 均由美国圣路易斯华盛顿大学医学院曹登峰医师友情提供）。

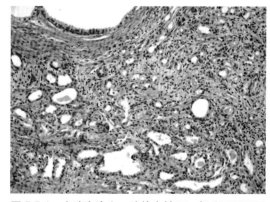

图 5-5-1　小腺泡为主，腺体有挤压，部分可见双层细胞

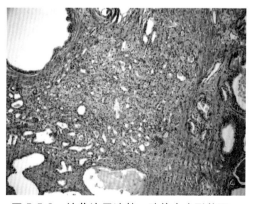

图 5-5-2　结节边界清楚，腺体大小形状不一

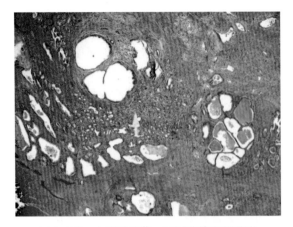

图 5-5-3　小巢状结节，周围腺体囊状扩张

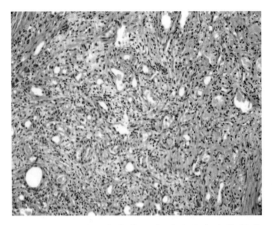

图 5-5-4　间质细胞丰富，有黏液变和少许基底膜样物

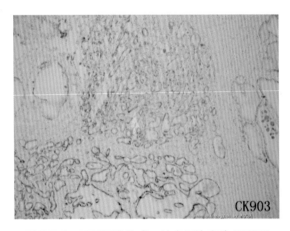

图 5-5-5　双层细胞构成，基底细胞表达 CK903

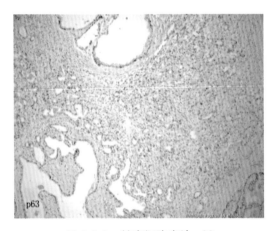

图 5-5-6　基底细胞表达 p63

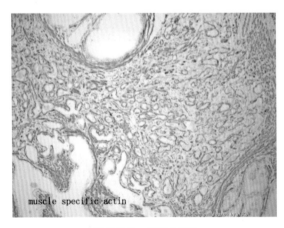

图 5-5-7　表达 MSA

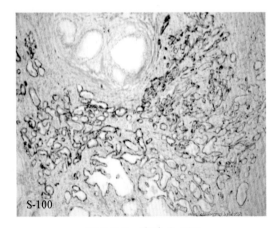

图 5-5-8　表达 S-100

六、前列腺基底细胞增生——前列腺小细胞腺癌

【概述】前列腺基底细胞增生（basal cell hyperplasia，BCH）常在临床怀疑 BPH 时，经尿道切除的标本中偶然发现，在前列腺增生中并非罕见，与前列腺增生的发病率年龄相同，一般症状为尿路梗阻。

【大体表现】结节状，无包膜，但大多数与周围界限清楚。

【镜下表现】BCH 一般表现为单个或少量腺泡伴有基底细胞增生，呈小叶状或弥漫状生长，位于前列腺的周边部。基底细胞增生呈多层，使腺体呈腺样、实性和筛状。腺上皮一般由两种细胞构成，内层为柱状上皮细胞，外层为基底细胞。基底细胞胞质少，核呈卵圆形或短梭形，染色质密集，无明显核仁。免疫组化 CK34βE12 弥漫阳性。

【鉴别诊断】大部分容易诊断，部分病例基底细胞增生活跃，结构复杂，小而深染且呈弥漫生长，易与小细胞腺癌混淆。

1. 临床　BCH 一般表现为尿路梗阻似前列腺增生，PSA 不高；小细胞腺癌一般 PSA 升高。

2. 肉眼　前列腺基底细胞增生界限清楚，癌界限不清。

3. 镜下　基底细胞增生仅为局部，小叶结构存在。增生的腺体由柱状上皮和基底细胞两种细胞组成。细胞形态温和无异型性，无明显核仁。癌则缺乏基底细胞，上皮细胞异型性明显，一般有核仁。

4. 免疫组化　BCH 高分子量角蛋白阳性，癌则阴性，相反 P504s 阳性。

【图示】前列腺基底细胞增生见图 5-6-1 至图 5-6-6。

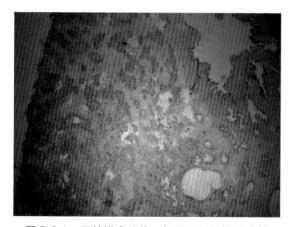

图 5-6-1　局灶增生腺体，与周围组织境界清楚

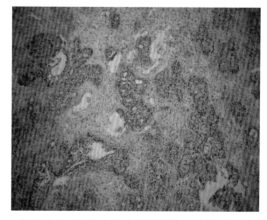

图 5-6-2　腺体实性或小腺管状，形状不规则

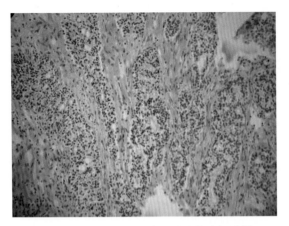

图 5-6-3　细胞大小形态一致呈基底细胞样

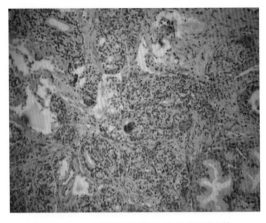

图 5-6-4　周围可见增生的前列腺腺体

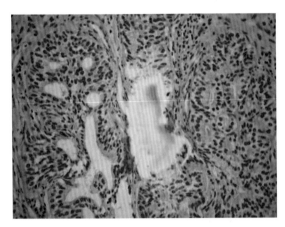

图 5-6-5　仍可见两层上皮细胞

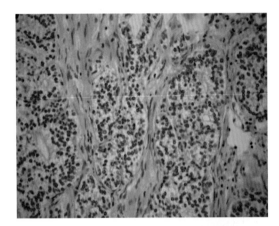

图 5-6-6　基底细胞形态温和无异型性

第6章 女性生殖系统

一、宫颈人类乳头状瘤病毒感染——宫颈原位癌

【概述】人类乳头状瘤病毒（human papilloma virus，HPV）可以感染男性及女性的生殖系统，除女性的外阴，宫颈也是一个常被累及的器官。

【大体表现】宫颈口可见小疣状、扁平斑块或菜花状突起。

【镜下表现】典型的表现包括鳞状上皮角化不全或角化过度，棘细胞增生，见多少不一、成簇分布的挖空细胞，胞核皱缩，细胞核深染，核形不规则，胞质空泡状。真皮浅层小血管扩张充血，淋巴细胞为主的慢性炎细胞浸润。因为宫颈 HPV 感染时，部分病例棘细胞增生明显并可见不典型增生，细胞有异型性，而被误诊为原位癌。

【鉴别诊断】宫颈原位癌上皮全层的细胞高度异型，细胞极性紊乱或消失，可见瘤巨细胞，肿瘤细胞未突破基底膜。

1. *黏膜的原位癌* 癌组织限于宫颈鳞状上皮或宫颈管黏膜表面的上皮。上皮全层为癌细胞所代替，上皮钉脚可圆钝并向下生长。癌变上皮和正常上皮交界处形成的斜线与正常上皮基底膜常构成一个钝角，这与不典型增生Ⅰ级及Ⅱ级不同。

2. *原位癌累及宫颈腺* 癌细胞沿着宫颈腺的柱状上皮和基底膜生长，先累及腺体开口处，再向下累及腺体，直到整个腺体充满癌细胞。有时在腺腔内尚见受压萎缩的柱状上皮，但癌组织仍限于基底膜内。受累腺体膨胀扩大呈圆形的癌巢，其边缘光滑。有时也可凹凸不平，但凸出的区域较圆，呈膨胀性，基底膜完整。

【说明】尖锐湿疣（condyloma acuminatum）是由人类乳头状瘤病毒引起的一种性传播疾病。本病95%的患者感染与性传播有关，但也可以通过非性接触的间接传播而致病，如通过产道传播给婴儿。病变部位在女性多发生在大、小阴唇，前庭，阴道，宫颈，会阴及肛周的皮肤及黏膜；在男性多发生在肛周、龟头、尿道口附近及冠状沟部位。一般女性发病较多。大体上病变可分为 3 种类型：细颗粒型、斑块型、乳头或菜花型，在实际中此 3 型常混合存在。在病理组织学上有些特征性的表现，但大多数表现可能是非特异的。

关于真假尖锐湿疣的问题：我们的观点是不存在假性湿疣，病理报告发假性湿疣是一种错误的导向。其理由如下：

1. 人体所有鳞状上皮的乳头状增生性病变几乎都是由 HPV 所引起的，目前已经发现的 HPV 有 70 多种，而我们能够检测的仅是其中有限的几种而已，因此，现在的检测手段阴性并不排除 HPV 感染的存在。

2. HPV 感染是一个动态过程，并不是一开始病变就表现出典型的尖锐湿疣的形态，而以往描述的尖锐湿疣仅是病变发育到充分阶段的典型表现。用这种典型表现来要求每一例

HPV 感染的病变是不恰当的。当病变初期阶段时可以仅表现为鳞状上皮的轻度增生，只有当病变充分发展时才出现尖锐湿疣的典型表现，所以，在国外的病理诊断中，已经用湿疣的名词，而不用尖锐湿疣一词。

3. 我们曾对解放军总医院建院开始时即确诊的尖锐湿疣病例进行回顾性的分析，发现一个突出的现象是：1956—1986 年的 30 年间，尖锐湿疣共 56 例，平均每年不到 2 例，这些病例中多数可找到明确的原因，如截瘫、尿失禁、子宫脱垂等引起外生殖器卫生状态不良的基础病变。1986 年后尖锐湿疣则表现为急剧上升的趋势，如 1987 年几例，1988 年十几例，1989 年几十例，1990 年一百多例……呈逐年增加的势头。由此可见，由于大环境的改变，尖锐湿疣是明显增多的，这也进一步说明它是与 HPV 感染密切相关的。

4. 在国外大量的有关文献中，一个有趣的现象是假性尖锐湿疣的文献仅 1 ～ 2 篇，而且不是由具有影响力的刊物发表的。在国外的常规病理诊断中几乎没有假性尖锐湿疣的报告。说明他们并不承认有此病变的存在。

我们认为对于鳞状上皮的乳头状增生性病变如有可能应该行 HPV 的检测，阳性者进一步支持诊断，阴性者则病理报告为：鳞状上皮乳头状增生，符合 HPV 感染。这样提示临床采取相应的处理较为合适。

HPV 感染时鳞状上皮细胞出现的核大、深染，形态上符合"异型性"的标准，但这种"异型性"是病毒的 DNA 掺入到细胞核内所致，并不是细胞真正的癌变。这一点尤其要警惕。

【图示】宫颈人类乳头状瘤病毒感染见图 6-1-1 至图 6-1-20。

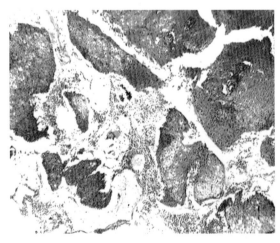

图 6-1-1　例 1，宫颈活检碎块鳞状上皮组织

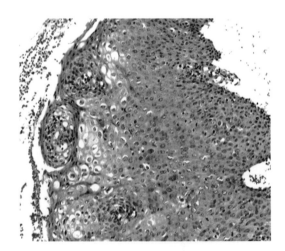

图 6-1-2　鳞状上皮增生明显

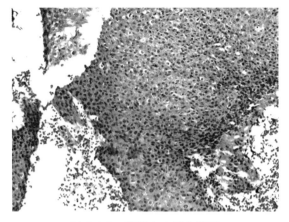

图 6-1-3 鳞状上皮增生明显

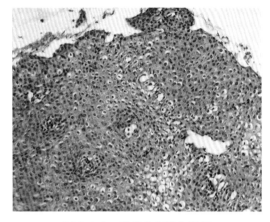

图 6-1-4 鳞状上皮增生明显

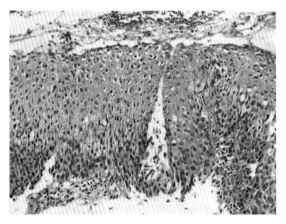

图 6-1-5 鳞状上皮增生明显

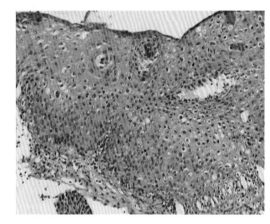

图 6-1-6 鳞状上皮增生明显

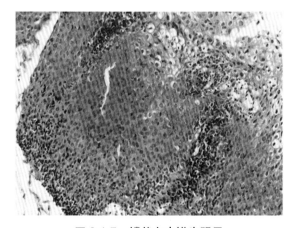

图 6-1-7 鳞状上皮增生明显

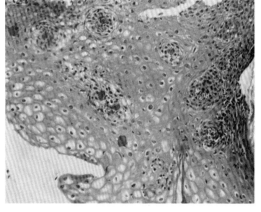

图 6-1-8 挖空细胞明显

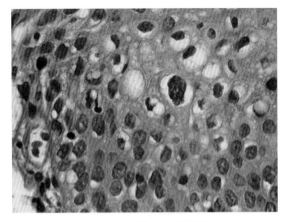

图 6-1-9　挖空细胞明显

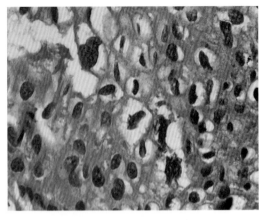

图 6-1-10　挖空细胞明显

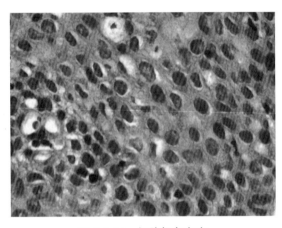

图 6-1-11　细胞极向存在

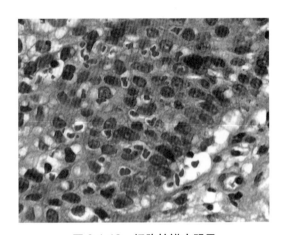

图 6-1-12　细胞核增大明显

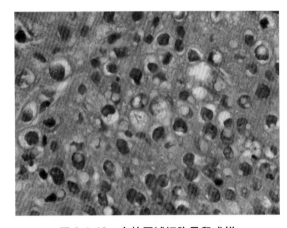

图 6-1-13　有的区域细胞呈印戒样

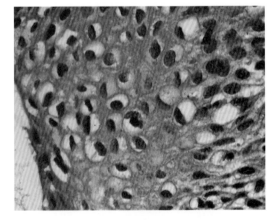

图 6-1-14　有的区域细胞呈印戒样

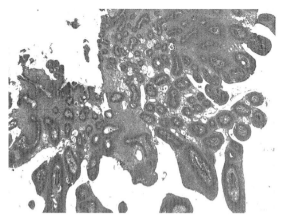

图 6-1-15 例 2，宫颈活检鳞状上皮组织乳头状病变

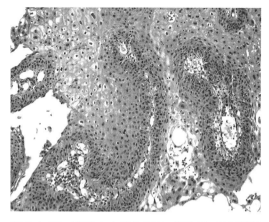

图 6-1-16 鳞状上皮增生明显，细胞呈"异型性"

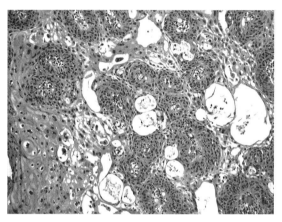

图 6-1-17 鳞状上皮增生明显，细胞呈"异型性"

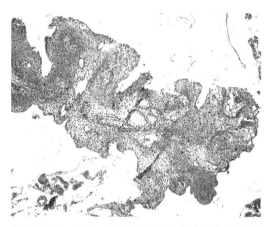

图 6-1-18 例 3，宫颈活检鳞状上皮组织乳头状病变

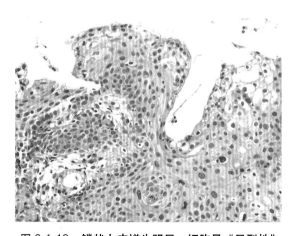

图 6-1-19 鳞状上皮增生明显，细胞呈"异型性"

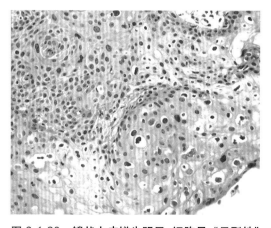

图 6-1-20 鳞状上皮增生明显，细胞呈"异型性"

二、宫颈慢性炎淋巴组织增生——淋巴瘤

【概述】子宫颈为子宫下端较窄的圆柱体，长约2.5cm，突入阴道的部分称为宫颈阴道部，占1/3，在阴道穹隆以上的部分称阴道上部。阴道上部宫颈黏膜为单层柱状上皮，由分泌细胞、纤毛细胞及储备细胞（reserve cell）构成。宫颈阴道部由复层鳞状上皮被覆，与阴道上皮相似，细胞内含丰富的糖原。在性激素周期的影响下，鳞状上皮细胞的结构和功能可略有变化。在宫颈阴道部与阴道上部交界处，单层柱状上皮移行为复层鳞状上皮，两种上皮分界清晰，交界处是宫颈癌好发部位。宫颈壁由外向内分为外膜、肌层和黏膜。正常组织学上，宫颈黏膜没有淋巴组织。

子宫颈是阻止病原微生物进入子宫、输卵管及卵巢的一道重要防线，因此子宫颈易受到各种致病因素的侵袭而发生炎症，称为宫颈炎。宫颈炎有急性和慢性两种，其中慢性宫颈炎是最常见的一种。女性生殖疾病多是由于子宫颈因分娩、流产及手术损伤或局部经长期刺激感染病原体所致，也可由急性宫颈炎转变而来。

慢性宫颈炎病理类型有以下5种。①宫颈糜烂：宫颈糜烂是慢性宫颈炎常见的一种病理改变，是由于阴道部鳞状上皮被柱状上皮所代替，上皮下血管显露的结果。宫颈外口处的宫颈阴道部外观呈细颗粒状的红色区，称宫颈糜烂。②宫颈肥大：由于慢性炎症的长期刺激，宫颈组织充血、水肿，腺体和间质增生，最后由于纤维结缔组织增生使宫颈硬度增加，水肿变大。③宫颈息肉：慢性炎症长期刺激使宫颈管局部黏膜增生，子宫有排出异物的倾向，使增生的黏膜逐渐自基底部向宫颈外口突出而形成息肉。④宫颈腺囊肿：在宫颈糜烂愈合过程中，新生的鳞状上皮覆盖宫颈腺管口或突入腺管，将腺管口阻塞，腺体分泌物引流受阻，潴留形成囊肿。⑤宫颈管炎，仅见宫颈管口有脓性分泌物堵塞，或宫颈口流血、发红。

上述病变都可见到炎细胞浸润，主要是淋巴细胞、浆细胞。当淋巴细胞增生显著时，可以见不到淋巴滤泡，而呈弥漫性增生。组织学上弥漫一致的增生的淋巴细胞，很容易当作淋巴瘤。尤其是小块宫颈活检组织，看不到宫颈组织的全貌，而活检组织中均为密集的淋巴细胞，还可以呈现"清一色"的活化淋巴细胞，就更容易当作淋巴瘤。我们在几年中已遇到4例宫颈活检，开始都诊断为淋巴瘤，但切除标本就仅见到宫颈慢性炎伴淋巴组织增生的图像，值得同道们关注。

查阅中外文献报道，均认为原发宫颈恶性淋巴瘤少见，到目前仅约80余例。近年，国内个案报道增多。笔者认为，宫颈活检诊断淋巴瘤须十分小心，尤其不能一个人看片后就签发诊断报告，最好是让临床先消炎治疗2周后再取活检，以确保诊断无误。

【图示】宫颈慢性炎淋巴组织增生见图6-2-1至图6-2-57。

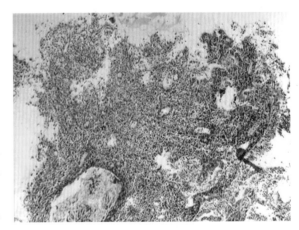

图6-2-1　例1，宫颈活检组织见淋巴组织增生

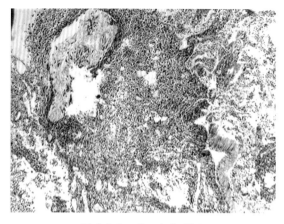

图 6-2-2　淋巴组织增生

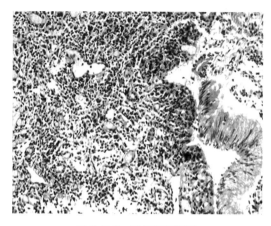

图 6-2-3　淋巴组织增生

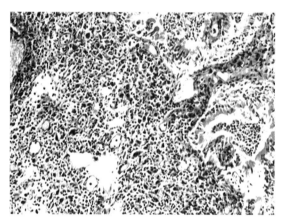

图 6-2-4　淋巴组织增生

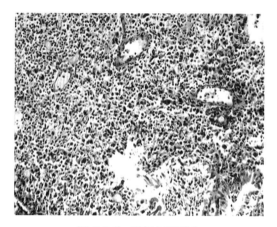

图 6-2-5　淋巴组织增生

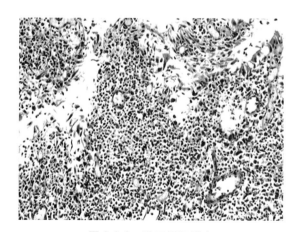

图 6-2-6　淋巴组织增生

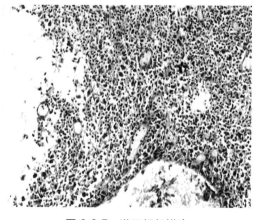

图 6-2-7　淋巴组织增生

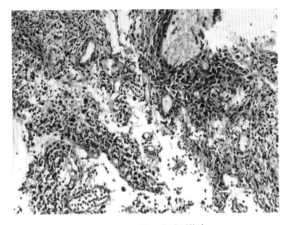

图 6-2-8　淋巴组织增生

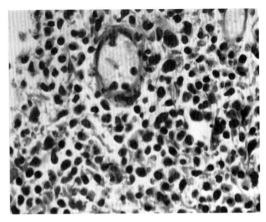

图 6-2-9　淋巴组织增生其中散在大淋巴细胞

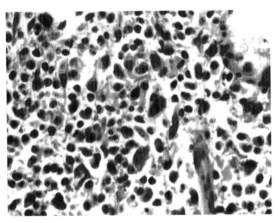

图 6-2-10　淋巴组织增生其中散在大淋巴细胞

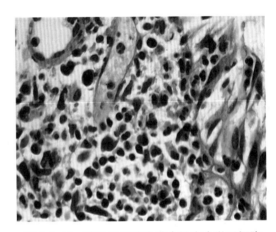

图 6-2-11　淋巴组织增生其中散在大淋巴细胞

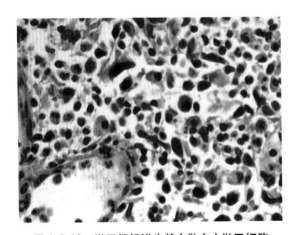

图 6-2-12　淋巴组织增生其中散在大淋巴细胞

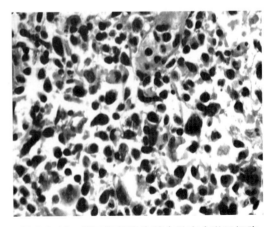

图 6-2-13　淋巴组织增生其中散在大淋巴细胞

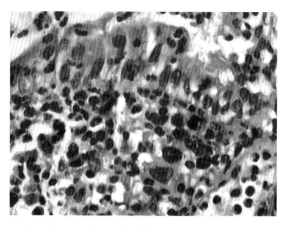

图 6-2-14　淋巴组织增生其中散在大淋巴细胞

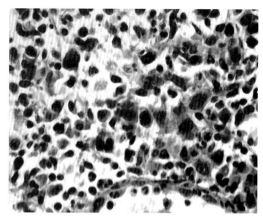

图 6-2-15　淋巴组织增生其中散在大淋巴细胞

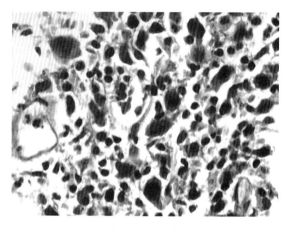

图 6-2-16　淋巴组织增生其中散在大淋巴细胞

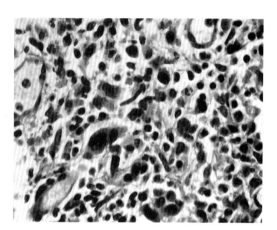

图 6-2-17　淋巴组织增生其中散在大淋巴细胞

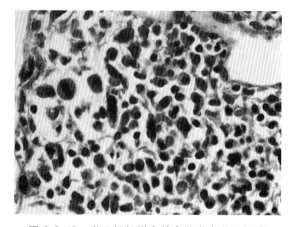

图 6-2-18　淋巴组织增生其中散在大淋巴细胞

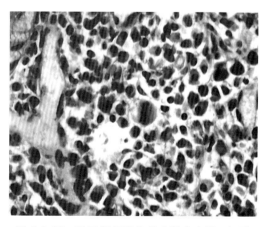

图 6-2-19　淋巴组织增生其中散在大淋巴细胞

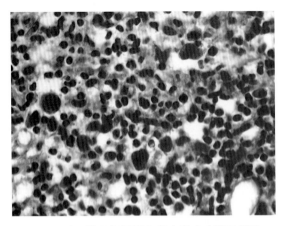

图 6-2-20　淋巴组织增生其中散在大淋巴细胞

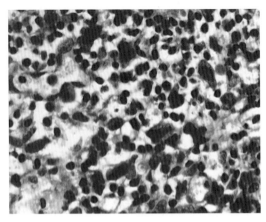

图 6-2-21　淋巴组织增生其中散在大淋巴细胞

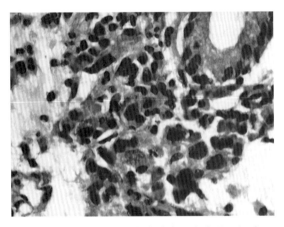

图 6-2-22　淋巴组织增生其中散在大淋巴细胞

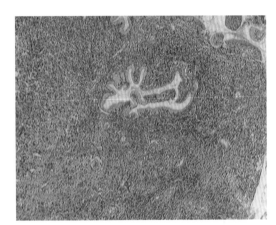

图 6-2-23　例 2，宫颈活检见淋巴组织增生

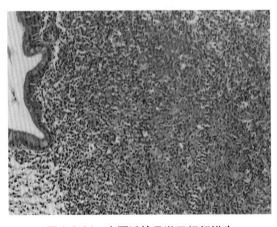

图 6-2-24　宫颈活检见淋巴组织增生

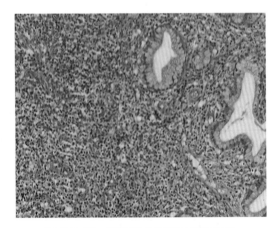

图 6-2-25　宫颈活检见淋巴组织增生

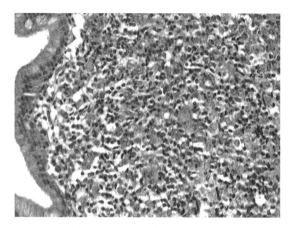

图 6-2-26 宫颈活检见淋巴组织增生

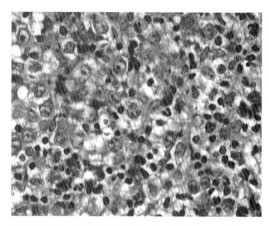

图 6-2-27 宫颈活检见淋巴组织增生，其中可见较多大淋巴细胞

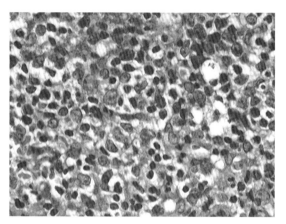

图 6-2-28 宫颈活检见淋巴组织增生，其中可见较多大淋巴细胞

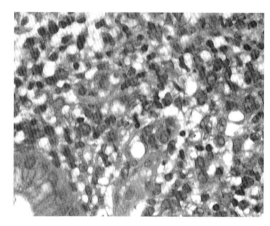

图 6-2-29 宫颈活检见淋巴组织增生，其中可见较多大淋巴细胞

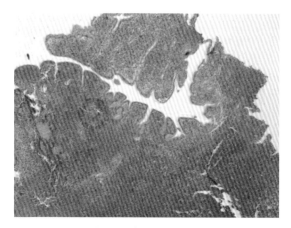

图 6-2-30 例 3，宫颈活检见淋巴组织增生

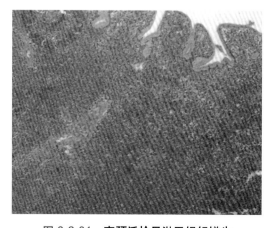

图 6-2-31 宫颈活检见淋巴组织增生

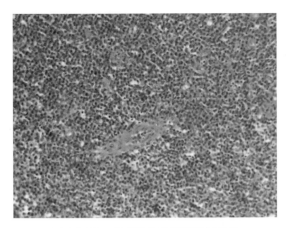

图 6-2-32　宫颈活检见淋巴组织增生

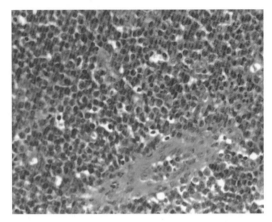

图 6-2-33　宫颈活检见淋巴组织增生，有的区域呈弥漫一致性增生

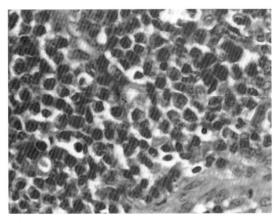

图 6-2-34　宫颈活检见淋巴组织增生，呈弥漫一致性增生

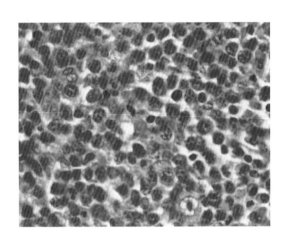

图 6-2-35　宫颈活检见淋巴组织增生，呈弥漫一致性增生

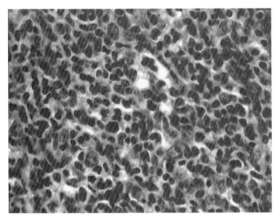

图 6-2-36　宫颈活检见淋巴组织增生，有的区域散在大细胞

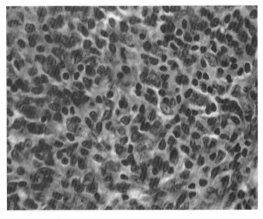

图 6-2-37　宫颈活检见淋巴组织增生，有的区域散在大细胞

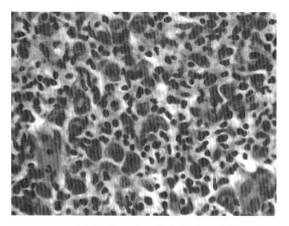

图 6-2-38 宫颈活检见淋巴组织增生，有的区域散在大细胞

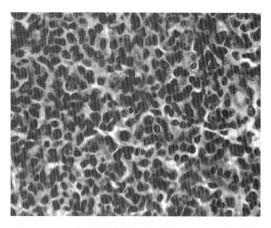

图 6-2-39 宫颈活检见淋巴组织增生，有的区域散在大细胞

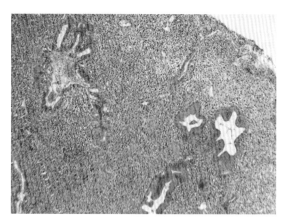

图 6-2-40 例 4，宫颈活检组织淋巴组织增生

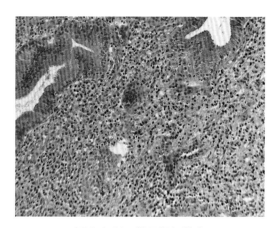

图 6-2-41 淋巴组织增生

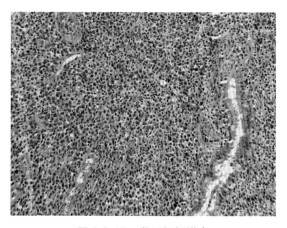

图 6-2-42 淋巴组织增生

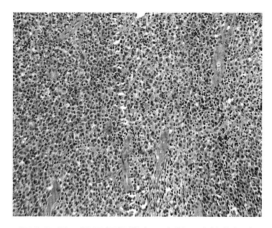

图 6-2-43 淋巴组织增生，弥漫一致性大细胞

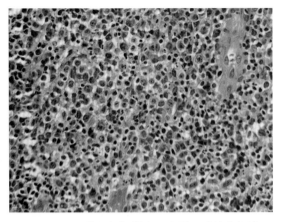

图 6-2-44 淋巴组织增生，弥漫一致性大细胞

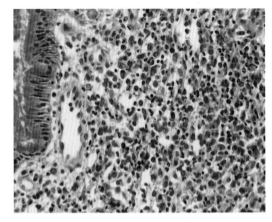

图 6-2-45 淋巴组织增生，弥漫一致性大细胞

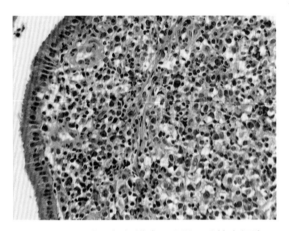

图 6-2-46 淋巴组织增生，弥漫一致性大细胞

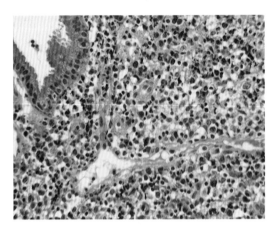

图 6-2-47 淋巴组织增生，弥漫一致性大细胞

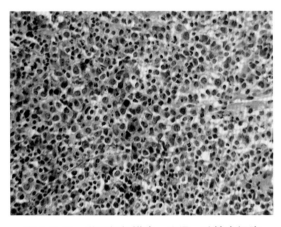

图 6-2-48 淋巴组织增生，弥漫一致性大细胞

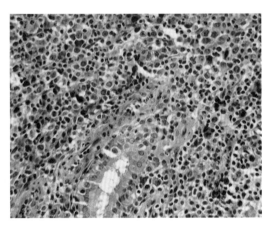

图 6-2-49 淋巴组织增生，弥漫一致性大细胞

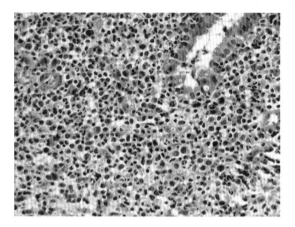

图 6-2-50 淋巴组织增生，弥漫一致性大细胞

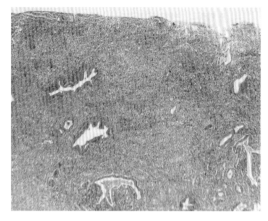

图 6-2-51 例 5，宫颈活检淋巴组织增生

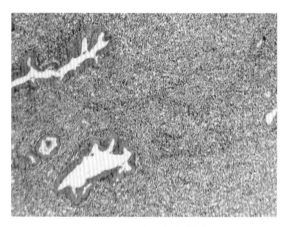

图 6-2-52 淋巴组织增生

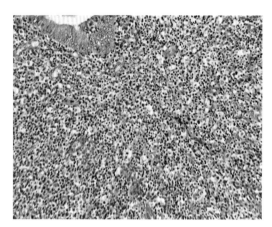

图 6-2-53 淋巴组织增生，呈弥漫一致性

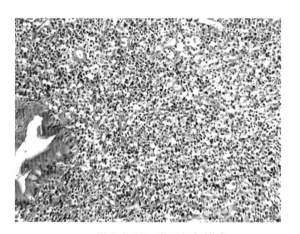

图 6-2-54 淋巴组织增生

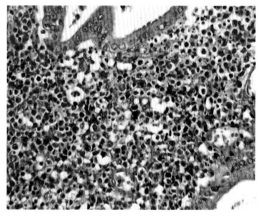

图 6-2-55 淋巴组织增生，呈弥漫一致性细胞伴有坏死

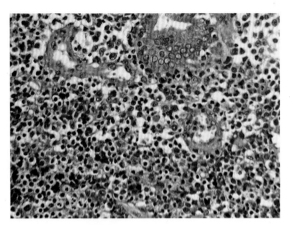

图 6-2-56 淋巴组织增生，呈弥漫一致性细胞伴有坏死

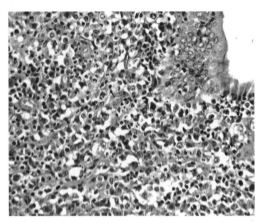

图 6-2-57 淋巴组织增生，呈弥漫一致性细胞伴有坏死

三、宫颈微小腺体增生——透明细胞癌

【概述】宫颈微小腺体增生（microglandular hyperplasia，MGH）是一种良性病变，病变通常发生在宫颈管内膜，被认为是宫颈外翻和阴道腺病。一般无明显症状而在查体时发现。早年报道大多数女性都有明显的外源性或内源性孕激素的影响，大多数女性都是口服了避孕药或最近有妊娠。近年有论文提出质疑，认为激素和发生本病并无明确关系，近6%的病例都是绝经后女性。

【大体表现】早期报道病变十分活跃，肉眼似息肉状可见，最大径一般不超过2cm。随着避孕药中孕酮成分的减少，以及经常性的体检，目前大多病变靠显微镜才能发现，肉眼已不可见。

【镜下表现】上皮细胞增生呈实性片状和网状结构，最明显的特征是宫颈表面的隐窝增多复合化。表现为非常多的微小而密集的腺体结构，腺体分支，伴有宫颈管内膜隐窝的生芽状。腺体间质很少，甚至缺如，只是形成一定的"筛状"形式，易误诊为恶性。有时腺体扩张成囊状，内含不等量黏液，黏液中可有炎细胞。腺体被覆规则的扁平和矮立方上皮细胞，细胞质嗜酸性、透明状或黏液样，少数呈印戒样，细胞核明显一致，染色质细，均一，可有细胞内或细胞外空泡，偶有核仁。有时可有一定程度核异型，偶见核分裂，称不典型MGH。间质细胞与正常不同，呈储备细胞的形态，几乎没有梭形细胞，有时有不成熟鳞化。

【鉴别诊断】MGH是储备细胞增生向腺体分化不充分的形态表现，有必要熟悉此特殊类型及其相关病变，避免误诊和漏诊。MGH表现的实性形式、网状形式，增生细胞与间质关系易被看作是浸润，不成熟鳞化细胞质模糊，也容易误诊为癌，尤其是透明细胞癌。

与透明细胞癌鉴别要点如下。①透明细胞癌乳头状结构多见，MGH少见。②透明细胞癌被覆鞋钉样细胞，胞质含糖原呈透明状，缺乏胞质内黏液。③最有用的一点是MGH存在分支腺体，此种腺体被覆一层上皮，胞质非常一致。④免疫组化上，癌的Ki-67指数增高，而MGH并不高。CEA在癌中有表达，而MGH阴性。

【图示】宫颈微小腺体增生见图6-3-1至图6-3-7。

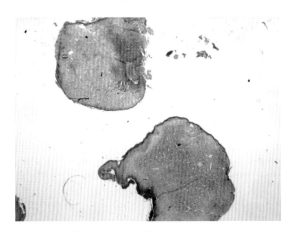

图 6-3-1　低倍镜下成息肉状

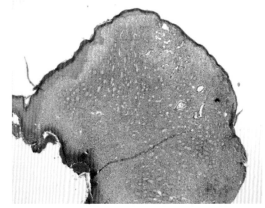

图 6-3-2　低倍镜显示局部有腺体密集区

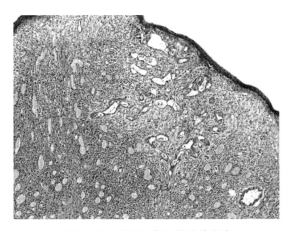

图 6-3-3　微小和密集的腺体增生

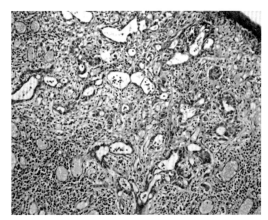

图 6-3-4　腺体呈分支状

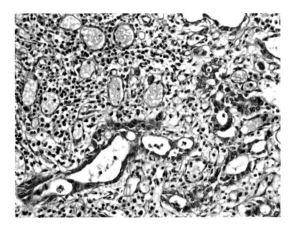

图 6-3-5　有不成熟鳞化

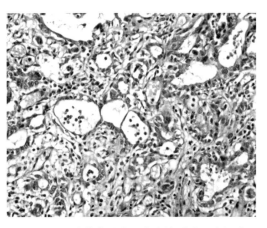

图 6-3-6　腺体有扩张，有少许黏液及炎细胞

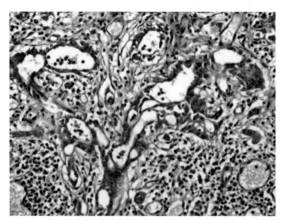

图 6-3-7　高倍镜下细胞核一致，染色质细，偶见核仁

四、宫颈的透明细胞腺癌——鳞癌

【概述】宫颈的透明细胞腺癌少见，占宫颈腺癌总量的 2%～4%。在所有类型的宫颈腺癌中，透明细胞腺癌是少数几种可以发生在年轻女性甚至大龄女孩的肿瘤之一。确诊时患者年龄中位数为 19 岁。我们所查到的资料，年龄最小者发生在 6 岁。尽管如此，但只有在十几岁以后，年龄 - 发病率曲线才陡然上升，这高度提示其发病机制与青春期有一定关系。该肿瘤发病机制方面研究最多的，是其与己烯雌酚（DES）的关系。但随着研究的深入，发现许多患病女性缺乏该类药物接触史，证明这种肿瘤能够自发性发生。除 DES 之外，研究发现，身材较高或肥胖的 14—15 岁女孩比其同代人发生该肿瘤的危险性有所增加，吸烟也与该肿瘤的发生有一定关系。尽管个别宫颈透明细胞癌病例中检出了 HPV18 感染的证据，但如果现在就其二者关系下结论，显然为时尚早。该肿瘤可累及阴道的任何部位或宫颈。在阴道者，多数发生于前壁，一般位于上 1/3，个别情况下可以发生多中心性肿瘤。并且发生于阴道者，常与腺病关系密切。但要注意，许多病例大体检查看到的肿瘤似乎是分离的，但镜下检查通常显示肿瘤在黏膜下呈连续性生长。妇科检查中尚需注意，虽然大多数情况下可触及肿瘤，但如果肿瘤表面被覆完整的正常或化生鳞状上皮时，阴道镜检查可能无法直接发现肿瘤。

【大体表现】肿瘤大小不一，从镜下方可见到，直至较大。较大的肿瘤多数呈息肉样核结节状，有些扁平状或形成溃疡，表面呈颗粒状和硬结样。

【镜下表现】肿瘤有其自身的组织学特征，透明细胞加靴钉样细胞，形成实性细胞巢或腺囊性结构。肿瘤细胞的胞质透明是由于制片过程中糖原溶解所致。靴钉样细胞不明显时，可呈扁平样。当小块活检组织中仅出现扁平细胞时，可能难以与腺病鉴别。核分裂一般罕见。腺囊性结构中腔内可出现黏液样成分，但细胞质内没有黏液。

【鉴别诊断】

1.宫颈鳞癌　由于发生在宫颈的透明细胞腺癌与透明细胞鳞癌二者治疗方案及预后差异明显，应注意与胞质呈透明样的鳞癌鉴别。但透明细胞腺癌时除实性细胞巢外，尚有乳头状、腺囊性结构及特征性靴钉样细胞。

2.子宫内膜来源的透明细胞癌　对发生在宫颈的腺癌进行诊断时应注意是否为子宫内膜发生。除临床所见及相关检查进行鉴别外，可行刮宫检查。刮出宫内膜无肿瘤即可排除子宫内膜来源。此外，宫内膜来源的子宫内膜样腺癌腺体间间质很少或无。

3.其他部位透明细胞癌转移 如转移自卵巢、肾、肾上腺等，临床资料在鉴别中非常重要。并且肾癌或肾上腺癌时，位于中央的核具有显著核仁，无腺体结构、无靴钉样细胞。

4.中肾管癌 由于历史的原因，宫颈的透明细胞癌和中肾管癌过去经常混为一谈。但真正的中肾管癌罕见，镜下为许多小腺管，衬覆不含黏液的矮立方状细胞，腺腔内有嗜酸性透明分泌物。

5.恶性中胚叶混合瘤 该组肿瘤发生年龄一般较大，且多可查见异源性成分。

【发现与转移】关于该肿瘤的早期发现方面，细胞学做出了非常大的贡献。统计发现，发生于宫颈时，细胞学的检出率为 80%，可疑或阳性涂片可能是无症状女性肿瘤患者的第一个指征。肿瘤的局部播散和转移可通过淋巴道和血行两种方式，盆腔淋巴结最为多见，也有肺部、脑部转移的病例报道。

【治疗】发生在阴道，早期者，阴道切除＋根治性子宫切除术＋淋巴结清扫；进展期者加放射治疗。发生在宫颈者，标准治疗为根治性子宫切除＋盆腔淋巴结清扫，同时术中检查双侧附件。诊断时肿瘤＞5cm 者推荐加做放射治疗。化疗方面也有一些新的探索，但现在做出结论为时尚早。

【图示】宫颈的透明细胞腺癌见图 6-4-1 至图 6-4-8。

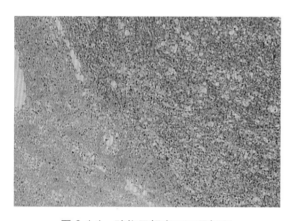

图 6-4-1 肿物局部表面可见坏死

图 6-4-2 弥漫实性排列，细胞密集"黑白"分明

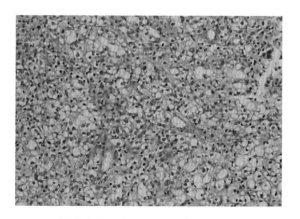

图 6-4-3 "白"区域为胞质透明区

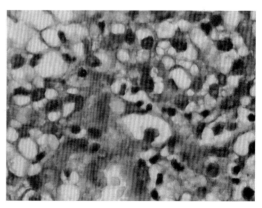

图 6-4-4 "黑"区域为深染、异型性明显核区域

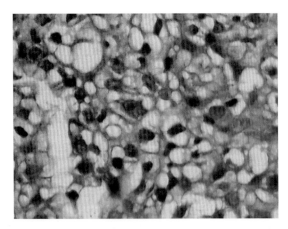

图 6-4-5　核圆居中深染，核仁明显，胞质透明

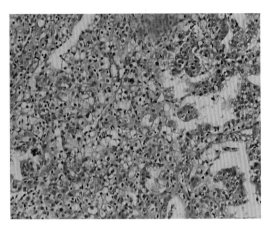

图 6-4-6　部分区域为腺样、乳头样结构

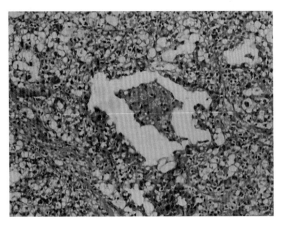

图 6-4-7　腺腔样结构内坏死

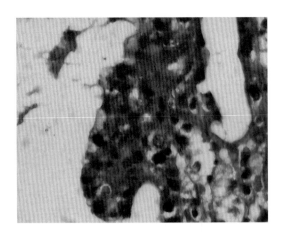

图 6-4-8　细胞突起于腔内，似靴钉样

五、宫颈微偏腺癌——弥漫性宫颈内膜腺体叶状增生

【概述】宫颈微偏腺癌又称为"恶性腺瘤"，是宫颈腺癌的一种少见类型，占宫颈腺癌的 1%～2%。以前的概念指完全由宫颈内膜型黏液柱状上皮构成的肿瘤，现在扩大为几乎所有的分化极高的细胞类型。近来也有人认为宫颈微偏腺癌和恶性腺瘤是疾病的两个过程，从而将二者分开。患者的年龄较轻，大都不足 40 岁。Peutz-Jeghers 综合征或原发性卵巢黏液型腺癌是微偏腺癌的高危因素。部分患者有大量阴道排水样白带的病史，但多数患者症状不明显，细胞学检查大都正常，发现时已多属晚期，且早期就出现深部浸润和淋巴结转移，预后较差。

【大体表现】息肉状、溃疡状，或弥漫浸润宫颈壁，与周围组织分界不清，典型者为"桶状"。早期宫颈看似正常。

【镜下表现】①宫颈深部浸润（浸润深度超过 8mm）。②腺体出现在不该出现的地方，如靠近深部血管，或浸润血管，或神经周围。③腺体结构紊乱，外形不规则、大小不一致的扭曲腺体。腺体有成角现象。有时引发间质纤维组织增生。④细胞核位于基底部，胞质淡染，与正常宫颈内膜细胞非常相似，细胞有轻度异型性，也可完全正常和恶性，偶见核分裂象。

【鉴别诊断】宫颈微偏腺癌分化极好，有时候腺上皮没有任何恶性特征，极易误为慢性宫颈炎和其他一些良性病变。宫颈微偏腺癌可以早期转移，出现在一些少见部位，要引起重视，不要误诊。

1. 主要与弥漫性宫颈内膜腺体叶状增生鉴别　二者临床相似，该病偶见于子宫切除的标本，大小中等、分布均匀、分化极好，但一般分布在宫颈壁的内 1/3，与深层间质间分界清楚。

2. 需与深在的纳氏囊肿、显著的深在宫颈内膜腺体、隧道样腺丛、宫颈内膜型腺肌瘤、宫颈子宫内膜异位及中肾管增生鉴别　鉴别的要点是后述的所有良性病变均缺乏微偏腺癌的渗出性深部浸润方式及局灶性的细胞非典型性。免疫组化没有特异性，恶性腺瘤除 CEA 阳性外，Ki-67 指数中到高。

【图示】宫颈微偏腺癌见图 6-5-1 至图 6-5-33。

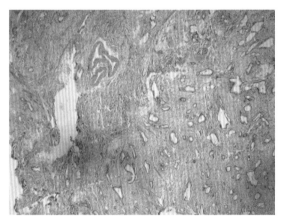

图 6-5-1　子宫颈纤维肌层内见大小不等、形态不一的腺体散在分布

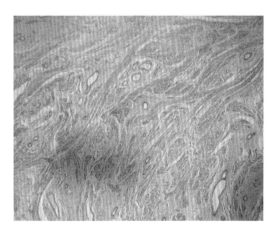

图 6-5-2　平滑肌间见散在的不规则的腺体

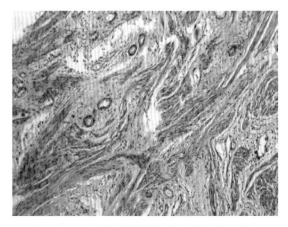

图 6-5-3　平滑肌间浸润的腺体异型性不明显

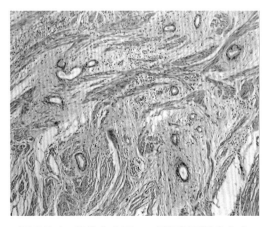

图 6-5-4　腺体大小不一，周围间质反应存在

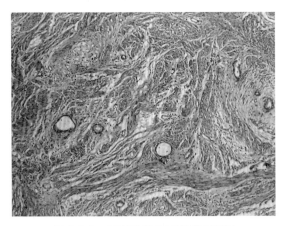

图 6-5-5　浸润的腺体异型性不明显

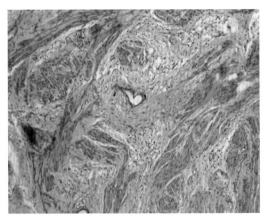

图 6-5-6　部分腺体外形不圆，成角

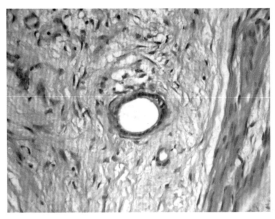

图 6-5-7　高倍镜下细胞异型性不明显，分化很好

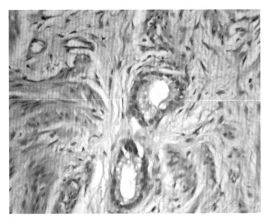

图 6-5-8　细胞核位于基底部，胞质淡染，与正常宫颈内膜细胞非常相似

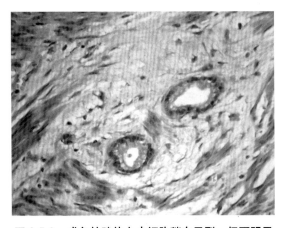

图 6-5-9　成角的腺体上皮细胞稍有异型，但不明显

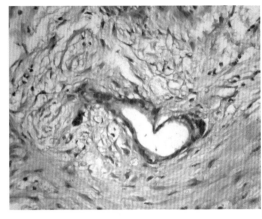

图 6-5-10　腺体分化极好，但周围间质反应明显

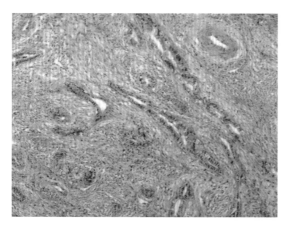

图 6-5-11 浸润到宫颈纤维肌层

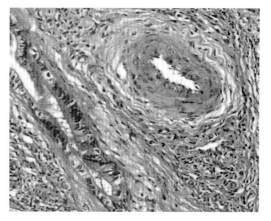

图 6-5-12 邻近厚壁血管

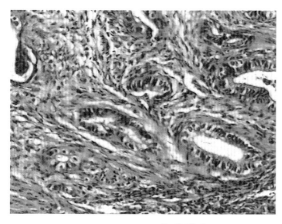

图 6-5-13 周围纤维增生

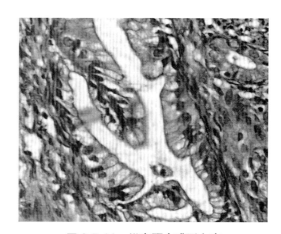

图 6-5-14 似宫颈内膜型上皮

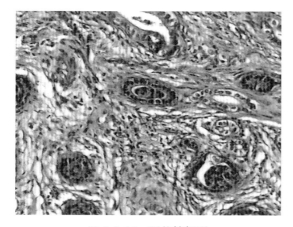

图 6-5-15 形状较规则

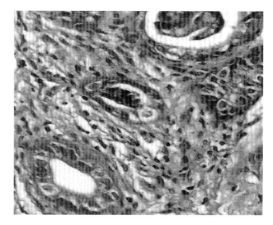

图 6-5-16 容易误以为是输卵管上皮化生

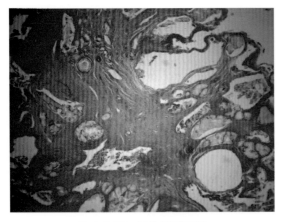

图 6-5-17　结构明显紊乱

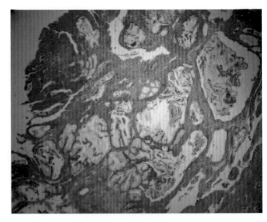

图 6-5-18　腺体高度增生

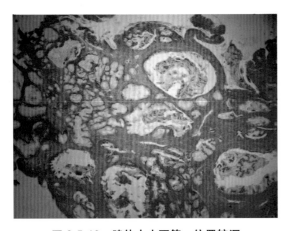

图 6-5-19　腺体大小不等、位置较深

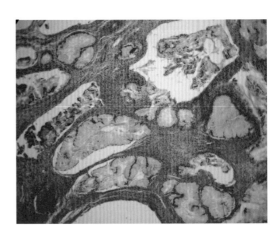

图 6-5-20　腺体扭曲有分支

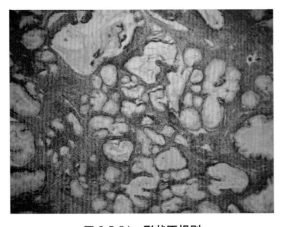

图 6-5-21　形状不规则

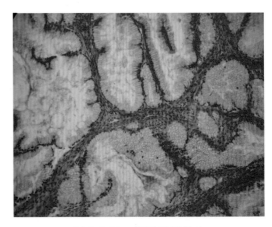

图 6-5-22　细胞异型性小

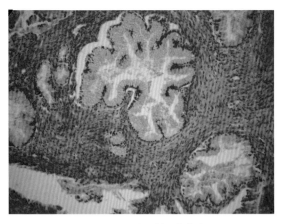

图 6-5-23　间质细胞丰富

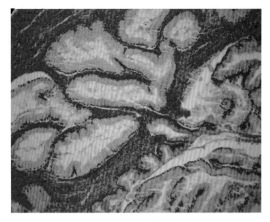

图 6-5-24　腺体密集区

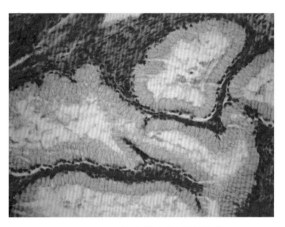

图 6-5-25　似正常宫颈内膜腺体

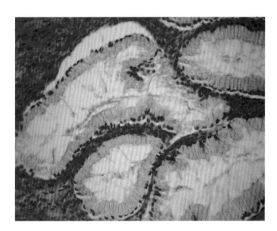

图 6-5-26　细胞核位于基底部，排列整齐

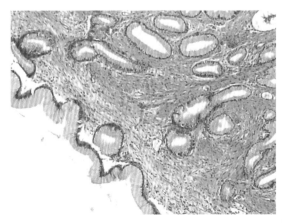

图 6-5-27　另一病例，膀胱的转移性宫颈微偏腺癌，
肿瘤呈息肉样生长

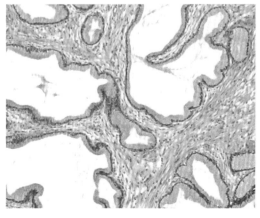

图 6-5-28　黏液腺体上皮没有异型性

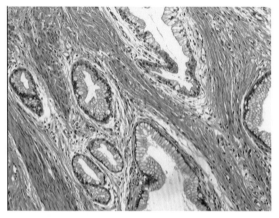

图 6-5-29　同一病例的 1 年前宫颈切片，病变深在到达宫颈纤维肌层

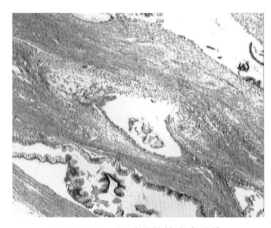

图 6-5-30　见破碎状的半个腺体

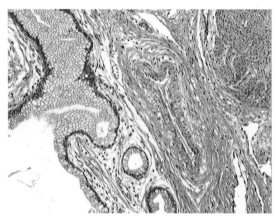

图 6-5-31　腺体靠近厚壁血管和神经，提示存在恶性的可能

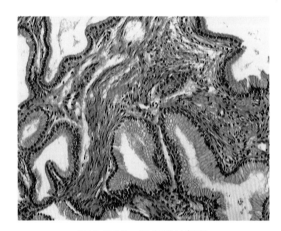

图 6-5-32　较多黏液腺体

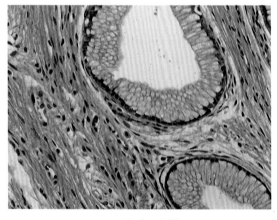

图 6-5-33　上皮异型性不明显

六、结节性峡部输卵管炎——子宫内膜异位症

【概述】结节性峡部输卵管炎（salpingitis isthmica nodosa）在输卵管并不常见，在白种人约为 1%，黑种人约为 10%。表现为输卵管峡部段结节状肿胀，与腔内憩室状形成及平滑肌增生有关。具有特征性的放射线图像，不孕及宫外妊娠女性多见。组织来源尚有争论，炎症性改变、机械性压迫结果、类似于结肠憩室病、类似于子宫的腺肌病。

【大体表现】输卵管峡部呈一个或多个结节性肿大，结节由很小到直径 1 ～ 2cm，界限清楚，切面白色或棕黄色，质硬。

【镜下表现】中心部原来的管腔可见，但管壁增厚，管腔狭窄，肌层到浆膜层之间出现许多管腔，内衬输卵管上皮。管腔可互相沟通，但与腹膜腔不通，周围平滑肌增生。无子宫内膜间质。上皮直接接触平滑肌。

【鉴别诊断】

1. 主要应与子宫内膜异位症鉴别　子宫内膜异位症上皮周围是子宫内膜间质细胞，上皮主要是由无纤毛的柱状细胞构成。结节性峡部输卵管炎无间质细胞，直接与平滑肌接触，上皮是纤毛上皮。

2. 与慢性输卵管炎鉴别　管腔在皱襞之间互相粘连融合而成，腔隙间为纤维组织，不是平滑肌。

3. 与浸润性腺癌鉴别　后者浸润的腺体有一定的异型性，周围有间质反应；而结节性峡部输卵管炎内的腺体没有异型性，周围缺乏间质反应，与包裹的平滑肌组织相处融洽。

【图示】结节性峡部输卵管炎见图 6-6-1 至图 6-6-6。

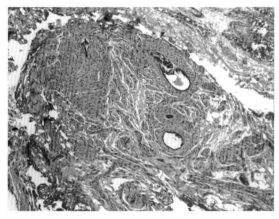

图 6-6-1　平滑肌间包裹的散在腺体

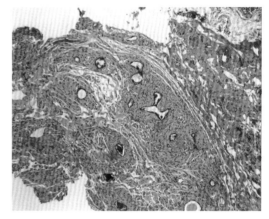

图 6-6-2　腺体大小不等，形态不一

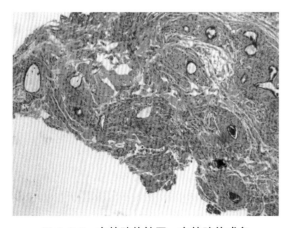

图 6-6-3　有的腺体较圆，有的腺体成角

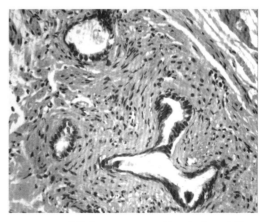

图 6-6-4　腺体与周围平滑肌关系紧密，腺体没有异型性

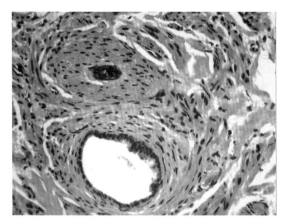

图 6-6-5　腺体没有异型性

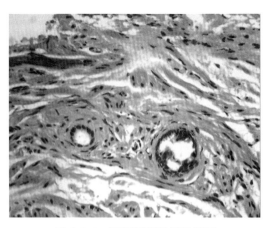

图 6-6-6　周围围绕平滑肌组织

七、输卵管表面间皮细胞增生——卵巢浆液性腺癌种植

【概述】覆盖盆腔器官、网膜及腹腔表面的间皮是一种高度反应性组织，在受到刺激时可出现增生。间皮增生是指间皮细胞数量轻度增加，数量明显增加和出现细胞学改变时应考虑肿瘤前病变。输卵管表面间皮细胞增生常见于急性阑尾炎和输卵管异位妊娠破裂的浆膜、疝囊内。

【大体表现】不能识别增生，有时由于炎症渗出表面变得模糊。高度增生时有时形成无蒂或息肉样结节。

【镜下表现】①间皮细胞数量增加。②典型的间皮细胞排列方式，一种呈"铺砖样"或叫"开窗样"排列，另一种为细胞间胞突式连接。细胞大小形态一致，分布均匀。间皮细胞形态特点：细胞从不明显的扁平上皮到立方甚至柱状，典型间皮细胞核一般位于中央，有小核仁和核沟，胞质丰富匀染，胞质内可见分泌，细胞有时被挤压到一侧似印戒样。随着反应程度增加，细胞核逐渐增大，有时出现双核或多核。染色质增大，核仁更加明显，个别巨大核仁。出现反应性非典型性核，要注意和癌细胞鉴别。③显著增生时，间皮细胞成实性巢、腺管样结构或乳头状。同时紧贴间皮细胞的一层梭形间叶细胞在刺激下可增生，出现富于细胞的结缔组织增生间质。实性巢、腺管样或乳头状细胞团向表面突起或向下生长与间质构成复杂图像而类似于浸润。④间皮增生时往往呈带状位于表面上皮下，而出现大体可见的结节或乳头，核呈明显的非典型性，核浆比增大，以及纤维组织增生区域内出现坏死，均支持恶性诊断，尤其是出现坏死更具有意义，因为它在良性反应性病变中十分少见。

【鉴别诊断】在乳头状结构的间质中可能出现沙砾体，加上腺样和乳头状结构，病变酷似卵巢浆液性腺癌的种植。鉴别主要依据 HE 和免疫组化。① HE 下间皮细胞黏附性差，排列相对癌要松散，呈铺砖样，仔细寻找会有细胞间呈"开窗"样结构。而浆液性腺癌排列紧密，呈真性乳头结构。②间皮细胞的腺样和乳头状结构相对癌来说，呈局灶性分布，癌则更明显、数量更多。③间皮细胞围成假腺样结构时，没有真正的基底膜。而癌是真正的腺管，有基底膜存在。有时通过观察 EMA 染色的情况可以鉴别，间皮细胞 EMA 膜染色不完整，尤其是表面间皮细胞附着点即基底膜位置是阴性。而癌细胞 EMA 染色完整。④免疫组化鉴别见表 6-7-1。除了表 6-7-1 所列的常见标志物外，现在临床上有许多新的标志物在也使用，以鉴别二者。

表 6-7-1　间皮增生、间皮瘤和浆液性腺癌免疫组化鉴别

	阳性比例	
	间皮增生和间皮瘤	浆液性腺癌
Calretinin	＞90%	轻微局灶 10%
细胞角蛋白（AE1/AE3）	＞90%	100%
上皮膜抗原（EMA）	＞80%	100%
结蛋白	40%	阴性
波形蛋白	25%	35%
CA-125	15%～30%	95%
S-100	0～10%	33%～85%
癌胚抗原（CEA）	＜5%	15%
胎盘碱性磷酸酶（ALP）	＜5%	65%

【图示】输卵管表面间皮细胞增生见图 6-7-1 至图 6-7-12。

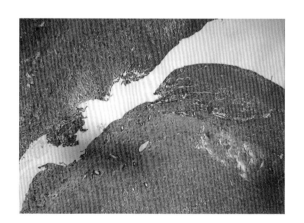

图 6-7-1　输卵管表面见坏死物及炎细胞浸润

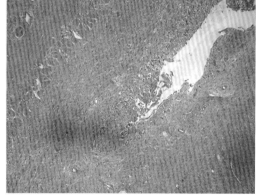

图 6-7-2　输卵管浆膜面上皮增生

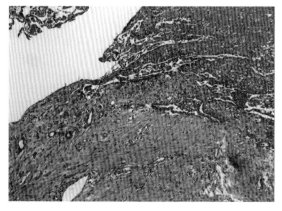

图 6-7-3　输卵管浆膜面上皮增生明显

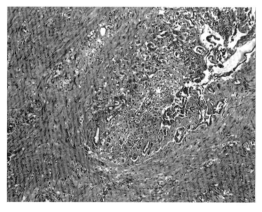

图 6-7-4　上皮增生并内陷

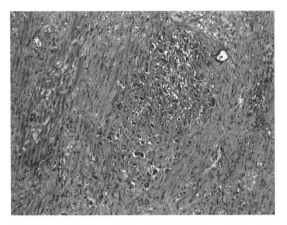

图 6-7-5　纤维组织中见腺样及小巢状上皮细胞结节状分布

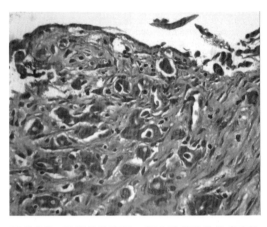

图 6-7-6　腺样结构明显，部分呈微乳头状或实性

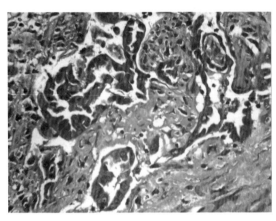

图 6-7-7　上皮细胞核圆形或长圆形，未见明显异型性

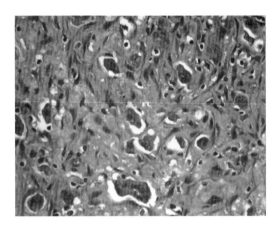

图 6-7-8　细胞呈小簇状，甚至单个散在，细胞团周围有空隙

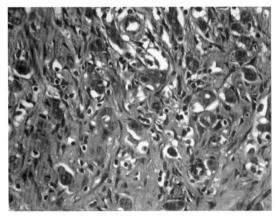

图 6-7-9　腺样结构及实性细胞团，并见单个细胞散在

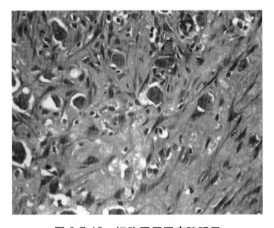

图 6-7-10　细胞团周围空隙明显

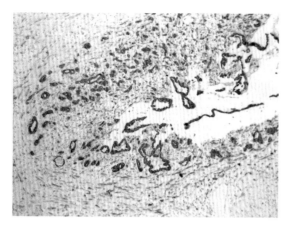

图 6-7-11　免疫组化 CK 阳性

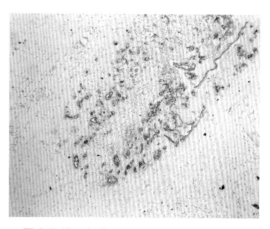

图 6-7-12　免疫组化 MC（间皮细胞）阳性

八、慢性输卵管炎——输卵管癌

【概述】慢性输卵管炎（chronic salpingitis）是由细菌造成的输卵管炎症，也是常见的妇科疾病之一，多数情况是由急性输卵管炎演变而来。多见于 30—40 岁女性，常为双侧性。多发生于分娩、流产或消毒不严格的刮宫手术之后。临床主要表现为慢性间质性输卵管炎、输卵管积脓、输卵管积水、结节性峡部输卵管炎。

【大体表现】病变输卵管增粗，管壁增厚。输卵管常与卵巢或阔韧带粘连。

【镜下表现】由于反复炎症造成输卵管正常结构破坏，黏膜上皮坏死脱落，慢性炎细胞浸润。可见少许残存的腺体位于增生纤维结缔组织中，输卵管变形、闭塞。

【鉴别诊断】慢性输卵管炎有时见输卵管正常各层组织结构不复存在，输卵管肌层甚至浆膜层见残存的腺样组织，有可能误诊为输卵管癌。输卵管癌为罕见肿瘤，诊断时应慎重。除了观察腺样组织细胞的异型性外，有学者提出具有以下证据时才能诊断输卵管癌：①肿瘤位于输卵管内；②主要侵犯黏膜组织；③可以看到上皮从良性到恶性的转化。

【图示】慢性输卵管炎见图 6-8-1 至图 6-8-9。

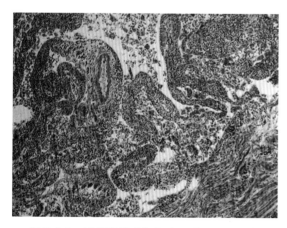

图 6-8-1　输卵管黏膜组织中见大量淋巴细胞

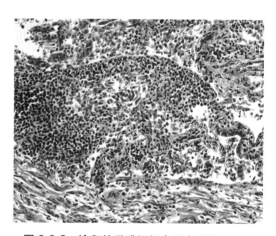

图 6-8-2　输卵管黏膜组织中见大量淋巴细胞

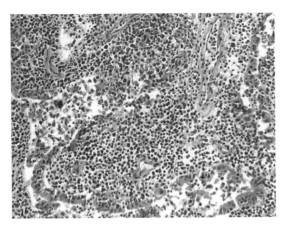

图 6-8-3　淋巴组织在间质内聚集

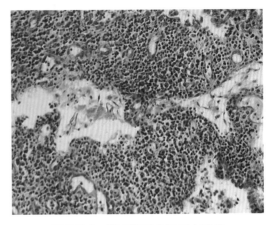

图 6-8-4　淋巴组织在间质内聚集

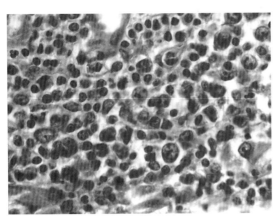

图 6-8-5　大淋巴细胞明显增多

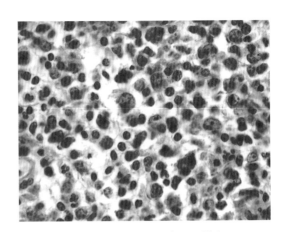

图 6-8-6　大淋巴细胞明显增多

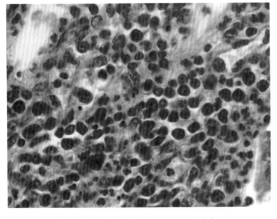

图 6-8-7　大淋巴细胞明显增多

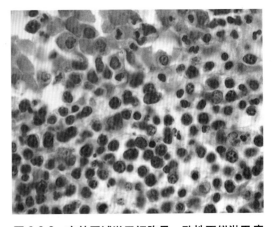

图 6-8-8　有的区域淋巴细胞呈一致性更似淋巴瘤

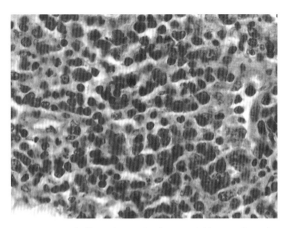

图 6-8-9　有的区域淋巴细胞呈一致性更似淋巴瘤

九、子宫奇异性平滑肌瘤——平滑肌肉瘤

【概述】子宫奇异性平滑肌瘤又称合体细胞性 / 多形性平滑肌瘤。

【大体表现】和普通的平滑肌瘤没有区别，可有黄色或棕色区域，出血或变软区域，可有囊腔形成或黏液变。

【镜下表现】形态学上是整个温和的梭形平滑肌细胞背景中局部出现奇异细胞，表现为核大深染，形状怪异，核有分叶或多核，或核有退行性变，染色质粗糙、浓缩或碎裂，而不是真正的异型性；核分裂象也罕见；无肿瘤性坏死，偶见缺血性梗死。WHO 分类中认为如果怪异细胞局限，其生物学行为属于良性，将其划归为非典型性平滑肌瘤；如果怪异细胞弥漫分布，归入交界性范畴，即不能确定恶性潜能的子宫平滑肌肿瘤（uterine smooth muscle tumors of uncertain malignant potential，STUMP）。

【鉴别诊断】不能过诊断为平滑肌肉瘤。现在的影响广泛的子宫平滑肌肉瘤的诊断标准（主要指梭形细胞型，上皮样和黏液型平滑肌肿瘤较特殊）：①瘤细胞弥漫性中 - 重度异型性；②肿瘤凝固性坏死；③核分裂象 ≥ 10 个 /10HPF。上述 3 条中出现明确的 2 条即可诊断。在日常诊断工作中，一定要严格把握标准，不可看到异型性就诊断为平滑肌肉瘤。

【图示】子宫奇异性平滑肌瘤见图 6-9-1 至图 6-9-9。

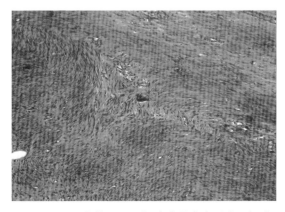

图 6-9-1　温和的平滑肌细胞背景中出现奇异细胞

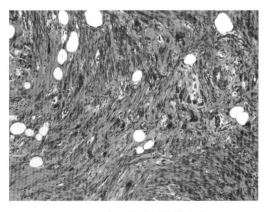

图 6-9-2　奇异的瘤细胞散在分布

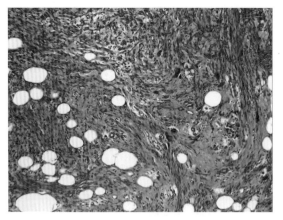

图 6-9-3　形态奇异的瘤细胞

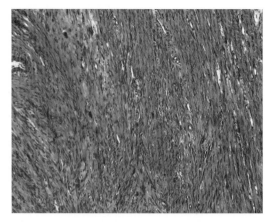

图 6-9-4　与背景中梭形的平滑肌细胞对比明显

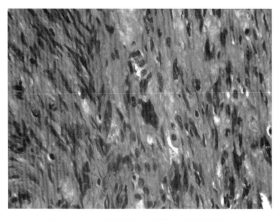

图 6-9-5　细胞核大深染、形态怪异

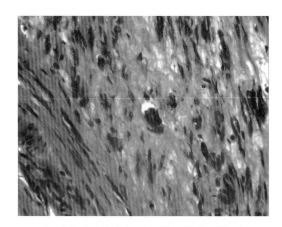

图 6-9-6　核染色质粗糙、核膜不光滑

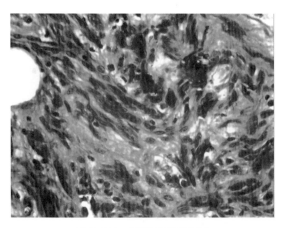

图 6-9-7　瘤细胞形状怪异

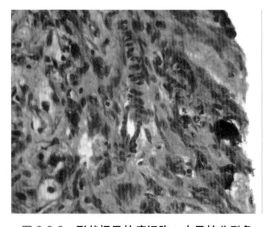

图 6-9-8　形状怪异的瘤细胞，未见核分裂象

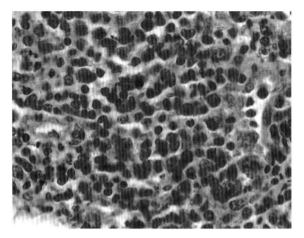

图 6-9-9　细胞核增大明显，几乎肉眼可见

十、宫颈中肾管残件增生——腺癌

【概述】在泌尿生殖系统发生演变过程中，中胚叶成分演变为生殖腺、副中肾管、原肾、中肾、后肾、原肾导管和中肾导管。所有的这些结构都是发生于胚胎早期的体腔壁。其中，中肾和中肾导管在演变过程中与女性生殖系统有密切关系。当胚胎长达 10mm 即第 6 周时，由中肾发出一对副中肾管并在中肾导管的内侧靠拢合并成为女性生殖器官。在胚胎长达 55mm 后，中肾及其导管便开始退化，在尿生殖窦的开口处闭合。这种退化过程可延续于整个胚胎期，但部分中肾及导管组织却持续地留在女性生殖系统内。中肾导管的远端 2/3 部分称为 Gartner 管，这部分中肾导管由卵巢冠纵管部分连续下来，沿着子宫、宫颈侧壁肌层中走行并一直延伸至处女膜为止。这些中肾导管可以完全退化消失，也可以断断续续分段地残留，或只有局限部分残留，Hoffmann 统计约在 1%成年女性宫颈组织中能找到。

【镜下表现】所有的中肾残留组织都具有立方形或柱状上皮细胞，无纤毛，胞质嗜酸或透亮，核呈圆形或杆状。细胞比较一致，可有小核仁。一个重要的特点是腔内可见浓染的嗜酸性分泌物。腺管有时呈长管状似挤压腺管，由于中肾管残件可以呈叶状或弥漫分布，位置较深，甚至出现一定程度的细胞异型性，很容易误诊为某种腺癌。

【鉴别诊断】需与腺癌鉴别。鉴别要点是中肾管残留形态学有特征性，且没有真正的浸润，周围没有浸润的间质反应。一般正常位置在宫颈 2/3 的位置，不会很靠外。

【图示】宫颈中肾管残件增生见图 6-10-1 至图 6-10-8。

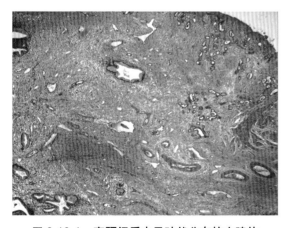

图 6-10-1　宫颈间质中见叶状分布的小腺体

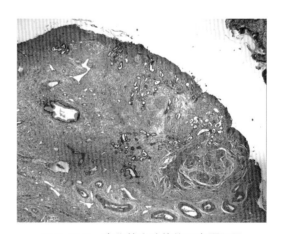

图 6-10-2　密集的小腺体位于宫颈深层

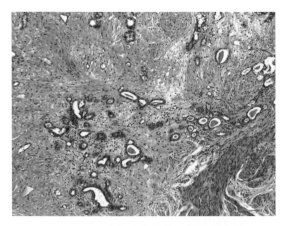

图 6-10-3　腺体大小不等，部分呈囊性

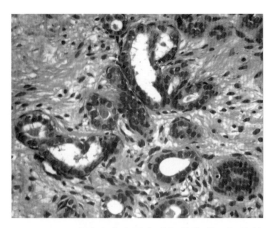

图 6-10-4　腺体由立方形上皮细胞构成，细胞核圆，大小一致

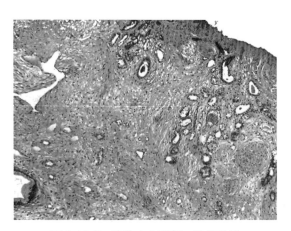

图 6-10-5　腺体大小不等，叶状排列

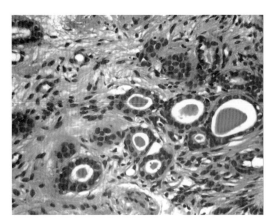

图 6-10-6　腺腔内致密浓染的嗜酸性物质明显

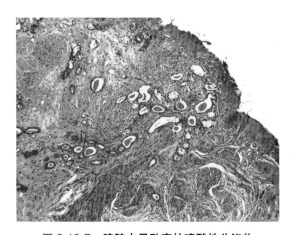

图 6-10-7　腺腔内见致密的嗜酸性分泌物

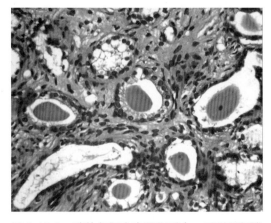

图 6-10-8　腺体包埋在宫颈间质中，周围无纤维反应

十一、卵巢硬化性间质瘤——卵巢印戒细胞癌

【概述】卵巢硬化性间质瘤（sclerosing stromal tumor）来源于卵巢间质。罕见，多发生于 30 岁以下的女性，更年期后少见。临床表现为月经紊乱，原发或继发不孕，下腹不适或疼痛，腹部包块。该肿瘤临床经过良好，肿瘤切除后不复发。

【大体表现】肿瘤多为单侧性，大小不一，包膜完整。切面多为实性，灰白色伴有灶状黄色区域，可见囊性区域。

【镜下表现】结构多样，可见瘤细胞密集区，致密纤维组织区域及疏松的水肿区域。肿瘤细胞呈圆形或多角形上皮样，胞质空淡，核位于细胞的一侧，如印戒细胞样，分布于小血管之间。

【鉴别诊断】容易误诊为卵巢印戒细胞癌（又称 Krukenberg 瘤），可借助免疫组化加以鉴别。该病脂肪染色阳性，PAS 组织特殊染色阴性。

【图示】卵巢硬化性间质瘤见图 6-11-1 至图 6-11-6。

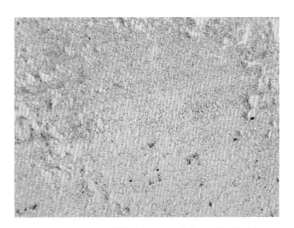

图 6-11-1　**卵巢肿瘤细胞有密集和疏松区域**

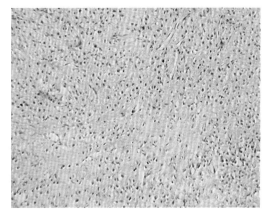

图 6-11-2　**瘤细胞弥漫分布**

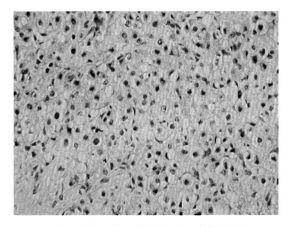

图 6-11-3　**瘤细胞呈印戒细胞样改变**

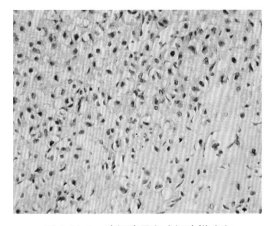

图 6-11-4　**瘤细胞呈印戒细胞样改变**

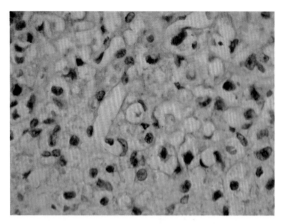

图 6-11-5　瘤细胞呈印戒细胞样改变

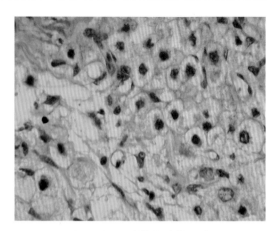

图 6-11-6　有的细胞核居中

十二、宫颈蜕膜样变——癌

【概述】妊娠后，生殖器官的变化十分明显，组织学上表现的共性为增生、肥大、充血、水肿等。子宫颈由于血管及淋巴管的增加及结缔组织的增生、水肿等，致宫颈肥大、变软、内膜增厚，腺体增生，黏液分泌量增多。同时黏膜组织上皮下间质细胞有时呈类似蜕膜样改变。如果宫颈部位原本就有异位的子宫内膜，当妊娠时，异位内膜的间质细胞可呈明显蜕膜样变。这种妊娠期宫颈鳞状上皮、宫颈内膜腺体细胞的增生、蜕膜样变，很容易被误认为癌，因此孕期诊断宫颈癌必须特别慎重。

妊娠引起大网膜间皮细胞的蜕膜反应也同此理，应该引起注意。临床上孕妇多无任何自觉症状，常在剖宫产时发现，极易误诊为转移性癌结节。其原因可能是大网膜对妊娠期激素刺激引起的一种病理性反应。此病理性形态反应现象，在分娩后即随着妊娠激素的急剧消退，其蜕膜反应的细胞随之而发生退行变并逐渐恢复到正常状态。

间皮细胞的蜕膜反应也有人称为间皮细胞黄素化（peritoneal mesothelial cell luteinized）。盆腔腹膜的间皮细胞及其下的结缔组织来自体腔上皮和苗勒管组织，属于同一胚胎来源。对性激素有反应。

【大体表现】腹膜局限或比较弥漫的灰白色结节，可伴出血，呈暗红色。

【镜下表现】间皮细胞增生，多角形，体积增大，胞质丰富，透明，呈铺砖样排列。细胞核较小，呈圆形或卵圆形。

【鉴别诊断】与转移癌的鉴别要点如下。①细胞的异型性：黄素化的间皮细胞无明显异型，转移癌细胞有明显异型性。②免疫组化染色：对 Calretinin 和 Vimentin 标记，间皮细胞示阳性表达，转移癌为阴性。

【说明】腹膜间皮的肥大状改变是称黄素化还是蜕膜样，说法不一。出现在腹膜部位的蜕膜样改变实际是来源于间皮下的间叶细胞，和子宫内膜间质细胞同源，称蜕膜样更为恰当。黄素化泛指性索间质细胞的肥大改变，严格意义上应该指"卵泡膜细胞"，但由非特异性卵巢间质细胞出现的类似改变也可称为黄素化。之所以称"黄素化"，是因为大体上见"黄色"，据称含有胡萝卜素。

另外需注意，妊娠时合并的子宫腺肌病，可发生大片黏液变，容易当作黏液腺癌。

【图示】宫颈蜕膜样变见图 6-12-1 至图 6-12-24。

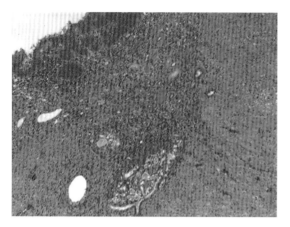

图 6-12-1　宫颈活检见上皮下大片肿瘤样组织

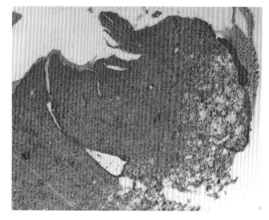

图 6-12-2　宫颈活检见上皮下大片肿瘤样组织

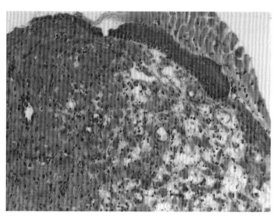

图 6-12-3　宫颈活检见上皮下大片肿瘤样组织

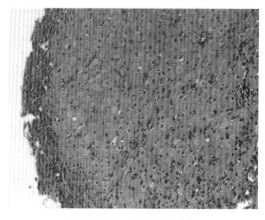

图 6-12-4　细胞呈铺砖样

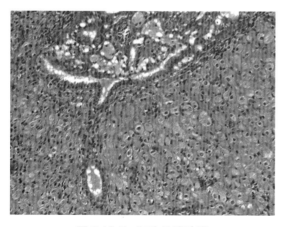

图 6-12-5　细胞呈铺砖样

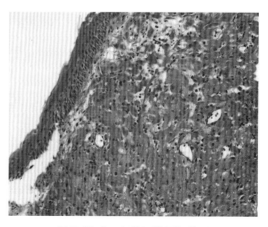

图 6-12-6　有的区域呈短梭形

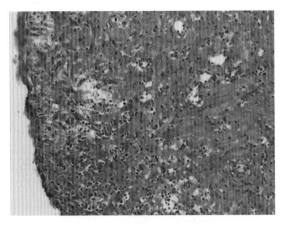

图 6-12-7　有的区域呈短梭形

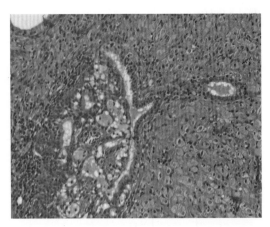

图 6-12-8　短梭形细胞与铺砖样细胞有过渡

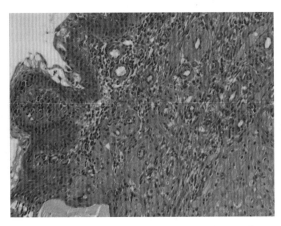

图 6-12-9　短梭形细胞与铺砖样细胞有过渡

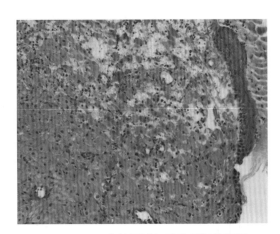

图 6-12-10　有的区域细胞胞质红染明显

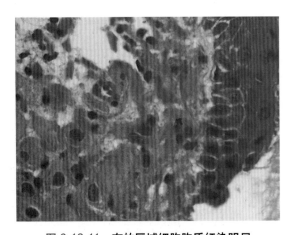

图 6-12-11　有的区域细胞胞质红染明显

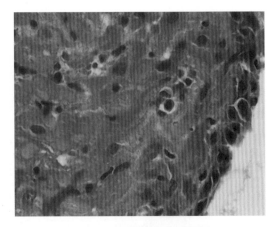

图 6-12-12　高倍镜下胞质呈颗粒状

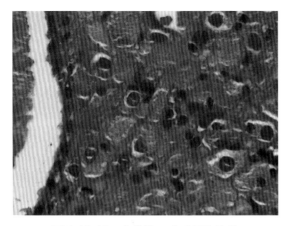

图 6-12-13　高倍镜下胞质呈颗粒状

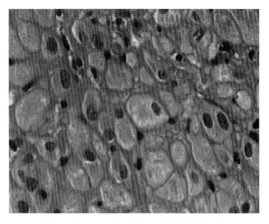

图 6-12-14　高倍镜下胞质呈颗粒状

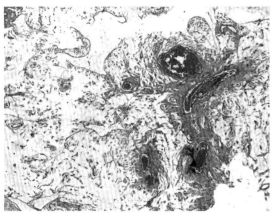

图 6-12-15　妊娠时合并的子宫腺肌病的大片黏液变区域

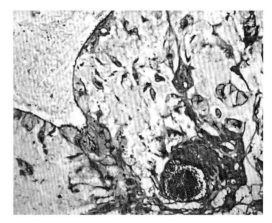

图 6-12-16　妊娠时合并的子宫腺肌病的大片黏液变区域

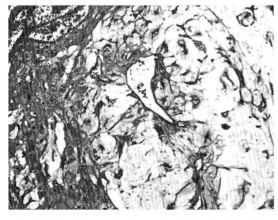

图 6-12-17　黏液变酷似黏液腺癌的黏液湖形成

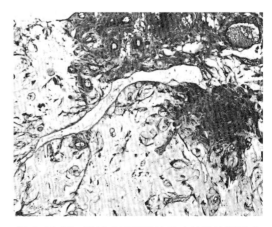

图 6-12-18　黏液变酷似黏液腺癌的黏液湖形成

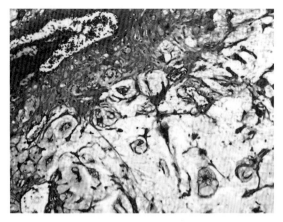

图 6-12-19　黏液变酷似黏液腺癌的黏液湖形成

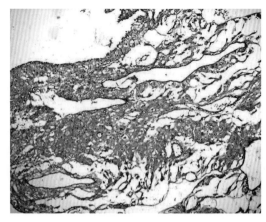

图 6-12-20　黏液变周边可见平滑肌成分

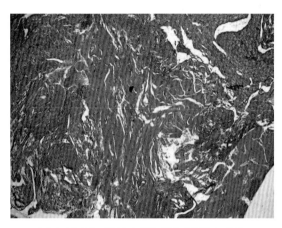

图 6-12-21　黏液变周围可见腺肌病成分

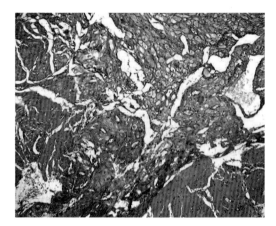

图 6-12-22　腺肌病内平滑肌成分空泡变

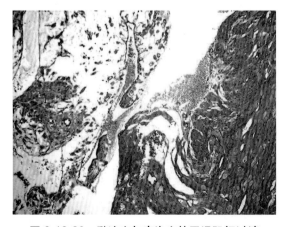

图 6-12-23　黏液变与空泡变的平滑肌相过渡

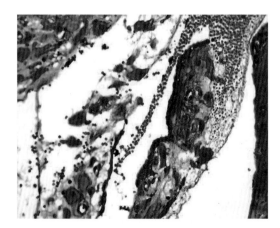

图 6-12-24　变性的肥大的平滑肌细胞

十三、放疗后子宫内膜上皮异型性——癌

【概述】 从 1930 年人类第一次应用 X 线治疗头颈部肿瘤获得成功以来，放疗在治疗肿瘤中的地位日益被重视。近年来肿瘤放疗技术上的一项重大革新，就是开展调强放射治疗（intensity modulated radiation therapy，IMRT）。它既能加大放射剂量，又明显减少正常组织放射损伤，提高肿瘤局控率，使更多的肿瘤患者能接受放射治疗。

从分子生物学角度来看，目前认为放射主要靠射线的电离作用，并主要作用于细胞核 DNA、细胞膜和胞质内一些蛋白。射线使 DNA 结构损伤，主要表现为链断裂（单链和双链），导致细胞超微结构损伤或破坏，进而引起细胞形态的改变以及组织反应。放射后的胞膜和胞质可启动不同传导路径，通过诱导一些转录因子，来调节细胞因子、生长因子及细胞周期相关基因的表达。除此之外，放射也可改变酪氨酸激酶传导路径。进一步研究认为，电离辐射的作用机制主要可归纳为两种：直接作用和间接作用。所谓直接作用是指放射线直接使人体组织的有机分子发生电离，并产生自由基，造成生物损伤。所谓间接作用是指电离辐射通过间接的方式，对人体组织有机分子造成损伤。众所周知，生物机体的主要成分是水，当水受电离辐射作用后，可发生电离，产生 H_2O^+、H^+、OH^-、H_3O^- 和自由电子，并可产生性质十分活跃的自由基，这些产物可破坏正常分子结构而使生物靶细胞受损伤。

许多体内外实验显示，放疗后，细胞常处于基因不稳定状态。电离辐射对细胞的直接作用和间接作用的结果都会使组成细胞的分子结构和功能发生变化，导致由它们构成的细胞发生死亡或丧失正常的活性而发生突变。细胞死亡主要是指细胞丧失了分裂生产子细胞的能力；细胞突变主要指癌变、基因突变和先天畸变。DNA 是遗传基因的载体，它通过复制把遗传信息保存于下一代，DNA 分子结构的破坏和代谢功能的障碍都将导致细胞丧失增殖能力以至死亡。

这种电离辐射对细胞的损伤结果在病理常规工作中时常遇见，尤其是宫颈癌放疗后，常定期复查并取活检。组织学上看到的是"既荒凉又奇异"，即整个组织细胞是减少的，给人以"荒凉"的感觉，但其中常见到核大深染的细胞，单从细胞学角度看，呈恶性形态（细胞异型性明显）。如果不了解病史，不了解电离辐射对细胞的损伤机制，就很容易判断为恶性，从而做出错误的诊断。

【图示】 放疗后子宫内膜上皮异型性见图 6-13-1 至图 6-13-6。

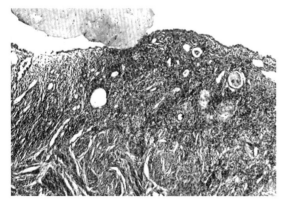

图 6-13-1　子宫内膜组织腺体萎缩

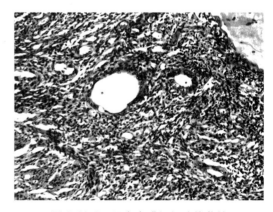

图 6-13-2　子宫内膜组织腺体萎缩

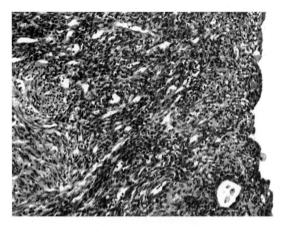

图 6-13-3　个别腺体残留

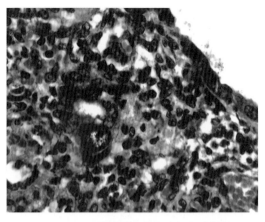

图 6-13-4　残留腺体有明显核异型细胞

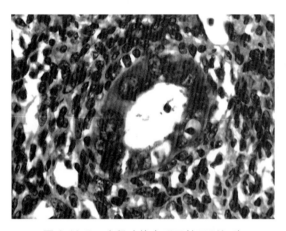

图 6-13-5　残留腺体有明显核异型细胞

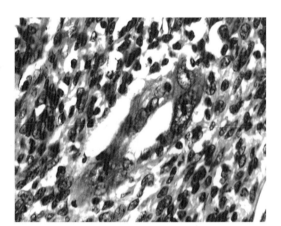

图 6-13-6　残留腺体有明显核异型细胞

十四、类似于卵巢性索肿瘤的子宫内膜间质肿瘤——平滑肌瘤

【概述】类似于卵巢性索肿瘤的子宫内膜间质肿瘤是子宫内膜间质肿瘤的一种不常见的结构类型，形态类似卵巢性索肿瘤。分为两类：一类是子宫内膜间质肿瘤局灶向性索样成分的分化；一类是完全或主要由类似卵巢性索肿瘤的结构组成。肿瘤属于低度恶性间质肿瘤，但肿瘤含有性索成分越多，恶性程度越低。来源和本质有争议，有人认为性索成分不是真正的性索来源，而是来源于子宫内膜间质或子宫肌层。超微结构证实了性索成分有平滑肌分化。还有人通过电镜和免疫组化证实，子宫内膜有可能具有向性索、上皮或肌样分化的能力。

【大体表现】完全或主要由类似于卵巢性索肿瘤的结构组成的肿瘤一般为圆形边界清楚的肿块，直径可达 10cm，可以发生在黏膜下、肌壁间或浆膜下。切面灰白，黄色或棕黄色。质软，表现均一，缺乏平滑肌特征的旋涡状结构。局灶性性索样成分的肿瘤大体与子宫内膜间质肿瘤无法区分。

【镜下表现】完全或主要由类似于卵巢性索肿瘤的结构组成的肿瘤镜下可表现出混合

性结构，伴有相互吻合的小梁、条索和小巢，有时有形态完好的有腔隙的小管。这种预后好于仅有少量性索样成分的间质肉瘤。仅有少量性索成分的类似于卵巢性索肿瘤的肿瘤，似较早描述的子宫内膜间质肿瘤，可见 Call-Exner 小体样结构，间质成分似子宫内膜间质细胞，两者之间可能有延续。肿瘤有丰富的薄壁血管，可见螺旋小动脉，局部血窦样的结构。

【鉴别诊断】肿瘤较大，取材不足以及冷冻检查时容易误诊为平滑肌瘤，二者预后显著不同，要加以鉴别。①典型平滑肌瘤切面旋涡状，质硬，切面隆起。②免疫组化：前者 CD10（+）、inhibin（+）、caldesmon 灶性（+）、CD99（+）、CK（+）、EMA（－）、Vimentin（+），后者特征性肌源性抗体表达。

【图示】类似于卵巢性索肿瘤的子宫内膜间质肿瘤见图 6-14-1 至图 6-14-8。

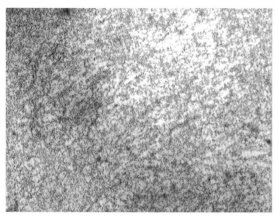

图 6-14-1 冷冻镜下组织缺乏典型的平滑肌瘤旋涡状排列结构

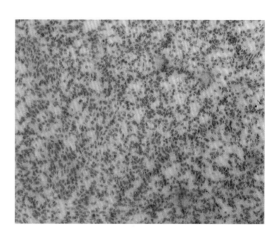

图 6-14-2 隐约可见条索状性索成分

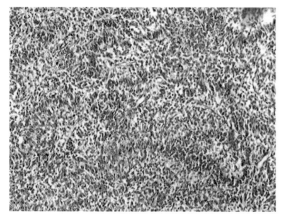

图 6-14-3 冷冻组织石蜡切片所见到的栅栏状结构类似于平滑肌瘤中的丛状结构

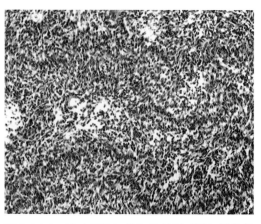

图 6-14-4 冷冻组织石蜡切片所见到的栅栏状结构类似于平滑肌瘤中的丛状结构

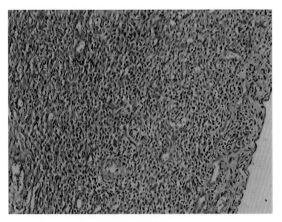

图 6-14-5　肿块广泛取材后镜下所见，未有旋涡状排列的典型平滑肌瘤的结构

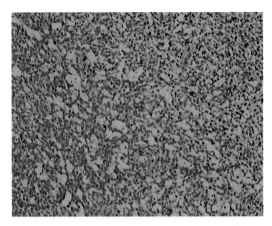

图 6-14-6　肿块广泛取材后镜下所见，肿瘤有丰富的薄壁血管，可见螺旋小动脉，局部血窦样的结构

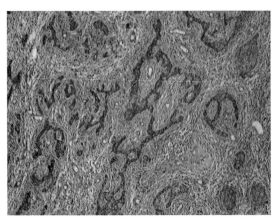

图 6-14-7　相互吻合的小梁状、小管状的结构类似于 Call-Exner 小体

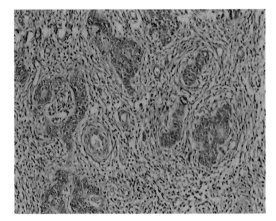

图 6-14-8　相互吻合的小梁状、小管状的结构类似于 Call-Exner 小体

十五、胎盘部位超常反应——绒毛膜癌

【概述】胎盘部位超常反应是一种良性的非肿瘤性病变，曾称"合体细胞子宫内膜炎"，现已不用。因为本病不是一种一致性的病变，浸润的细胞也不以合体细胞为主，病变也不仅仅局限在子宫内膜。胎盘部位的过度反应是一种生理现象，一般不影响子宫内膜和肌层，并不形成肿块，hCG 很快恢复正常。临床常表现为妊娠后持续发生的子宫内膜大片出血、坏死。常伴发于正常妊娠、流产时。

【大体表现】不形成明显肿块。

【镜下表现】表现为种植部位的中间型滋养细胞数量增多，并可浸润到子宫内膜和肌层。但内膜和肌层的结构没有被破坏。内膜腺体周围可围绕着滋养细胞，平滑肌可以被条索状、网状或单个的滋养细胞分隔，但肌纤维无坏死。滋养细胞多为单核，也可混有多少不等的多核细胞，可有异型性但无核分裂象，Ki-67 指数几乎为零。子宫内膜间质可呈蜕膜样变、腺体可呈高度分泌。子宫内膜螺旋小动脉发生玻璃样变性。

【鉴别诊断】需与绒毛膜癌鉴别，二者特点如下。

胎盘部位超常反应：①常伴发于正常妊娠和流产时，是一种生理性改变，hCG 很快恢复正常；②肉眼不形成明显肿块；③种植部位中间型滋养细胞；④轻微异型性，Ki-67 指数几乎为零。

绒毛膜癌：①常有水泡状胎块、流产及妊娠史，对化疗敏感，hCG 明显增多；②绒癌出血坏死广泛，一般有边界；③除了少数中间型滋养层细胞，主要是细胞性和合体细胞性滋养层细胞两种细胞；④这些细胞大片浸润于肌层，血管内也有浸润，核异型明显，Ki-67 指数高。

【图示】胎盘部位超常反应见图 6-15-1 至图 6-15-8。

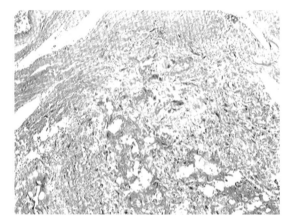

图 6-15-1　**大片出血、坏死**

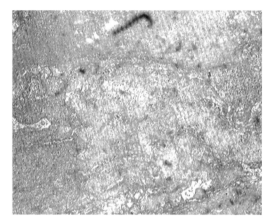

图 6-15-2　**大片出血、坏死**

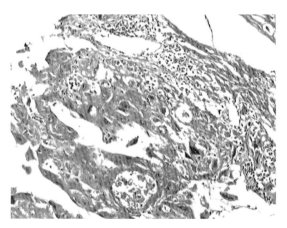

图 6-15-3　**中间型滋养叶细胞增生**

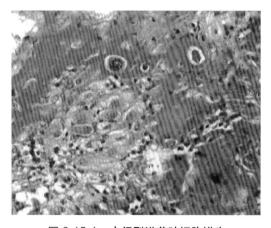

图 6-15-4　**中间型滋养叶细胞增生**

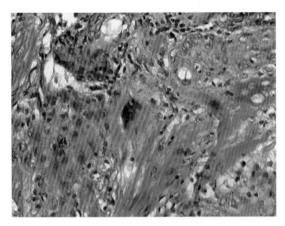

图 6-15-5　浸润浅肌层

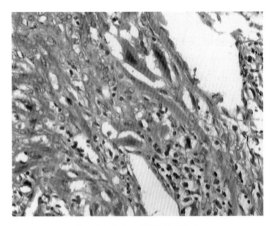

图 6-15-6　浸润浅肌层

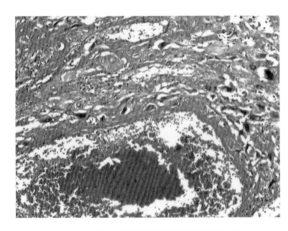

图 6-15-7　亲血管性甚至穿透血管壁

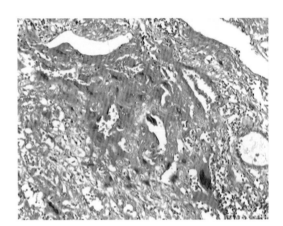

图 6-15-8　亲血管性甚至穿透血管壁

第 7 章 乳　　腺

在乳腺病变中存在着一组十分常见的非炎症性、非肿瘤性的以乳腺主质和间质不同程度增生为主要表现的病变。由于其确切的发病机制不是十分清楚，主要与卵巢内分泌功能失调有关。又由于其形态上变化多种多样，人们对它的认识经历了一个由浅入深的过程，对本病研究的 150 多年历史中留下了很多名称，至今仍不能统一，尤其是一些名称与内容不能吻合，给初学者带来很大的不便。

最初应用过的名称有：乳腺良性囊性病、囊性乳腺病、囊腺病、囊性纤维腺瘤病、囊肿性脱皮性上皮增生病等。到 20 世纪初，由于本病中有淋巴细胞浸润和纤维组织增生而被认为是一种慢性炎症，故更名为慢性囊性乳腺炎。1948 年 Geschickter 首先采用乳腺结构不良。20 世纪 50 年代后 Willis、Boyd 等则采用囊性增生病。WHO 在乳腺肿瘤的组织学分类中采用的是乳腺结构不良一名。近年来国外的主要病理专著中采用腺病和纤维囊性病两个名称。国内的主要专著中有的采用乳腺结构不良，有的采用囊肿病。张天泽等（1965 年）称之为乳腺增生病，因为囊性病变是本病的一个组成部分，并非必备的形态表现。乳腺结构不良不能确切地反映本病的实质和形态变化。因为本病的本质是乳腺主质和间质的增生性病变，在此基础上又伴发了一系列形态变化，故我们认为，宜称之为乳腺增生病。

由于乳腺增生病形态多样，其中有的乳腺增生病组织结构上与某些类型的乳腺癌几乎无法鉴别，而乳腺标本又是常见病理标本，因此乳腺良、恶性的鉴别是病理医师面临的压力最大、风险最高的工作之一。由于乳腺切除事关重大，乳腺病变千差万别，尤其是术中快速乳腺病理诊断，病理医师要在短时间内做出答复，不仅要求技术精湛、经验丰富，还要有良好的心理素质和有条不紊的工作程序。病理医师切忌主观臆测，不要勉强自己适应其他（如细胞学、影像学或临床医师）诊断意见，或感觉自己必须对冷冻切片做出一个良、恶性分明的确切诊断。对于暂时无法确诊的病例，病理医师要以同样明确的语言和自信态度通知外科医师，如同处理那些可以确诊的病例一样。医生之间、医生和患者之间的沟通、理解、尊重、合作非常重要。

乳腺良、恶性常见易出错的需要仔细鉴别的疾病如下。

乳晕下导管内乳头状瘤——浸润性癌。

硬化性腺病——硬癌。

放射状瘢痕——浸润性癌。

导管内不典型增生——原位癌。

小叶增生——小叶原位癌。

炎症——小叶浸润癌。

纤维化腺病——小管癌。

一、硬化性腺病——乳腺癌

【图示】硬化性腺病见图 7-1-1 至图 7-1-20。

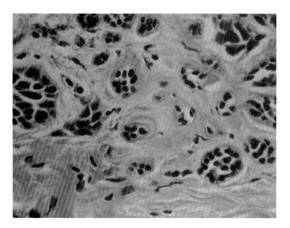

图 7-1-1　例 1，乳腺硬化性腺病导管上皮团似癌浸润

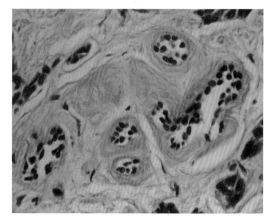

图 7-1-2　乳腺硬化性腺病导管上皮团似癌浸润

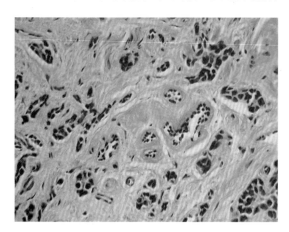

图 7-1-3　乳腺硬化性腺病导管上皮团似癌浸润

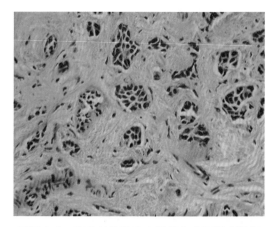

图 7-1-4　乳腺硬化性腺病导管上皮团似癌浸润

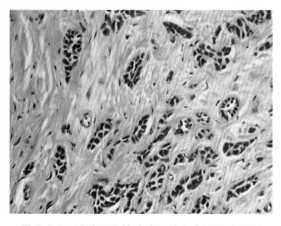

图 7-1-5　乳腺硬化性腺病导管上皮团似癌浸润

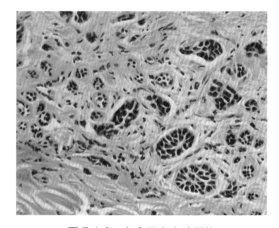

图 7-1-6　上皮团在小叶原位

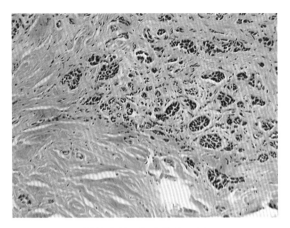

图 7-1-7　小叶轮廓可见

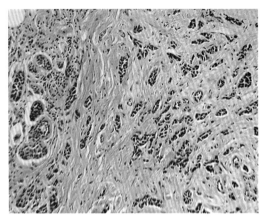

图 7-1-8　小叶轮廓可见

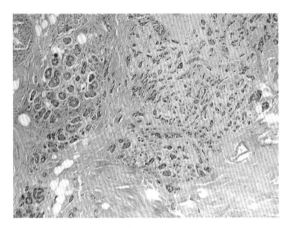

图 7-1-9　小叶轮廓可见

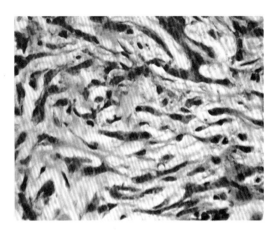

图 7-1-10　例 2，乳腺硬化性腺病增生的肌上皮似癌浸润

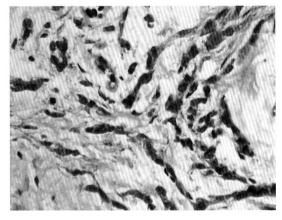

图 7-1-11　乳腺硬化性腺病增生的肌上皮似癌浸润

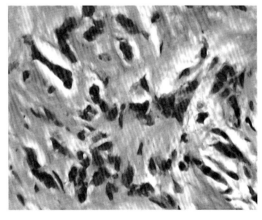

图 7-1-12　乳腺硬化性腺病增生的肌上皮似癌浸润

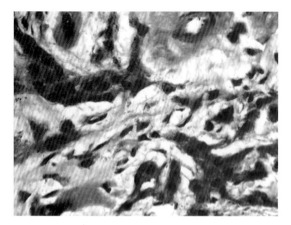

图 7-1-13 乳腺硬化性腺病增生的肌上皮似癌浸润

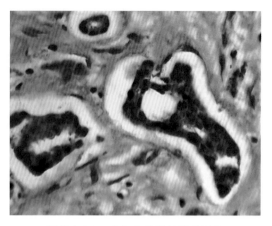

图 7-1-14 病变中残留的增生导管

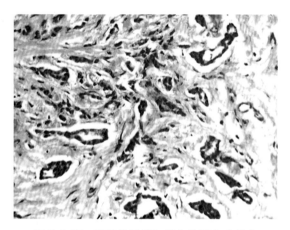

图 7-1-15 残留的导管与增生的肌上皮并存

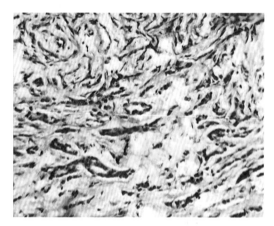

图 7-1-16 残留的导管与增生的肌上皮并存

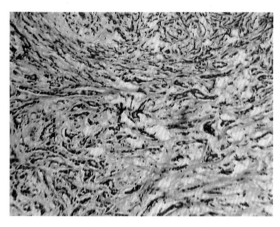

图 7-1-17 低倍镜下似浸润性小叶癌

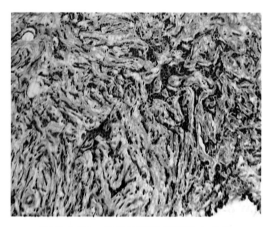

图 7-1-18 低倍镜下似浸润性小叶癌

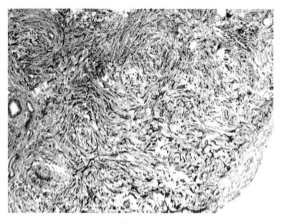
图 7-1-19　低倍镜下似浸润性小叶癌

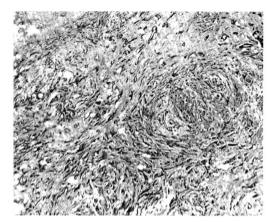
图 7-1-20　低倍镜下似浸润性小叶癌

二、导管上皮增生——导管癌

【图示】导管上皮增生见图 7-2-1 至图 7-2-50。

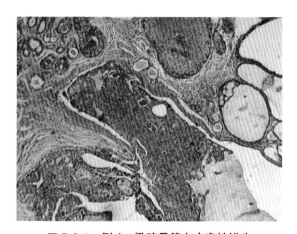
图 7-2-1　例 1，乳腺导管上皮实性增生

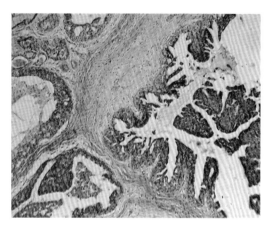
图 7-2-2　乳腺导管上皮乳头状增生

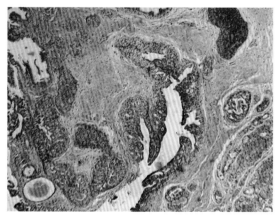
图 7-2-3　乳腺导管上皮乳头状及实性增生

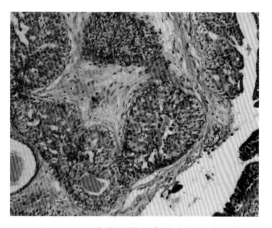
图 7-2-4　乳腺导管上皮乳头状及实性增生

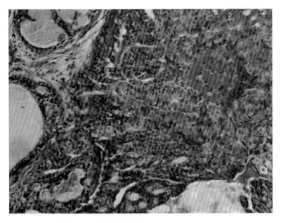

图 7-2-5　增生的上皮细胞生长活跃

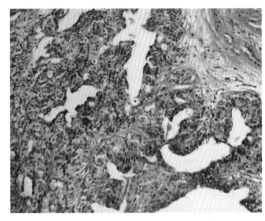

图 7-2-6　增生的上皮融合成片

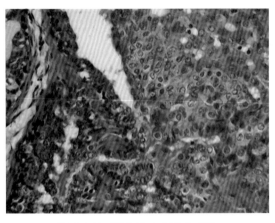

图 7-2-7　增生的上皮融合成片

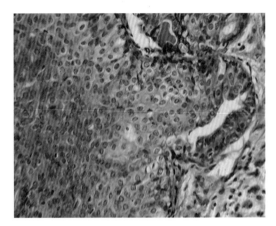

图 7-2-8　增生的上皮融合成片

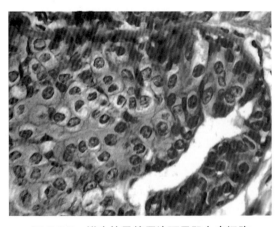

图 7-2-9　增生的导管周边可见肌上皮细胞

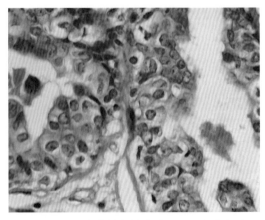

图 7-2-10　增生的导管周边可见肌上皮细胞

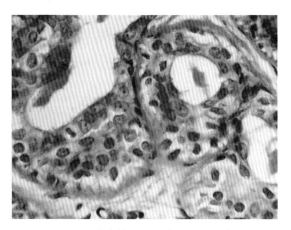

图 7-2-11　增生的导管周边可见肌上皮细胞

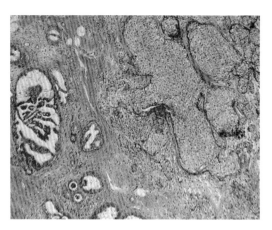

图 7-2-12　例 2，乳腺导管见实性增生区

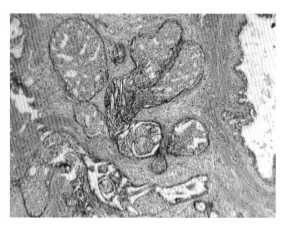

图 7-2-13　乳腺导管见实性增生区

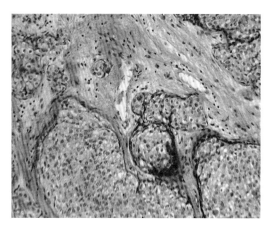

图 7-2-14　乳腺导管见实性增生区

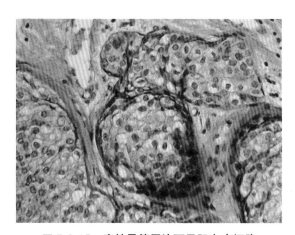

图 7-2-15　实性导管周边可见肌上皮细胞

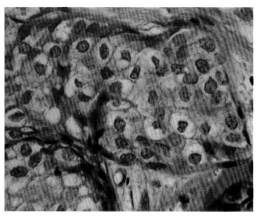

图 7-2-16　实性导管周边可见肌上皮细胞

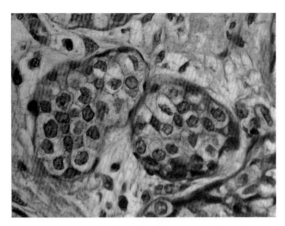

图 7-2-17 实性导管周边可见肌上皮细胞

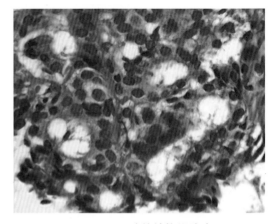

图 7-2-18 腺管结构似腺癌

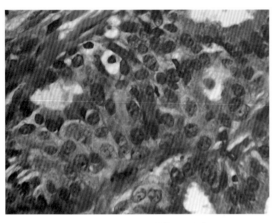

图 7-2-19 腺管结构似腺癌

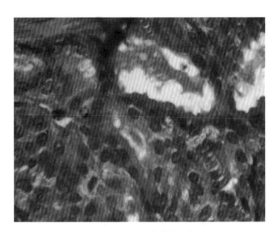

图 7-2-20 细胞生长活跃

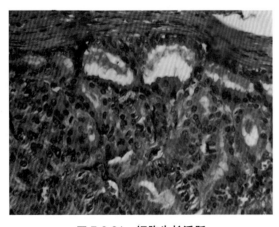

图 7-2-21 细胞生长活跃

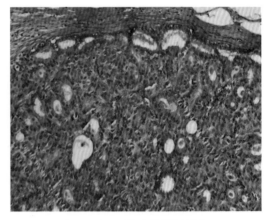

图 7-2-22 肿瘤位于导管内

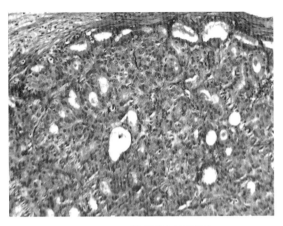

图 7-2-23　肿瘤位于导管内

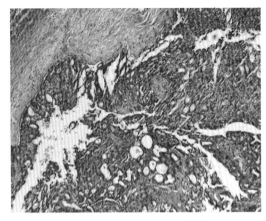

图 7-2-24　肿瘤位于导管内

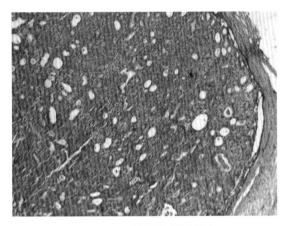

图 7-2-25　肿瘤位于导管内

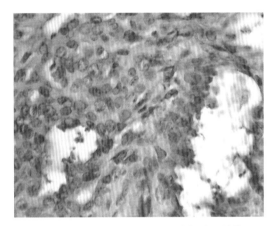

图 7-2-26　例 3，肿瘤呈实性与腺腔结构

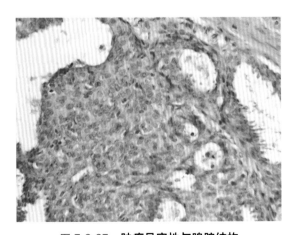

图 7-2-27　肿瘤呈实性与腺腔结构

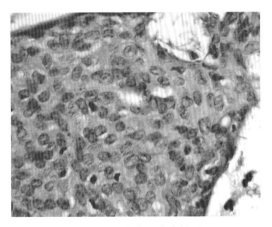

图 7-2-28　肿瘤细胞生长活跃

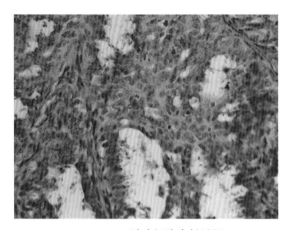

图 7-2-29　肿瘤细胞生长活跃

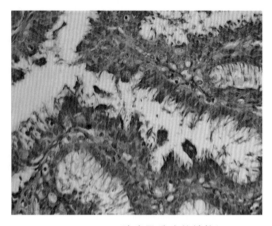

图 7-2-30　肿瘤呈乳头状结构

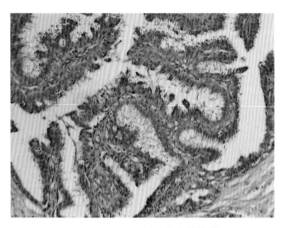

图 7-2-31　肿瘤呈乳头状结构

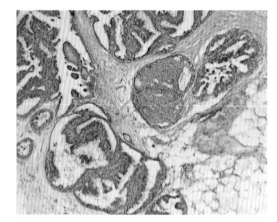

图 7-2-32　多种结构肿瘤均位于导管腔内

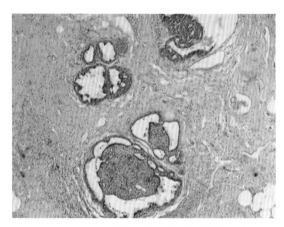

图 7-2-33　多种结构肿瘤均位于导管腔内

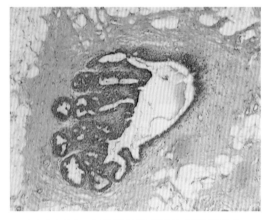

图 7-2-34　多种结构肿瘤均位于导管腔内

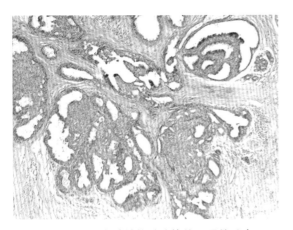

图 7-2-35　多种结构肿瘤均位于导管腔内

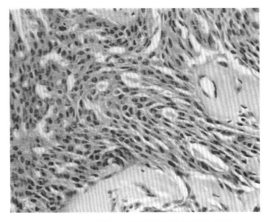

图 7-2-36　例 4，肿瘤呈梭形细胞片块

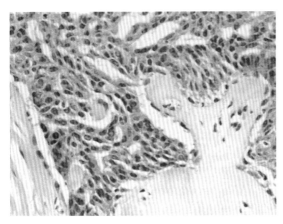

图 7-2-37　肿瘤呈梭形细胞片块，似癌浸润于胶原纤维中

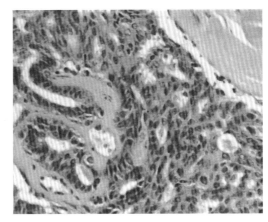

图 7-2-38　肿瘤呈梭形细胞片块，似癌浸润于胶原纤维中

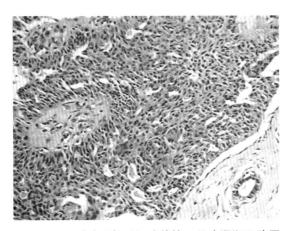

图 7-2-39　肿瘤呈梭形细胞片块，似癌浸润于胶原纤维中

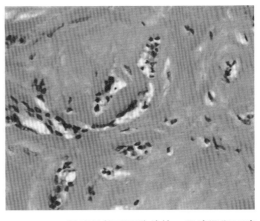

图 7-2-40　肿瘤呈梭形细胞片块，似癌浸润于胶原纤维中

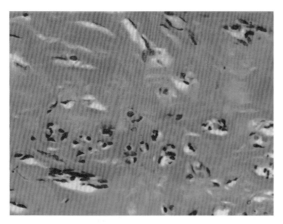

图 7-2-41　肿瘤呈梭形细胞片块，似癌浸润于胶原纤维中

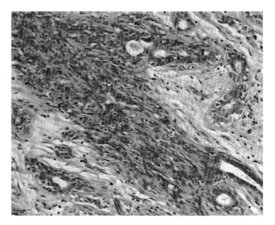

图 7-2-42　梭形细胞片块细胞生长活跃

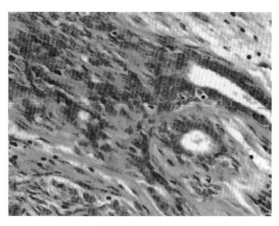

图 7-2-43　梭形细胞片块细胞生长活跃

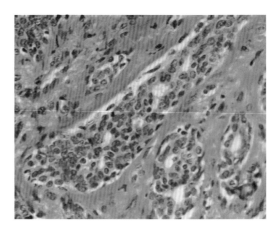

图 7-2-44　增生活跃的上皮团似癌浸润于胶原纤维中

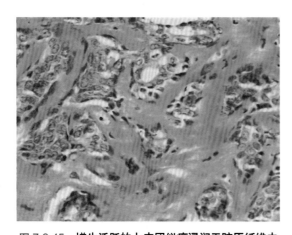

图 7-2-45　增生活跃的上皮团似癌浸润于胶原纤维中

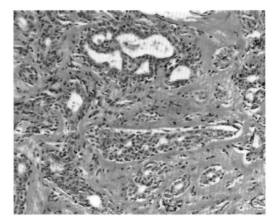

图 7-2-46　增生活跃的上皮团似癌浸润于胶原纤维中

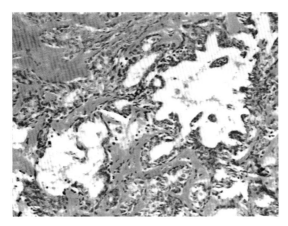

图 7-2-47　增生活跃的上皮团似癌浸润于胶原纤维中

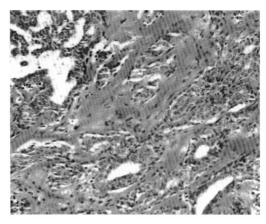

图 7-2-48　增生活跃的上皮团似癌浸润于胶原纤维中

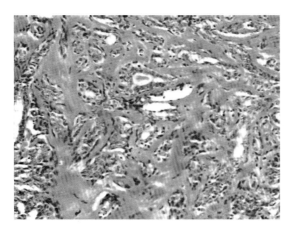

图 7-2-49　增生活跃的上皮团似癌浸润于胶原纤维中

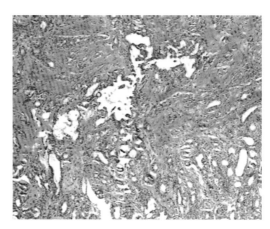

图 7-2-50　增生活跃的上皮团似癌浸润于胶原纤维中

三、小叶增生——腺癌

【图示】小叶增生见图 7-3-1 至图 7-3-4。

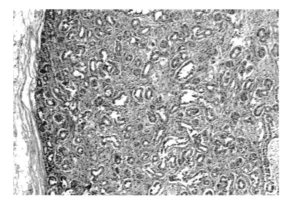

图 7-3-1　低倍镜下见病变位于一个导管内

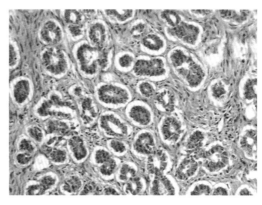

图 7-3-2　似腺癌的腺管浸润于纤维间质中

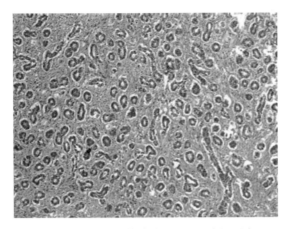

图 7-3-3　似腺癌的腺管浸润于纤维间质中

图 7-3-4　上述图像均来自一个小叶内上皮增生的不同改变

四、乳头状增生——乳头状癌

【图示】乳头状增生见图 7-4-1 至图 7-4-7。

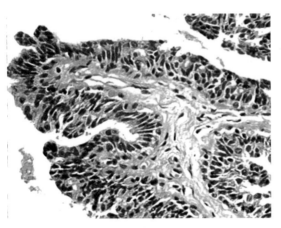

图 7-4-1　肿瘤呈乳头状结构

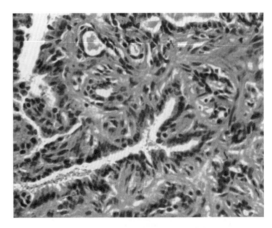

图 7-4-2　肿瘤呈乳头状结构

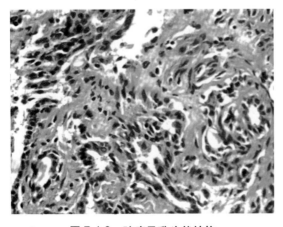

图 7-4-3　肿瘤呈乳头状结构

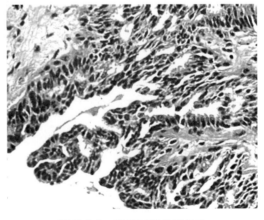

图 7-4-4　肿瘤呈乳头状结构

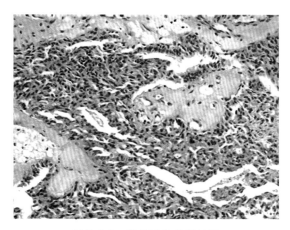

图 7-4-5　肿瘤呈乳头状结构

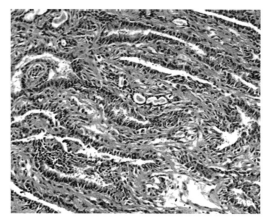

图 7-4-6　肿瘤呈乳头状结构，细胞丰富

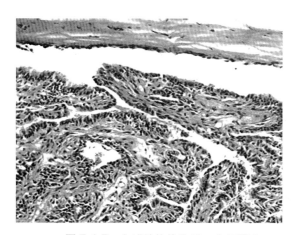

图 7-4-7　上述结构均位于一个导管内

五、肉芽肿性乳腺炎——乳腺癌

【概述】肉芽肿性乳腺炎又称"肉芽肿性小叶炎"，本病并非细菌感染所致，可能是自身免疫性疾病。好发于生育年龄、已婚和经产的女性。除乳晕区外的乳腺，其他部位均可发生。患者表现为乳腺肿块，有轻微疼痛，临床表现和钼靶都易误诊乳腺癌。

【大体表现】无包膜，边界不清，质硬韧，切面灰白，间杂淡棕黄色，分布有粟粒至黄豆大小不等的暗红色结节，部分结节中央可见囊性变。

【镜下表现】病变以乳腺小叶为中心，成多灶性分布，一般局限在小叶内。小叶末梢导管和腺泡大多消失。结节状，由上皮样细胞、多核巨细胞、淋巴细胞及中性粒细胞构成，偶见浆细胞。病变中常见中性粒细胞灶形成的微脓肿，无干酪样坏死，偶有小灶坏死。抗酸染色不见结核杆菌，无真菌，无脂质结晶，无明显的泡沫细胞和扩张的导管。

【鉴别诊断】因为结构破坏，再加上临床资料的支持，冷冻容易先入为主误诊为癌，造成不可挽回的损失。只要提高注意，分辨出镜下肉芽肿结构，诊断一般不会错。

【图示】肉芽肿性乳腺炎见图 7-5-1 至图 7-5-6。

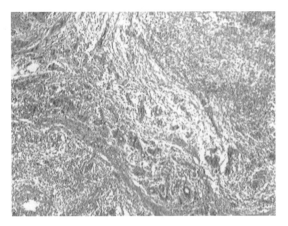

图 7-5-1　广泛累及小叶，乳腺小叶结构消失

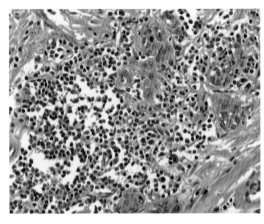

图 7-5-2　可见残存的小叶内导管，未见导管扩张

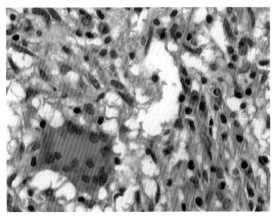

图 7-5-3　见多核巨细胞

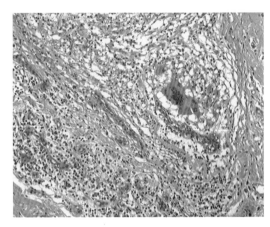

图 7-5-4　病变中央可见脓肿形成，并见巨细胞

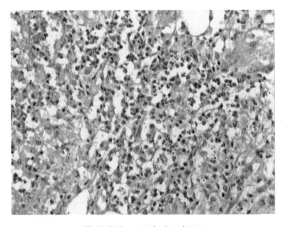

图 7-5-5　见脓肿及坏死

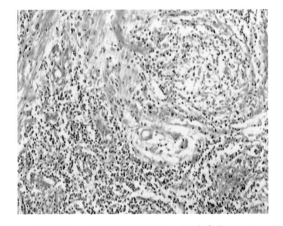

图 7-5-6　没有干酪样坏死，抗酸染色（－）

六、乳腺高分化血管肉瘤——血管瘤

【概述】乳腺血管肉瘤是一种由具有内皮细胞形态学特征的肿瘤性细胞组成的恶性肿

瘤。发病率低。高分化血管肉瘤平均发病年龄为 43 岁，中分化和低分化血管肉瘤平均发病年龄为 34 岁和 29 岁。高分化血管肉瘤 5 年和 10 年生存率分别为 91% 和 81%。乳腺血管肉瘤有以下几个亚型：①乳腺实质内原发性血管肉瘤；②乳腺根治术并且发生淋巴水肿后，在同侧上肢皮肤和软组织中继发血管肉瘤；③乳腺根治术并局部放疗后，胸壁和皮肤的继发性血管肉瘤；④乳腺保守治疗和放疗后，皮肤或乳腺实质或两者均继发血管肉瘤。

【大体表现】大小 1 ～ 20cm，平均 5cm。切面海绵状，边缘血管腔充血。部分界限不清。

【镜下表现】高分化血管肉瘤由相互吻合的血管组成，穿插于小叶间质内，血管腔较宽，充满红细胞。血管内皮细胞核明显，染色质深染。低分化血管肉瘤可见相互吻合的血管与实性的内皮细胞或梭形细胞区域混合在一起，有坏死和核分裂象。介于二者之间的为中分化。免疫组化：CD34、CD31 和Ⅷ因子阳性。

【鉴别诊断】高分化血管肉瘤形态温和，HE 形态有时很难与血管瘤区别。前者一般有放疗和根治术病史；一定切记在乳腺这个部位的良性血管源性肿瘤很少见。

【图示】乳腺高分化血管肉瘤见图 7-6-1 至图 7-6-6。

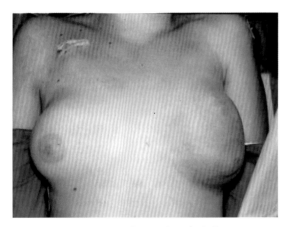

图 7-6-1　乳腺放化疗后皮肤病变

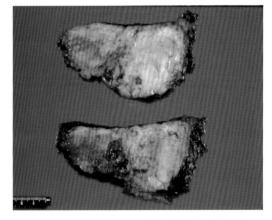

图 7-6-2　切面界限不清，灰红色，有出血

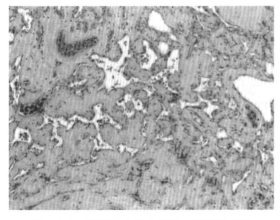

图 7-6-3　相互吻合的血管腔，形状不规则

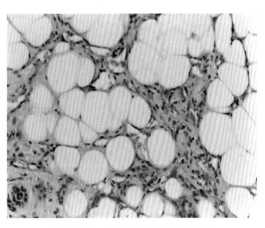

图 7-6-4　瘤细胞浸润脂肪组织

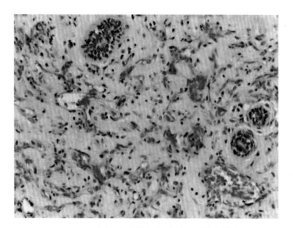

图 7-6-5　瘤细胞穿插在乳腺正常腺体之间

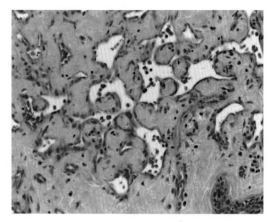

图 7-6-6　高倍镜下细胞形态良好

第8章　淋巴造血系统

一、坏死性淋巴结炎——恶性淋巴瘤

【概述】坏死性淋巴结炎（necrotizing lymphadenitis）又名组织细胞性坏死性淋巴结炎、亚急性坏死性淋巴结炎、菊池病。本病在日本报道的很多，占颈部淋巴结活检的 3% ～ 9%。临床上患者多见于青春期的年轻人，年龄在 10—30 岁，女性多见。80% 以上的病例以颈部淋巴结增大为首发症状，耳前、腋下、腹股沟多处浅表淋巴结及肠系膜淋巴结也可累及，少数可出现全身淋巴结增大。增大的淋巴结由 1 至数个，相互之间不融合，可以活动。增大的淋巴结常有压痛。少数病例伴随结外病变，主要是皮肤，尤其是面部。40% 的病例有 38℃ 以上的发热，患者可骤起高热持续不退或持续低热，常伴上呼吸道症状，似流感样。20% 的病例可见药疹样皮疹。有些患者并无明显症状。

【大体表现】病变淋巴结轻度增大，包膜完整，直径一般小于 2cm，但也有大至 7cm 的报道。质硬如橡皮。切面灰红均匀，或呈斑驳状。

【镜下表现】病变主要位于淋巴结的副皮质区，有时侵犯皮质。呈巢状，亦可呈弥漫性。特别在病变非常广泛时，虽然淋巴滤泡残存，但病变也可以波及整个淋巴结。病变部主要为变大的以及母化的淋巴细胞和组织细胞所占据。其中一部分组织细胞内还有吞噬现象。一部分组织细胞吞噬有红细胞，细胞核偏位，看起来像核内的嗜酸性包涵体。在多种多样增生的组织细胞中，常同时出现不等量的免疫母细胞。坏死可缺乏，亦可明显。常可以见到被认为是细胞凋亡的核浓缩变成核碎片和胞质嗜酸性变的细胞。与淋巴细胞和组织细胞混杂在一起的细胞崩解坏死产物（碎片）比较多见，坏死明显的病例可见泡沫细胞的聚集。小血管可见纤维素样坏死。但见不到嗜中性粒细胞、嗜酸性粒细胞，但有时可见极少数浆细胞。

【鉴别诊断】当增生的组织细胞出现多形性，并且出现较多的异型免疫母细胞时，需要和淋巴瘤鉴别。掌握本病的组织学特点，辅以免疫组化组织细胞标记有助于鉴别诊断。

【图示】坏死性淋巴结炎见图 8-1-1 至图 8-1-59。

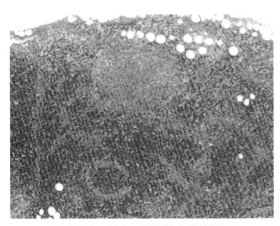

图 8-1-1　例 1．淋巴结内灶性坏死

177

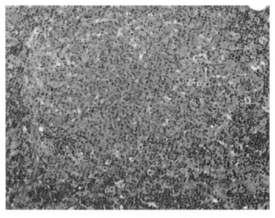

图 8-1-2　淋巴结内灶性坏死

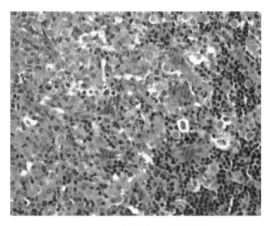

图 8-1-3　淋巴结内灶性坏死

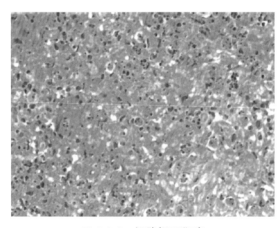

图 8-1-4　细胞坏死彻底

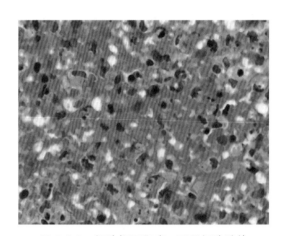

图 8-1-5　细胞坏死彻底，可见细胞碎片

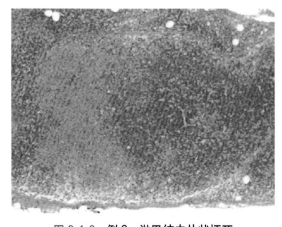

图 8-1-6　例 2，淋巴结内片状坏死

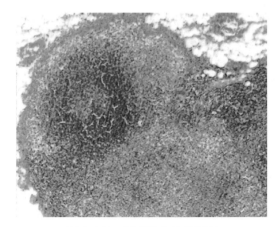

图 8-1-7　淋巴结内片状坏死

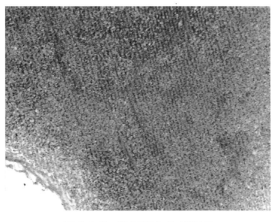

图 8-1-8　淋巴结内片状坏死

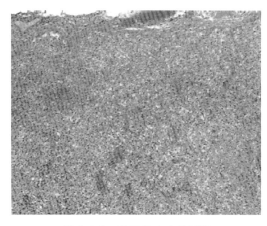

图 8-1-9　淋巴结内大片坏死

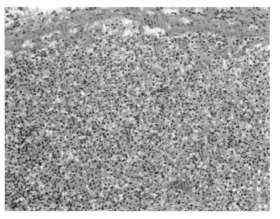

图 8-1-10　淋巴结内大片坏死

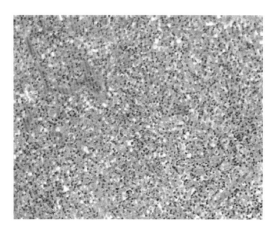

图 8-1-11　淋巴结内大片坏死

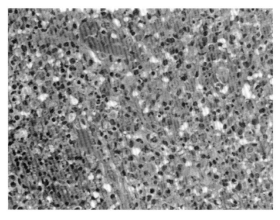

图 8-1-12　可见大量细胞碎片

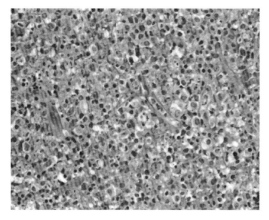

图 8-1-13　可见大量细胞碎片

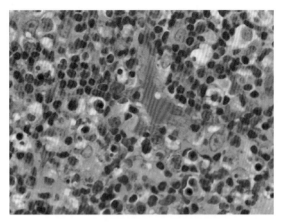

图 8-1-14　坏死灶周围淋巴组织增生

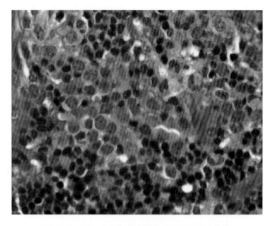

图 8-1-15　坏死灶周围淋巴组织增生

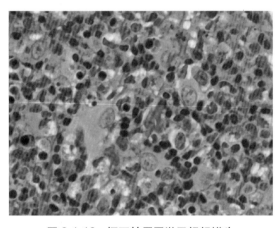

图 8-1-16　坏死灶周围淋巴组织增生

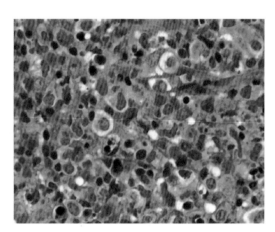

图 8-1-17　坏死灶周围淋巴组织增生

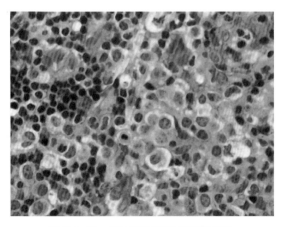

图 8-1-18　坏死灶周围淋巴组织增生

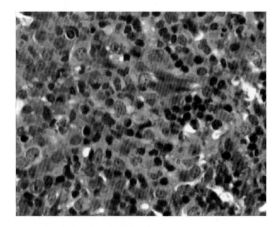

图 8-1-19　坏死灶周围淋巴组织增生

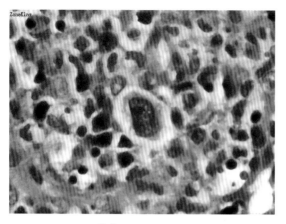

图 8-1-20　其中可见大淋巴细胞似淋巴瘤

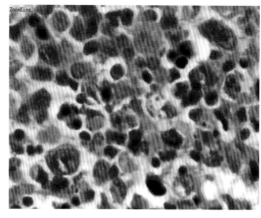

图 8-1-21　其中可见大淋巴细胞似淋巴瘤

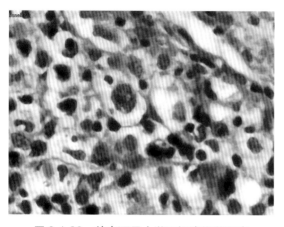

图 8-1-22　其中可见大淋巴细胞似淋巴瘤

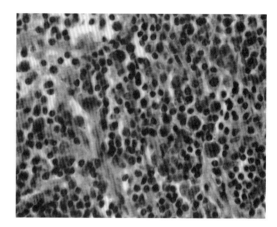

图 8-1-23　其中可见大淋巴细胞似淋巴瘤

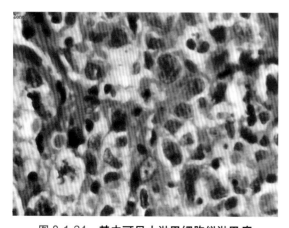

图 8-1-24　其中可见大淋巴细胞似淋巴瘤

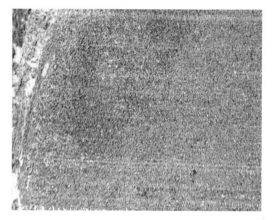

图 8-1-25　例 3，淋巴结结构消失，仅残留少许淋巴细胞

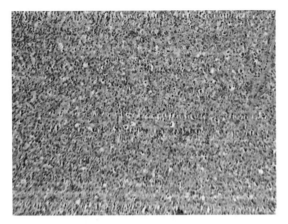

图 8-1-26　大量增生的淋巴组织

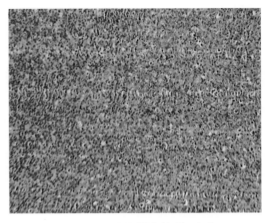

图 8-1-27　大量增生的淋巴组织

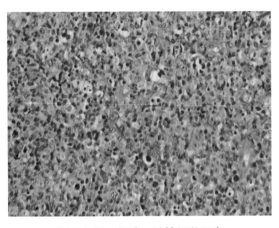

图 8-1-28　细胞一致性似淋巴瘤

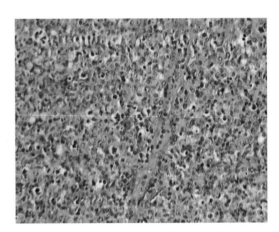

图 8-1-29　细胞一致性似淋巴瘤

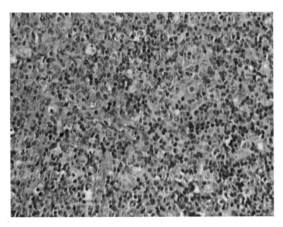

图 8-1-30　细胞一致性似淋巴瘤

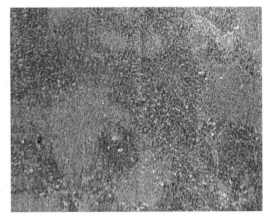

图 8-1-31　例 4，淋巴结正常结构消失，残留部分淋巴组织

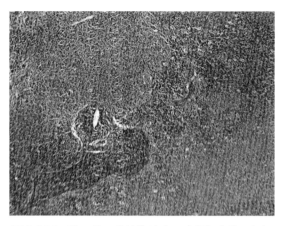

图 8-1-32 淋巴结正常结构消失，残留部分淋巴组织

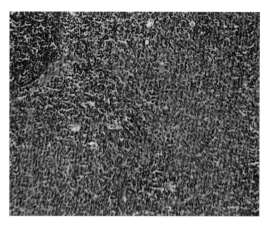

图 8-1-33 淋巴结正常结构消失，残留部分淋巴组织

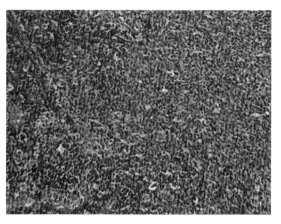

图 8-1-34 淋巴结正常结构消失，残留部分淋巴组织

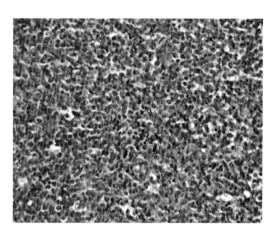

图 8-1-35 增生的淋巴组织细胞一致性

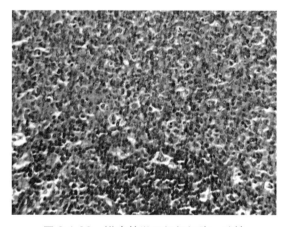

图 8-1-36 增生的淋巴组织细胞一致性

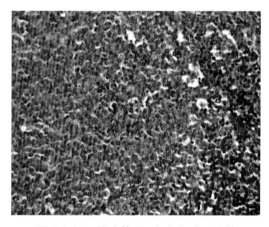

图 8-1-37 增生的淋巴组织细胞一致性

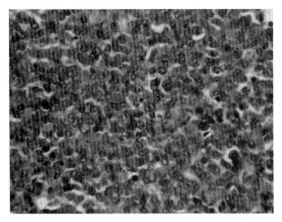

图 8-1-38　增生的淋巴组织细胞一致性似淋巴瘤

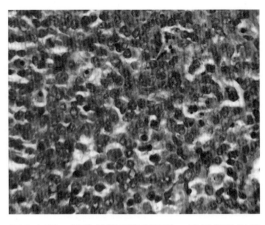

图 8-1-39　增生的淋巴组织细胞一致性似淋巴瘤

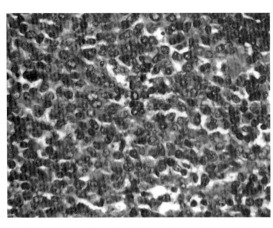

图 8-1-40　增生的淋巴组织细胞一致性似淋巴瘤

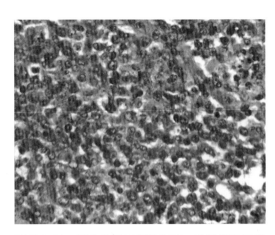

图 8-1-41　增生的淋巴组织细胞一致性似淋巴瘤

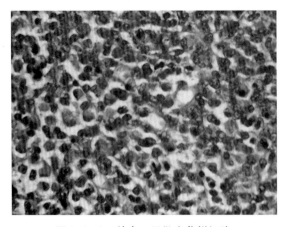

图 8-1-42　其中可见散在浆样细胞

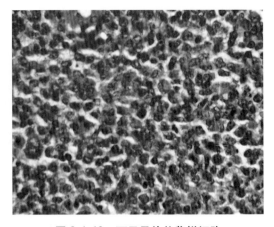

图 8-1-43　可见呈片状浆样细胞

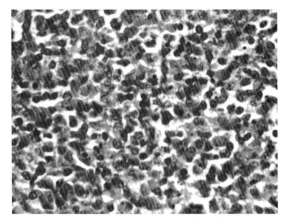

图 8-1-44 出现少数细胞碎片

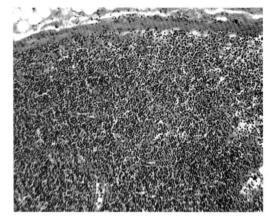

图 8-1-45 例 5，淋巴组织正常结构消失

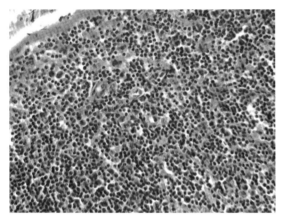

图 8-1-46 淋巴组织增生

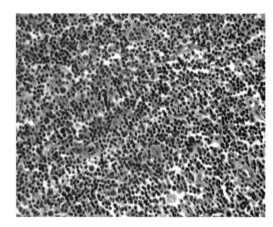

图 8-1-47 淋巴组织增生

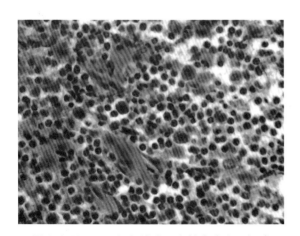

图 8-1-48 淋巴组织增生，有较多大淋巴细胞

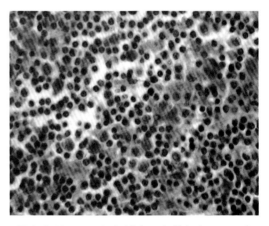

图 8-1-49 淋巴组织增生，有较多大淋巴细胞

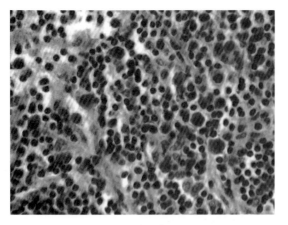

图 8-1-50　个别细胞见细胞碎片

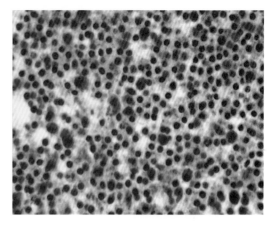

图 8-1-51　较多细胞碎片出现

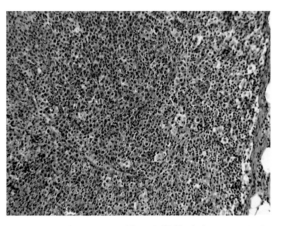

图 8-1-52　例 6，淋巴结正常结构消失，淋巴组织增生

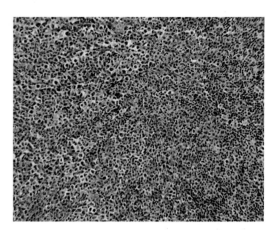

图 8-1-53　淋巴结正常结构消失，淋巴组织增生

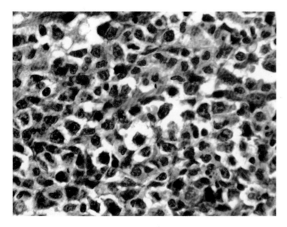

图 8-1-54　淋巴结正常结构消失，淋巴组织增生

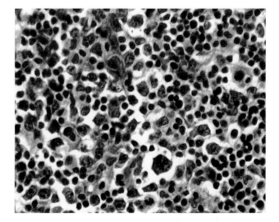

图 8-1-55　可见大淋巴细胞

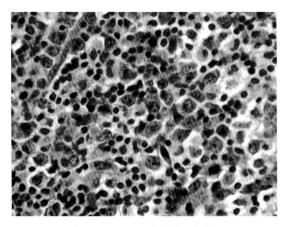

图 8-1-56　**可见大淋巴细胞**

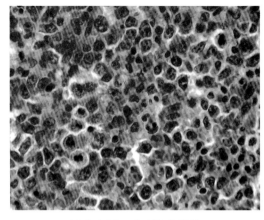

图 8-1-57　**出现细胞碎片**

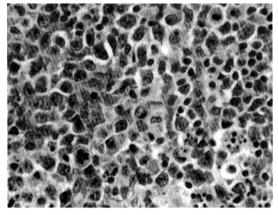

图 8-1-58　**出现细胞碎片**

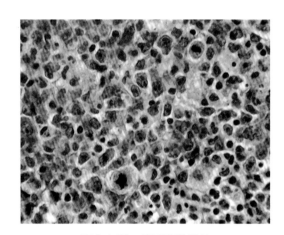

图 8-1-59　**出现细胞碎片**

二、淋巴结栅状肌纤维母细胞瘤——肉瘤

【概述】淋巴结内梭形细胞肿瘤多为转移性恶性肿瘤，常见的有恶性黑色素瘤、恶性神经鞘瘤、平滑肌肉瘤、肉瘤样癌及其他梭形细胞肉瘤等。淋巴结内原发性肿瘤较少见，有树突状细胞肿瘤、卡波西肉瘤、神经鞘瘤、恶性神经鞘瘤、纤维母细胞性网织细胞肉瘤等。

栅状肌纤维母细胞瘤又名淋巴结内出血性梭形细胞肿瘤，1989 年首次报道。该病是一种发生于淋巴结的良性肌纤维母细胞瘤，组织学由具有平滑肌细胞和纤维母细胞特征的梭形肿瘤细胞、石棉样纤维（amianthoid fiber，AF）及间质不同程度出血背景构成。由于该肿瘤较少见，平时工作中难以遇到，值得提醒。

栅状肌纤维母细胞瘤是一种特殊的肌纤维母细胞瘤。其特征性组织学表现为：①肿瘤组织有较厚包膜，包膜外残存淋巴结结构；②肿瘤细胞呈梭形，排列成束状、编织状，部分呈栅栏状，细胞胞质浅伊红色，胞界不清，核分裂象少或无，核分裂象＜ 2 个 /10HPF；③间质有较多出血，可见簇状发育不全血管。炎症细胞少或无，可见肥大细胞；④肿瘤内有石棉样小体，HE 染色中为嗜酸性胶原小结，边缘多呈细星芒状，早期石棉样小体中心有小血管。部分石棉样小体可有钙化。Masson 三色中石棉样小体中心呈绿色，其星芒状突起呈红色。

　　由于栅状肌纤维母细胞瘤由梭形肿瘤细胞组成，细胞较丰富，呈交叉束状排列，间质有较多出血，极易误诊为卡波西肉瘤或其他肉瘤。如果清楚淋巴结栅状肌纤维母细胞瘤的特征性，诊断一般不难。

　　【图示】淋巴结栅状肌纤维母细胞瘤见图 8-2-1 至图 8-2-12。

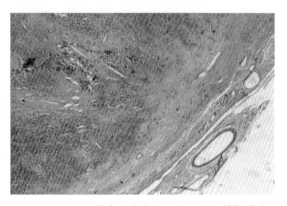

图 8-2-1　淋巴结内大片出血，淋巴组织结构消失

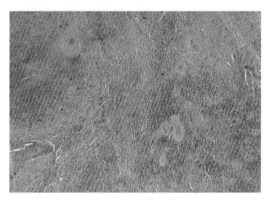

图 8-2-2　淋巴结内大片出血，淋巴组织结构消失

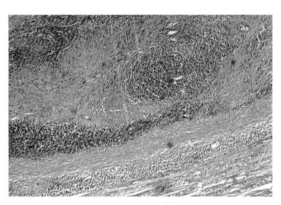

图 8-2-3　淋巴结内大片出血，淋巴组织结构消失

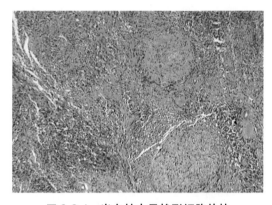

图 8-2-4　出血灶内见梭形细胞片块

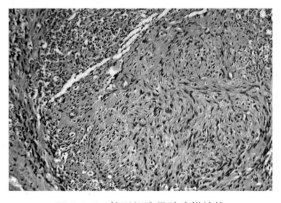

图 8-2-5　梭形细胞呈肿瘤样结构

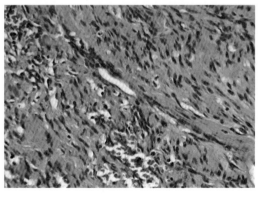

图 8-2-6　梭形细胞中可见小血管结构

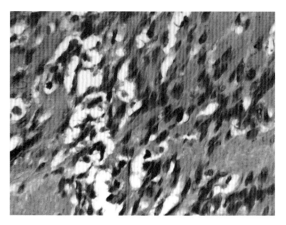

图 8-2-7　梭形细胞中可见小血管结构

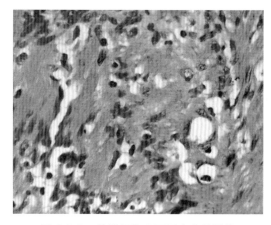

图 8-2-8　梭形细胞中可见小血管结构

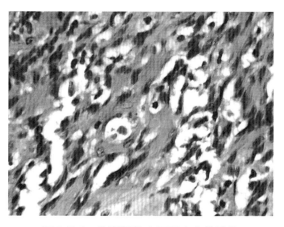

图 8-2-9　梭形细胞中可见小血管结构

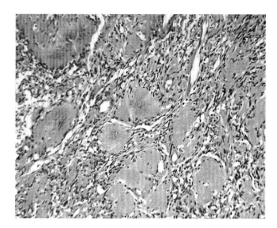

图 8-2-10　梭形细胞中见多灶无结构区

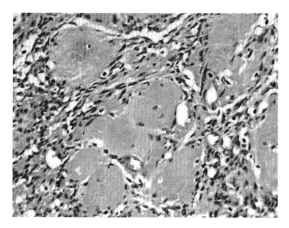

图 8-2-11　梭形细胞中见多灶无结构区

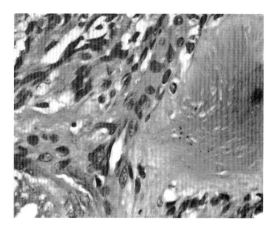

图 8-2-12　梭形细胞中见多灶无结构区

三、淋巴结滤泡树突状细胞肉瘤——淋巴结转移性梭形细胞鳞癌

【概述】淋巴结滤泡树突状细胞肉瘤是淋巴结少见肿瘤，Lennert 曾于 1978 年预测过滤泡树突细胞可发生肿瘤，最早的病例是由 Monda 等于 1986 年描述的。以往被认为是网状细胞肉瘤／肿瘤和树突状网状细胞肉瘤。大部分发生在淋巴结，尤其是颈部淋巴结。其他部位也相对多见，如腋窝、纵隔、肠系膜和腹膜后。也可见于结外部位，如扁桃体、脾、口腔、胃肠道、肝、软组织、皮肤，甚至乳腺。发病年龄分布广泛，多数是成年人，男女发病率相当。临床表现为无痛性肿块，生长缓慢，全身症状不常见，若发生在腹腔表现为腹痛。有 10%～20% 患者伴发 Castleman 病或在之前发生，常为透明血管型。患者有副肿瘤性天疱疮较为罕见。精神分裂症患者的发病率增高。发病机制不明，有研究表明，发生在肝脾的滤泡树突状细胞肉瘤和炎性假瘤有着极其相似的特点，并与 EBV 感染有关。肿瘤起源于滤泡内滤泡树突状细胞，滤泡树突细胞增生和异常增生可能是肿瘤的前驱病变。预后：生物学行为惰性，似低度恶性肉瘤，手术切除即可。有 40%～50% 的患者局部复发，有 25% 患者转移。发生在腹腔内的、细胞异型性明显的、有广泛坏死的、肿瘤大于 6cm、增殖指数高且缺乏辅助治疗的患者预后较差。

【大体表现】大小不等，多数界限清楚，切面实性，棕黄色。

【镜下表现】淋巴结结构破坏，残留生发中心样结构。瘤细胞束状、层叠状、旋涡状或模糊结节状排列，间质血管周围有小淋巴细胞簇状排列，即所谓"双相性"分布结构。此外还有一种"炎性假瘤型"，即反应性淋巴细胞、浆细胞、组织细胞和泡沫细胞增生，弥漫浸润在梭形细胞中，似炎性假瘤，此型多见于肝和脾，它和肝脾发生的炎性假瘤的关系尚不明确。少数情况下有囊性区域，或在血管周围形成胸腺瘤样或淀粉样变。瘤细胞梭形或卵圆形，细胞边界不清，胞质丰富，中度嗜酸性，细胞核长形，染色质泡状或细颗粒状，有小而清晰核仁，偶见多核细胞，或呈 Warthin-Finkeldey 巨细胞样，可见核内包涵体。细胞形态温和，部分有核分裂象或异常核分裂象。免疫组化：特征性表达 CD21、CD35、CD23 和 Clusterin，可表达 S-100、CD68、EMA，多数表达 Vimentin、桥粒斑蛋白、Fascin 和 HLA-DR，一般不表达 LCA、CD20、CK。Ki-67 1%～25%。

【电镜】显示大量的胞质内突起，被散在分布的桥粒连接，胞核长形，经常见泡质凹折入内。

【遗传学】免疫球蛋白重链基因和 T 细胞受体基因的 β、δ、γ 链处于胚系状态。

【鉴别诊断】

1. 与淋巴结转移性梭形细胞鳞癌鉴别　两者镜下都由梭形瘤细胞和炎细胞组成，鉴别要点如下。①临床：后者临床可有原发癌病史，前者一般无明显症状。②镜下：后者有少数角化细胞和角化珠，显示鳞状分化。③免疫组化可能是主要的鉴别点：前者特异性表达 CD21 和 CD35，不表达 CK；后者相反，表达 CK，不表达 CD21 和 CD35。

2. 与异位性错构瘤性胸腺瘤鉴别　后者也发生在下颈部，一般只发生在锁骨上、胸骨上和胸骨前表浅或深部软组织。镜下由 3 种成分组成，梭形细胞、上皮细胞岛和脂肪组织。梭形细胞束状或格子状，上皮成分有鳞状细胞岛、汗腺腺瘤样、腺样结构和囊肿。二者之间可见移行。免疫组化：上皮和梭形细胞弥漫强阳性表达 CK。

【图示】淋巴结滤泡树突状细胞肉瘤见图 8-3-1 至图 8-3-20。

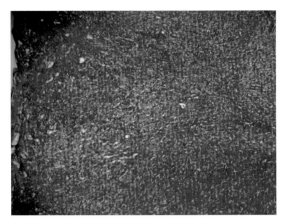

图 8-3-1　第 1 次活检颈部淋巴结，淋巴结结构破坏

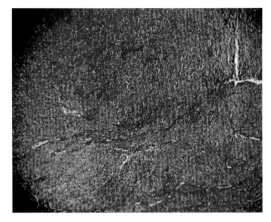

图 8-3-2　仅见少许残留的淋巴细胞

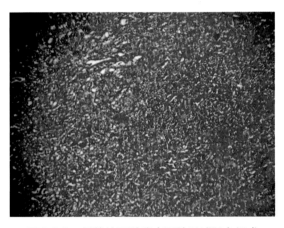

图 8-3-3　低倍镜下肿瘤由两种区域混杂组成

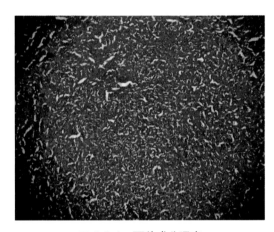

图 8-3-4　两种成分混杂

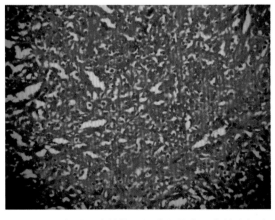

图 8-3-5　胞质粉染的梭形细胞和其中混杂的炎细胞

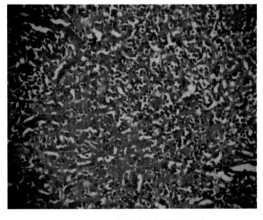

图 8-3-6　梭形细胞界限不清

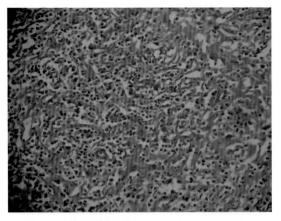

图 8-3-7　梭形细胞胞质丰富，有长胞突相互连接

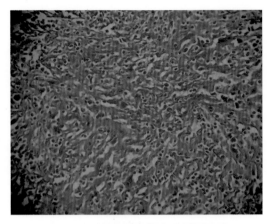

图 8-3-8　滤泡树突细胞丰富的胞质

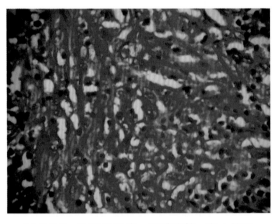

图 8-3-9　细胞核淡染，核膜清楚，有小核仁

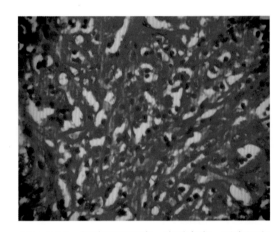

图 8-3-10　细胞界限不清，胞质丰富，形态温和

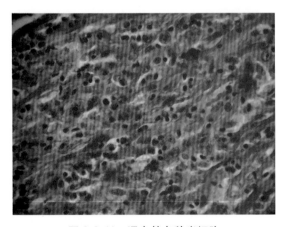

图 8-3-11　混杂的多种炎细胞

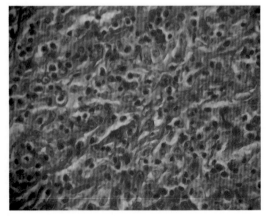

图 8-3-12　混杂的多种炎细胞

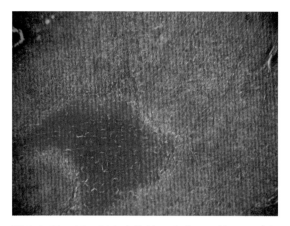

图 8-3-13　同一例患者的第 2 次腹腔活检，可见多处大片坏死

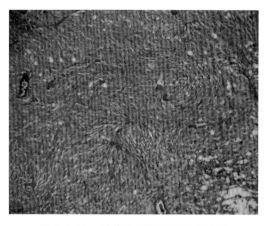

图 8-3-14　肿瘤旋涡状排列似脑膜瘤

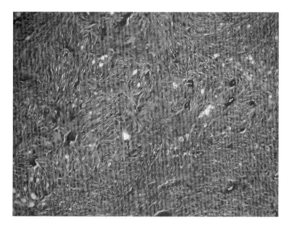

图 8-3-15　肿瘤假菊形团排列

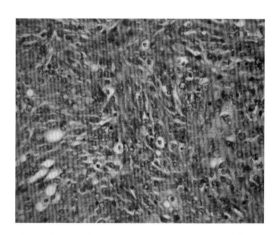

图 8-3-16　束状密集区瘤细胞多，炎细胞少见

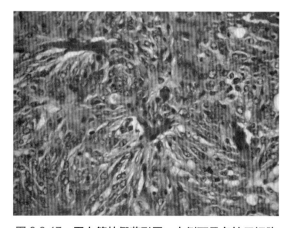

图 8-3-17　围血管的假菊形团，右侧可见多核巨细胞

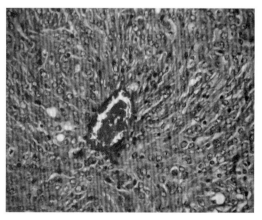

图 8-3-18　瘤细胞形态同上次活检，但核分裂象明显增多

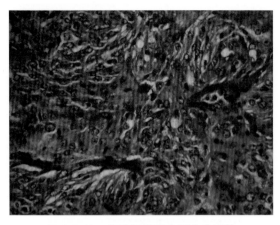

图 8-3-19　梭形细胞形态同上次活检

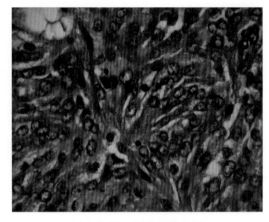

图 8-3-20　核分裂象多见

第9章　骨及软骨组织

一、骨痂——骨肉瘤

【概述】 骨痂（bony callus）是指在骨折 10 周左右，骨折的两端之间及其周围均被新长出来的编织骨、软骨和纤维组织充填，从而构成骨痂。

【大体表现】 暗红或灰白色组织，质地较软。

【镜下表现】 骨痂随骨折愈合有一个演变过程，最初骨痂主要为血肿、肉芽组织及纤维结缔组织增生伴有生骨细胞分裂增殖、分化及形成骨的过程。在骨折时由于形成丰富软骨与紊乱的膜性骨，在改造形成原始骨痂中，会形成难以辨别的显微镜下表现，可与骨肉瘤混淆。在成骨不全中骨痂形成尤其丰富，但是增生的骨母细胞没有明显的异型性。

【鉴别诊断】 当骨痂中组织增生活跃时，需要与骨肉瘤相鉴别。①骨肉瘤骨母细胞增生及骨样基质形成，骨母细胞具有异型性，可见核分裂，即使高分化骨肉瘤也可见到少数明显异型的骨母细胞。骨痂中增生的骨母细胞缺乏异型性。②骨肉瘤没有骨痂的层次结构，即没有血肿、肉芽组织、纤维组织和成方向性排列的钙化骨小梁等结构。③结合临床及 X 线片：骨肉瘤具有特征性影像学改变。

【图示】 骨痂见图 9-1-1 至图 9-1-19。

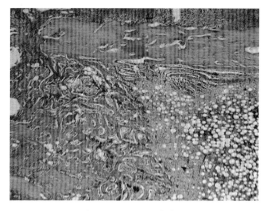

图 9-1-1　骨折断端骨痂形成向骨髓腔内伸展

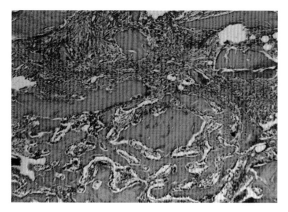

图 9-1-2　上方为碎骨片，下方为新形成的骨痂

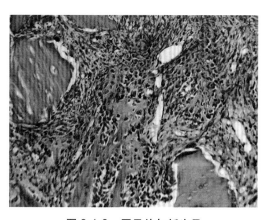

图 9-1-3　原骨片与新生骨

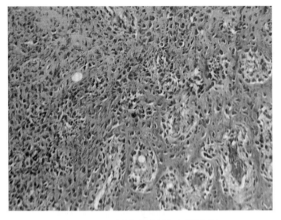

图 9-1-4　新生骨细胞生长活跃

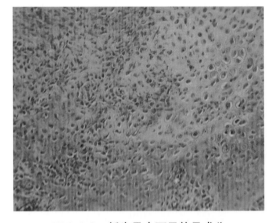

图 9-1-5　新生骨中可见软骨成分

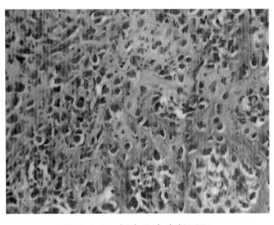

图 9-1-6　新生骨中生长活跃

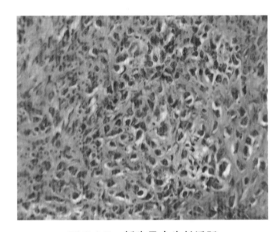

图 9-1-7　新生骨中生长活跃

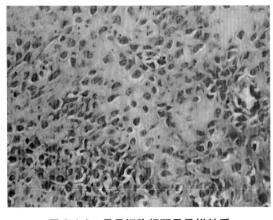

图 9-1-8　骨母细胞间可见骨样基质

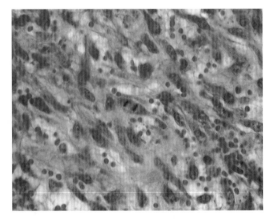

图 9-1-9　分裂象可见

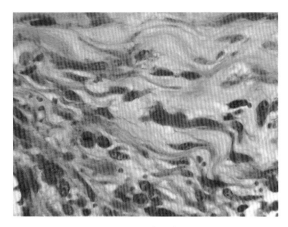

图 9-1-10　**分裂象可见**

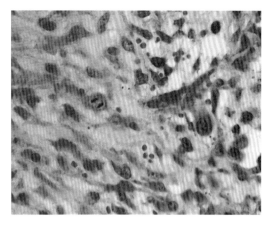

图 9-1-11　**分裂象可见**

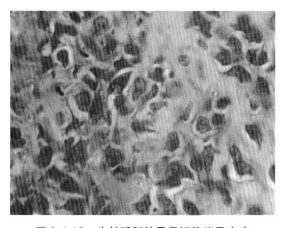

图 9-1-12　**生长活跃的骨母细胞似骨肉瘤**

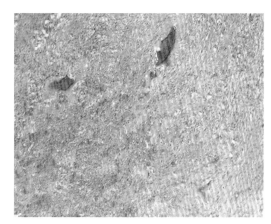

图 9-1-13　**另一例新生骨与残留骨片**

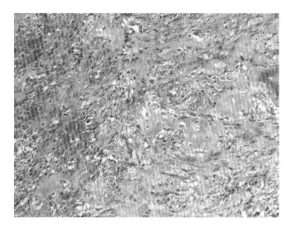

图 9-1-14　**梭形细胞生长活跃**

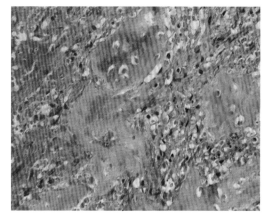

图 9-1-15　**梭形细胞之间可见骨样基质**

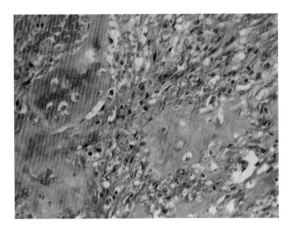
图 9-1-16　梭形细胞之间可见骨样基质似骨肉瘤

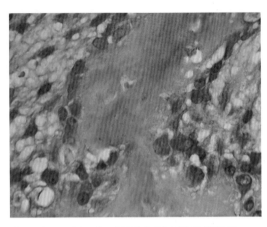
图 9-1-17　梭形细胞之间可见骨样基质

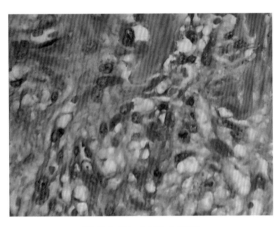
图 9-1-18　可见分裂象

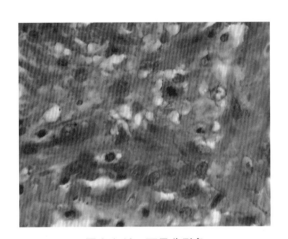
图 9-1-19　可见分裂象

二、骨化性肌炎——骨肉瘤

【概述】骨化性肌炎（myositis ossificans）是肌肉或软组织发生的异位骨化性肿瘤样病变。临床比较常见，好发于青年男性的四肢肌肉，尤其是骨四头肌。常有外伤史。

【大体表现】早期为界限不清的病变，随着病变的发展逐渐形成界限清楚的圆形或卵圆形病灶。切面灰白或灰黄色，质韧，有时可见分带现象。

【镜下表现】具有分带特点。病变周边部为成熟、规则的骨小梁，围以骨母细胞，病变中央结构类似结节性筋膜炎，可见含血管丰富的大量增生的纤维母细胞，细胞有一定的异型性，并且可见核分裂象。中央与周边部之间为不成熟的骨样组织，形成比较规则的相互吻合的骨小梁。

【鉴别诊断】骨化性肌炎需要与皮质旁骨肉瘤相鉴别。①临床表现及 X 线片：对鉴别非常有帮助。骨化性肌炎病变位于软组织中，边界清楚，具有花边现象。②组织学改变：骨肉瘤没有分带现象，肿瘤性骨样组织和骨小梁排列紊乱。③骨化性肌炎时虽然纤维母细胞、骨母细胞增生活跃，可见核分裂，但细胞异型性不明显，没有病理性核分裂。

【图示】骨化性肌炎见图 9-2-1 至图 9-2-15。

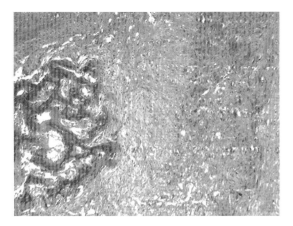

图 9-2-1　生长活跃的梭形细胞肿块中可见新生骨小梁

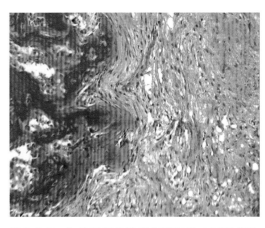

图 9-2-2　生长活跃的梭形细胞肿块中可见新生骨小梁

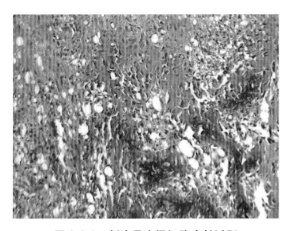

图 9-2-3　新生骨小梁细胞生长活跃

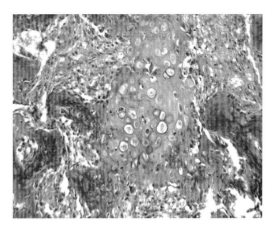

图 9-2-4　新生骨小梁细胞生长活跃，其中可见灶性软骨

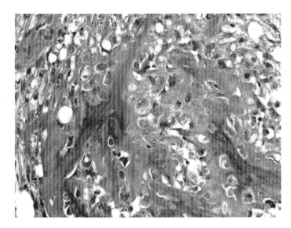

图 9-2-5　骨母细胞生长活跃

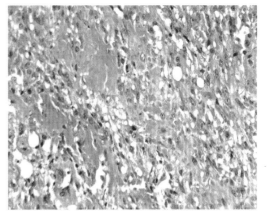

图 9-2-6　骨母细胞生长活跃，散在骨样基质

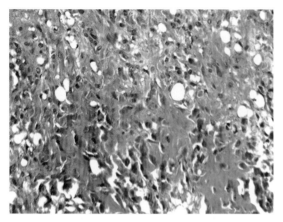

图 9-2-7　骨母细胞生长活跃，散在骨样基质

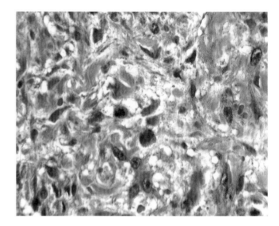

图 9-2-8　可见分裂象

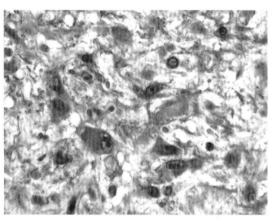

图 9-2-9　细胞核大，核仁明显

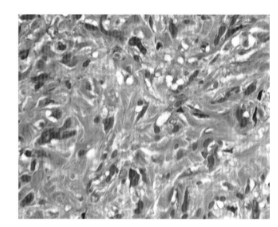

图 9-2-10　胶原纤维形成

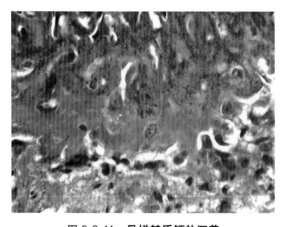

图 9-2-11　骨样基质钙盐沉着

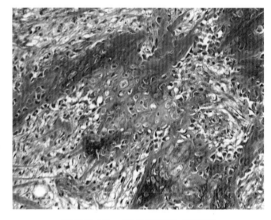

图 9-2-12　骨母细胞生长活跃

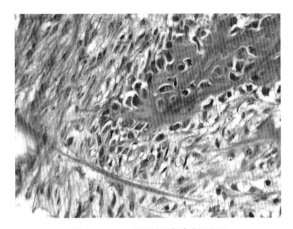

图 9-2-13　骨母细胞生长活跃

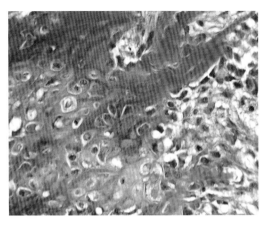

图 9-2-14　骨母细胞生长活跃

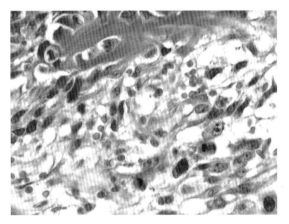

图 9-2-15　分裂象可见

三、内生性软骨瘤——软骨肉瘤

【概述】软骨瘤可分单发性内生性软骨瘤、多发性内生性软骨瘤和皮质旁软骨瘤。单发性内生性软骨瘤最多见，可能由异位的软骨细胞巢所引起，好发于四肢小骨，其中以手与足部管状骨最多见，少数发生于股骨、肱骨、肋骨、骨盆，偶可见于喉部，性别无明显差异，患者多数为青年人。肿瘤早期无明显症状，长大后造成压迫和畸形或有隐痛。

典型的内生性软骨瘤 X 线检查见骨中心有局限性、边界整齐的椭圆形透明阴影，内有散在钙化点，瘤周有薄层骨质硬化征象。发生于骨内的单发性内生性软骨瘤偶尔可恶变为软骨肉瘤，对于无症状的内生性软骨瘤患者可严密观察。彻底搔刮和碎片植骨术后可获痊愈。多发性软骨瘤和皮质旁软骨瘤均很少见。它们的病理变化与单发性者相似，但细胞丰富，双核瘤细胞等较明显。

【大体表现】肿瘤呈结节状或分叶状，大小不一，边界清楚，质坚实，浅蓝色。切面半透明似透明软骨，有灰白色的纤维间隔，部分区域可有黏液变及淡黄沙砾样的钙化和骨化区。患骨的骨皮质常膨胀变薄，有时可薄如蛋壳。

【组织形态】肿瘤常被纤维组织隔成多个大小不等的软骨细胞团，其中央基质较多，细胞较成熟，周边细胞较多，生长活跃。瘤组织似正常透明软骨，软骨细胞呈双行排列，但软骨囊及软骨细胞大小不一，分布疏密不均。有的区域瘤细胞分散，无双行排列的结构。软骨细胞大小、排列、分布均不规则。瘤细胞胞质嗜酸性，胞核小而圆形，染色深而固缩，不见核仁，无间变。软骨基质有时甚为疏松，且不均匀，有时软骨基质可有黏液变，偶可钙化及骨化。若长骨的软骨瘤出现较多的双核软骨细胞、瘤细胞胞核肥大，深染，发现核分裂象及单核或多核的瘤巨细胞时，则应认为肉瘤变（软骨肉瘤），再结合临床方面的恶变可能条件则更为可靠。临床方面恶变可能的条件为：①位于骨盆、肋骨、胸骨、脊椎骨的软骨瘤；②长骨内的直径＞8cm 的大型骨浅层肿瘤；③手、足以外的四肢长骨内生性软骨瘤有骨皮质穿破者；④青春期肿瘤生长突然加快或在成年后发病者。

【鉴别诊断】发生在手、足小骨的内生性软骨瘤，瘤细胞可有轻度间变，也不能诊断恶性。

【图示】内生性软骨瘤见图 9-3-1 至图 9-3-11。软骨肉瘤见图 9-3-12 至图 9-3-21。

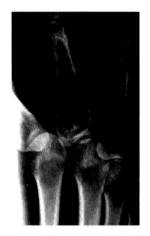

图 9-3-1　中指第 1 指骨骨髓腔内溶骨性病变，骨皮质局部不完整

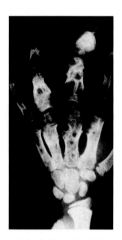

图 9-3-2　指掌骨多处骨破坏累及软组织

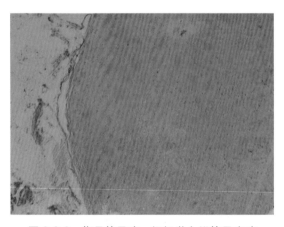

图 9-3-3　指骨软骨瘤，组织学上似软骨肉瘤

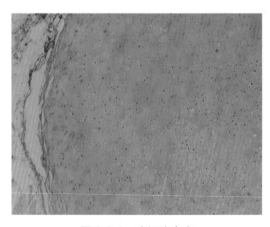

图 9-3-4　瘤细胞丰富

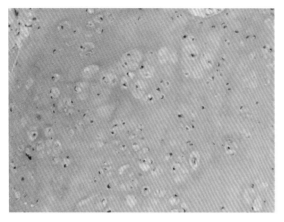

图 9-3-5　瘤细胞不成熟

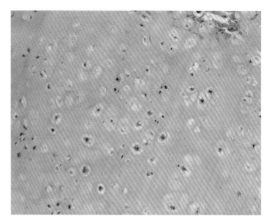

图 9-3-6　瘤细胞不成熟

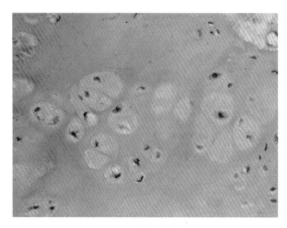

图 9-3-7　瘤细胞不成熟

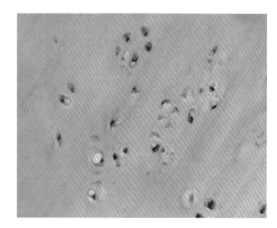

图 9-3-8　瘤细胞不成熟

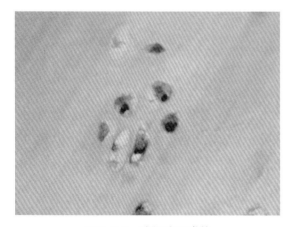

图 9-3-9　瘤细胞不成熟

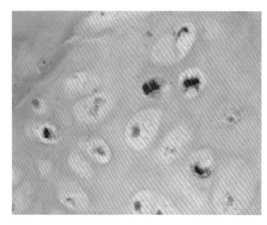

图 9-3-10　可见分裂象

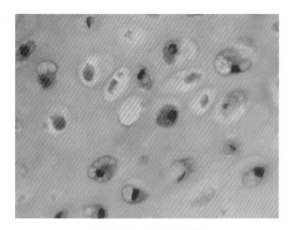

图 9-3-11 可见分裂象

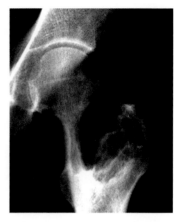

图 9-3-12 股骨颈溶骨性病变

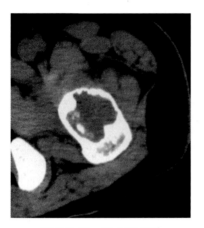

图 9-3-13 骨皮质完整

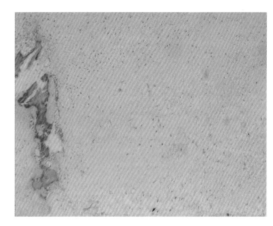

图 9-3-14 股骨的软骨肉瘤组织学上似软骨瘤

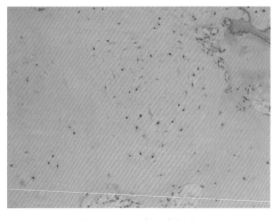

图 9-3-15 瘤细胞细少

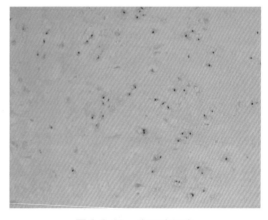

图 9-3-16 瘤细胞细少

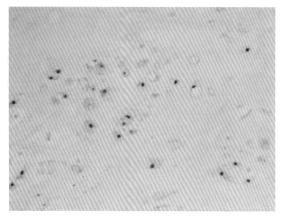

图 9-3-17　**细胞缺乏异型性**

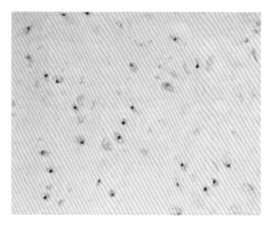

图 9-3-18　**细胞缺乏异型性**

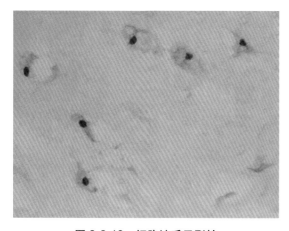

图 9-3-19　**细胞缺乏异型性**

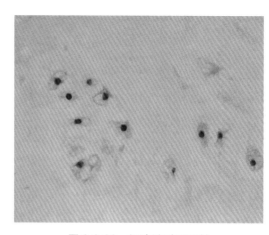

图 9-3-20　**细胞缺乏异型性**

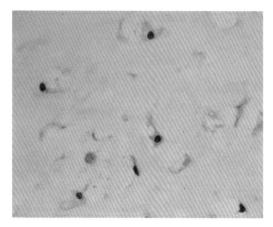

图 9-3-21　**细胞缺乏异型性**

四、低毒感染——淋巴瘤或浆细胞瘤

【**概述**】骨的低毒感染，这一名称在教科书上难以找到，病理文献中也未见存在，只在骨的 X 线病变中有零星报道。在病理日常工作中，不时会遇到这样的病例，有必要提醒同道们注意。

此病本质上是骨的一种慢性炎症，但又不是慢性骨髓炎，因为慢性骨髓炎常由急性骨髓炎迁延而成。本病临床上没有急性骨髓炎的病史，仅是因病变部位轻微疼痛或不适而就诊发现。

X线检查显示，骨组织局限性破坏和新生均存在。既有骨的低密度区，也有高密度区。有的病例骨皮质出现葱皮样骨膜反应，因而临床诊断为尤因肉瘤。

由于骨科活检组织往往破碎，或者脱钙后切片染色受影响，组织学上出现大量淋巴细胞及组织细胞，此时容易看成小细胞性恶性肿瘤。由于临床怀疑为尤因肉瘤，病理医师把注意力放在如何与尤因肉瘤相鉴别，于是就染了多种免疫组织化学标记，结果排除了尤因肉瘤而淋巴细胞标记阳性，也就想当然地诊断为淋巴瘤。当以大量浆细胞为主时，就会诊断浆细胞瘤。因此，当骨组织活检标本中见到大量淋巴细胞时，千万不要只想到淋巴瘤。

文献中曾有报道，伤寒患者在发病20年后出现了骨髓炎，并且从骨髓炎病灶中分离出了伤寒杆菌。因此推测，骨的局限性慢性炎症表现，有可能为毒力较低的病原体感染，导致了慢性炎症的组织学改变。

【图示】低毒感染见图9-4-1至图9-4-6。

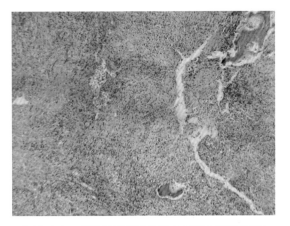

图9-4-1　病灶见残留骨片及大量淋巴细胞浸润

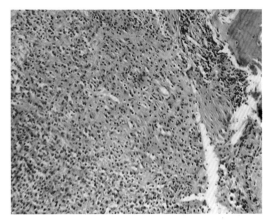

图9-4-2　病灶见残留骨片及大量淋巴细胞浸润

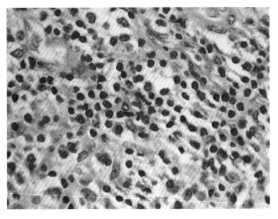

图9-4-3　浸润细胞以淋巴细胞为主

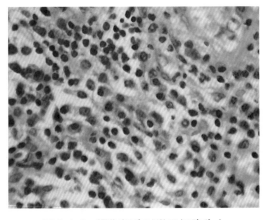

图9-4-4　浸润细胞以淋巴细胞为主

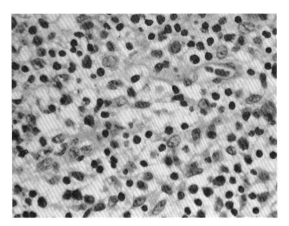
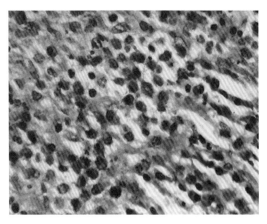

图 9-4-5　浸润细胞以淋巴细胞为主，另见浆细胞　　图 9-4-6　浸润细胞以淋巴细胞为主，另见浆细
　　　　　　　　　　　　　　　　　　　　　　　　　　　　　胞，局部浆细胞较多

五、骨上皮样血管内皮瘤——骨上皮样血管瘤

【概述】上皮样血管内皮瘤（epithelioid hemangioendothelioma，EHE）是一种少见的血管源性肿瘤，自 1982 年 Weiss 等首次报道软组织的 EHE 后，许多部位的 EHE 都有报道，但原发于骨的报道较少。与软组织等其他部位的 EHE 最大不同点是骨 EHE 易出现多灶性病变，约 55% 病例为多中心型，即可在同一骨出现多个病灶或在不同的骨中发病。

骨 EHE 可发生于任何年龄，以 10—30 岁多见，男女均可发生。可累及任何部位骨组织，但以下肢多见。可单发或多发，部分肿瘤可累及多处骨，或同时伴有内脏器官受累，但与传统骨血管肉瘤相比，本瘤出现多发性的概率较高。临床主要表现为患骨疼痛，有或无病理性骨折。X 线检查无特征性表现，大多为境界清楚或不清的溶骨性破坏，常呈现肥皂泡样外观，骨皮质膨胀或伴有病理性骨折，可伴有不同程度的反应性骨硬化，骨膜反应及软组织肿块少见。部分病例骨病损为多中心性，多中心骨病损的 X 线改变有助于提示该病。X 线片易被诊断为巨细胞瘤或转移癌。

一般认为，EHE 是介于良性上皮样血管瘤和高度侵袭性上皮样血管肉瘤的一种中间型或低度恶性肿瘤。然而该肿瘤形态学特征与其生物学行为无相关性，并且 EHE 与上皮样血管肉瘤的关系也存在争议。Kleer 等报道 40 例骨 EHE，26 例有随访结果，其存活率为 89%。由于患者常为多灶性病变，并且病变可累及实质性器官，因此，内脏器官是否受累是判断骨 EHE 预后的最重要指标。Mentzel 等也认为其临床过程不能预测，他们分析了 30 例皮肤和软组织的 EHE，24 例获随访结果，其中 3 例复发，5 例全身转移，4 例死于肿瘤；而且肿瘤形态与生物学行为无相关性，因此该作者认为 EHE 是明确的恶性肿瘤而不是交界性肿瘤，但其转移率和病死率低于一般血管肉瘤或经典的上皮样血管肉瘤。在 2002 年 WHO 软组织及骨肿瘤分类中将 EHE 列入恶性肿瘤。

【大体表现】质软，切面有出血。

【镜下表现】Tsuneyoshi 等首次对 EHE 进行了临床、病理组织学、超微结构及免疫组织化学的分析，其形态学特征类似于软组织的 EHE。骨 EHE 的病理诊断要点如下。①原发于骨组织。②上皮样瘤细胞形成较原始的小血管腔，呈实巢状、索状或不规则形。瘤细胞可有轻度异型性，坏死无或少见，核分裂象偶见（1～2个/10HPF）。间质常为黏液样变或透明变性。肿瘤组织内或边缘散布成熟的骨小梁组织。③免疫表型显示为血管内皮性肿瘤，即 Vimentin、F Ⅷ Rag、CD34、CD31 阳性，CK 阴性或弱阳性。④电镜下观察瘤细胞可找到 Weibel-Palade 小体。

【鉴别诊断】

1. 骨上皮样血管瘤 为良性的血管肿瘤，形态学上与上皮样血管内皮瘤特征有重叠现象，如瘤细胞呈上皮样，间质有炎细胞浸润。但上皮样血管瘤是以分化良好上皮样毛细血管型小血管和间质，以及有较多的以嗜酸性粒细胞为主的炎细胞浸润为特征。EHE 增生的血管更原始，上皮样内皮细胞有一定异型性，间质有明显黏液样变或透明变性，骨病损可为多中心性。

2. 骨上皮样血管肉瘤 虽然肿瘤细胞也呈上皮样，但瘤细胞异型性明显，核分裂象更多，出血、坏死明显，血管分化更原始，可见不规则的互相吻合的窦样血管网等。

3. 骨转移癌 骨 EHE 由于瘤细胞为上皮样，可呈小巢状或索状分布，易误诊为骨转移性上皮性癌，如鳞癌或腺癌。但癌细胞异型性更明显，免疫组化标记 CK 为明显的阳性表达，而标记血管源性的 F Ⅷ Rag、CD34、CD31 等抗体均为阴性。电镜下瘤细胞无 Weibel-Palade 小体。

4. 动脉瘤样骨囊肿 动脉瘤样骨囊肿倾向于血管性增生，并累及周围软组织，最易与 EHE 相混淆。但是动脉瘤样骨囊肿增生血管间的基质中并无肿瘤细胞。此外，还会出现特征性的化生骨，可以相鉴别。

【图示】 骨上皮样血管内皮瘤见图 9-5-1 至图 9-5-7。

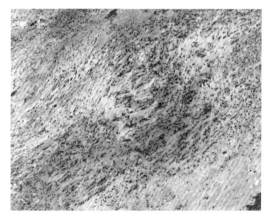

图 9-5-1 低倍镜下见丰富的黏液样基质中上皮样或胖梭形细胞散在或条索状排列

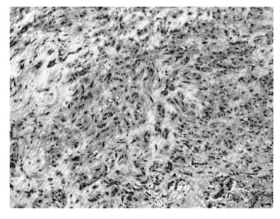

图 9-5-2 显示肿瘤组织具有丰富的黏液样基质

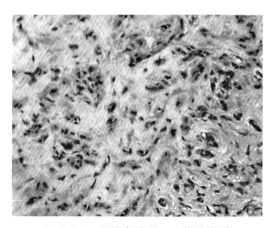

图 9-5-3 散在条索状、小巢状排列

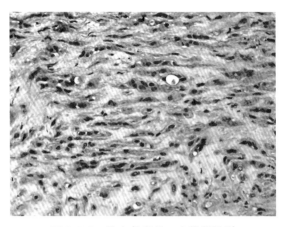

图 9-5-4　散在条索状、小巢状排列

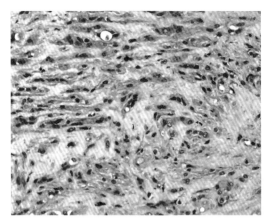

图 9-5-5　细胞呈上皮样或胖梭形，胞质丰富部分形成原始管腔，腔内可见红细胞

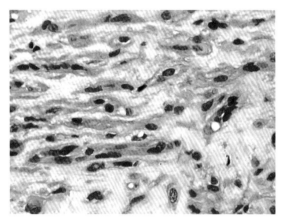

图 9-5-6　高倍镜下显示瘤细胞大小不一，呈上皮样或胖梭形，部分瘤细胞有管腔形成；瘤细胞核染色质较细腻，核仁不明显

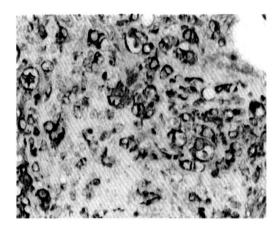

图 9-5-7　瘤细胞免疫组化 CD34 阳性

第10章 软 组 织

由于软组织肿瘤具有众多的组织学类型和亚型，良、恶性鉴别的组织学标准也十分繁多，即使是经验丰富的病理医师在外检工作中，也难免会有失误。从以往的教训中总结经验是十分必要的，其中一点是将软组织的反应性增生性病变予以反复加深强化。

1. 软组织反应性增生性病变主要有以下种类。

（1）反应性（肌）纤维母细胞增生性病变：结节性筋膜炎（nodular fasciitis），增生性筋膜炎（proliferative fasciitis），不典型褥疮性纤维增生（atypical decubital fibroplasia），增生性肌炎（proliferative myositis）。

（2）反应性骨母细胞增生性病变：骨化性肌炎（myositis ossificans）。

（3）反应性内皮细胞增生性病变：乳头状内皮细胞增生（papillary endothelial hyperplasia）。

2. 反应性增生性病变的诊断要点如下。

（1）结节性筋膜炎：大体见界限清楚的结节，间质黏液变，病变周边似肉芽组织，红细胞外渗，常见炎细胞浸润，分裂象多见。

（2）增生性筋膜炎：在结节性筋膜炎的基础上见到节细胞样的大细胞。

（3）不典型褥疮性纤维增生：临床有局部软组织长期受压的病史。间质黏液变明显，部分区域细胞退变坏死。

（4）增生性肌炎：发生在骨骼肌内的增生性筋膜炎。

（5）骨化性肌炎：X线检查有特征性改变。组织学上有明显的分带结构，中心为肉芽组织样改变，中间带有新骨形成，外周带为成熟的板层骨。

（6）乳头状内皮细胞增生：乳头状结构位于血管内。乳头被覆肥胖的内皮细胞。

一、结节性筋膜炎——肉瘤

【概述】结节性筋膜炎是一种发生在深、浅筋膜的肌纤维母细胞的增生性病变。可发生于任何年龄，但以青壮年最多，发病的高峰年龄为40岁。最常见的部位是上肢，尤其是前臂屈侧，还可见于躯干和颈部，为无痛性、快速增长的孤立结节。结节性筋膜炎的两个最重要的临床特征是迅速生长（通常是在几周之内）和体积小（一般不大于2cm），且病变有自限性。本病的特殊类型有头颅的筋膜炎、血管内筋膜炎。结节性筋膜炎的治疗为局部切除，复发率很低。

【大体表现】病变位于筋膜，向上可长入皮下，向下可长入骨骼肌，或在筋膜内形成梭形结节，也可集中在真皮内生长。呈浸润性，周边没有包膜。

【镜下表现】为稀疏的黏液样基质内有丰富的梭形细胞生长，可有血管、淋巴管增生、淋巴细胞浸润和红细胞外渗。具有诊断意义的特征是在波浪状的宽胶原带边缘看见梭形细胞被覆，形成类似于瘢痕疙瘩的结构。并可见限局性席纹状结构，也可见局部骨化。

【鉴别诊断】由于肿瘤细胞丰富，可见分裂象，细胞亦可见异型性，病理上容易误诊为肉瘤，尤其是与恶性纤维组织细胞瘤混淆。鉴别要点：结节性筋膜炎特点是病变小、病程短，有红细胞外渗、瘢痕型胶原的结构，没有多形性组织细胞、肿瘤性坏死及典型的 storiform 的结构。通过以上特征可以与恶性纤维组织细胞瘤相鉴别。

【图示】结节性筋膜炎见图 10-1-1 至图 10-1-55。

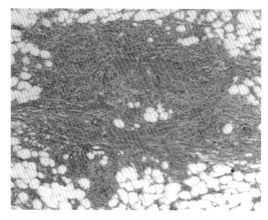

图 10-1-1　例 1，脂肪组织内梭形细胞瘤样病变

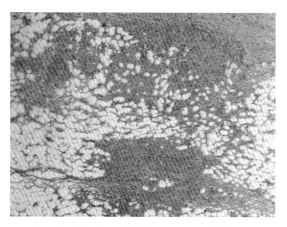

图 10-1-2　脂肪组织内梭形细胞瘤样病变

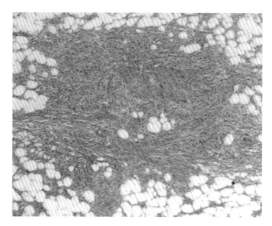

图 10-1-3　脂肪组织内梭形细胞瘤样病变

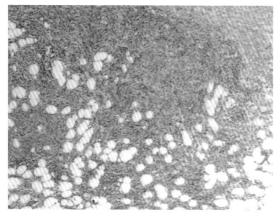

图 10-1-4　脂肪组织内梭形细胞瘤样病变

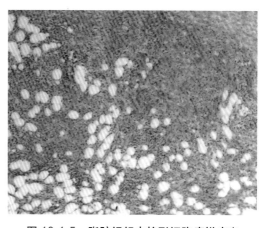

图 10-1-5　脂肪组织内梭形细胞瘤样病变

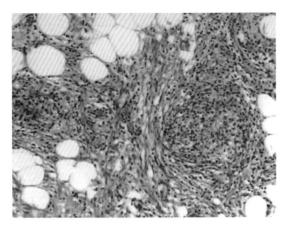

图 10-1-6　其中可见炎细胞

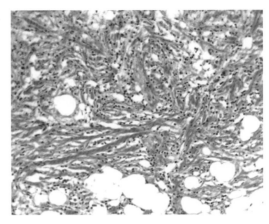

图 10-1-7　其中可见炎细胞

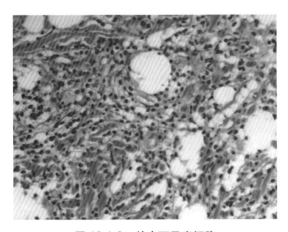

图 10-1-8　其中可见炎细胞

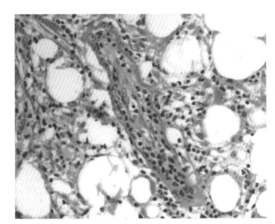

图 10-1-9　小血管内皮细胞增生

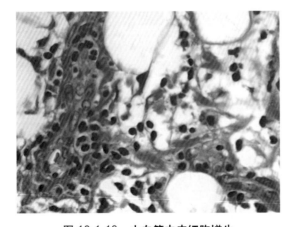

图 10-1-10　小血管内皮细胞增生

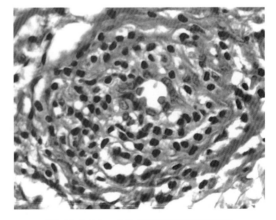

图 10-1-11　小血管壁淋巴细胞浸润

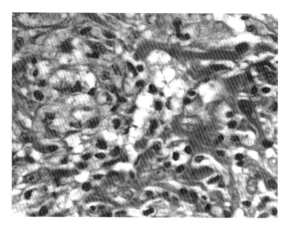

图 10-1-12 分裂象可见

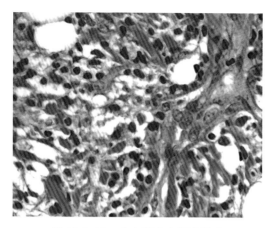

图 10-1-13 小血管内皮细胞增生

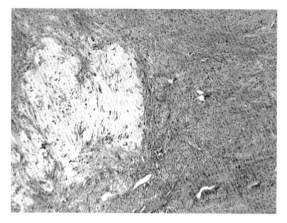

图 10-1-14 例 2，梭形细胞瘤样病变伴灶性黏液变

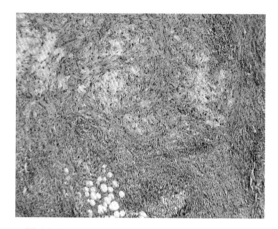

图 10-1-15 梭形细胞瘤样病变伴灶性黏液变

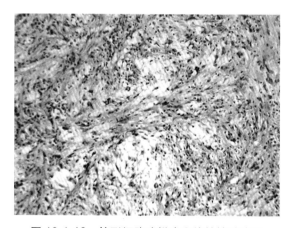

图 10-1-16 梭形细胞瘤样病变伴灶性黏液变

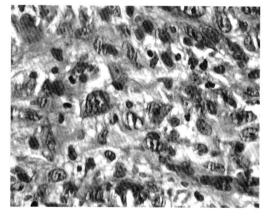

图 10-1-17 纤维母细胞生长活跃呈肌纤维母细胞样

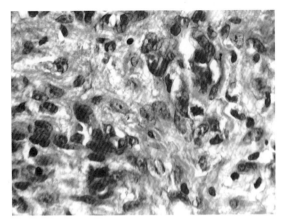

图 10-1-18　分裂象可见

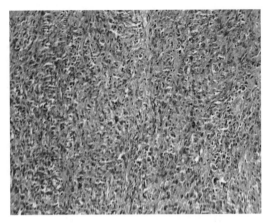

图 10-1-19　细胞丰富区域似肉瘤

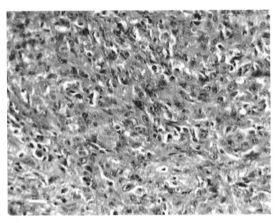

图 10-1-20　细胞丰富区域似肉瘤

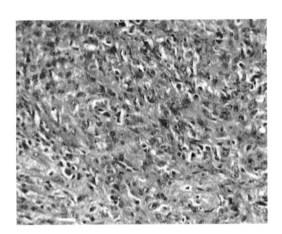

图 10-1-21　细胞丰富区域似肉瘤

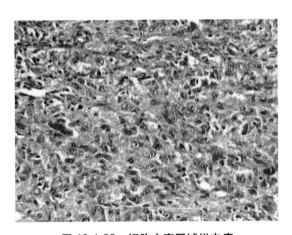

图 10-1-22　细胞丰富区域似肉瘤

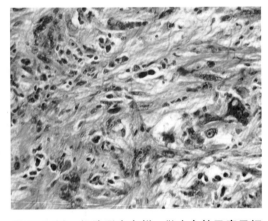

图 10-1-23　细胞形态多样，散在多核及奇异细胞似恶性纤维组织细胞瘤

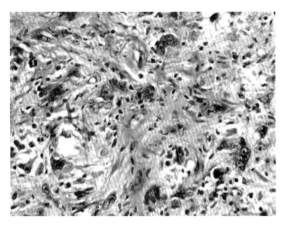

图 10-1-24 细胞形态多样，散在多核及奇异细胞
似恶性纤维组织细胞瘤

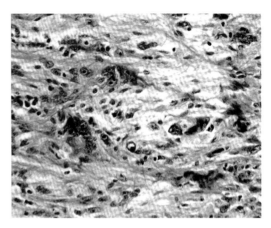

图 10-1-25 细胞形态多样，散在多核及奇异细
胞似恶性纤维组织细胞瘤

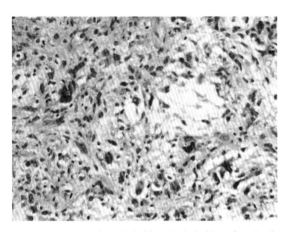

图 10-1-26 细胞形态多样，散在多核及奇异细胞
似恶性纤维组织细胞瘤

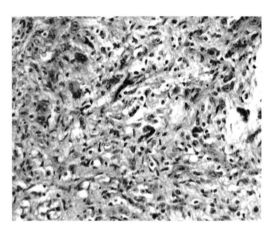

图 10-1-27 细胞形态多样，散在多核及奇异细
胞似恶性纤维组织细胞瘤

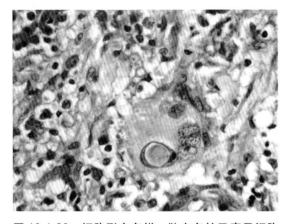

图 10-1-28 细胞形态多样，散在多核及奇异细胞
似恶性纤维组织细胞瘤

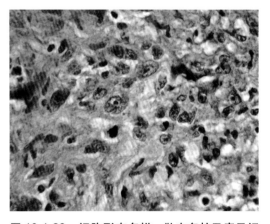

图 10-1-29 细胞形态多样，散在多核及奇异细
胞似恶性纤维组织细胞瘤

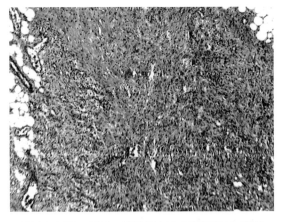

图 10-1-30　例 3，脂肪组织内见梭形细胞病变

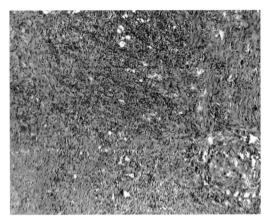

图 10-1-31　病变中淋巴细胞丰富

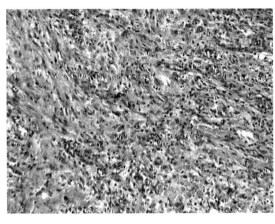

图 10-1-32　梭形细胞生长活跃

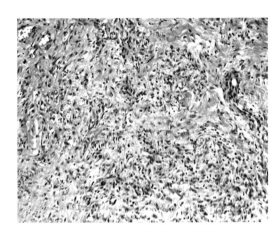

图 10-1-33　小血管增生似肉芽组织

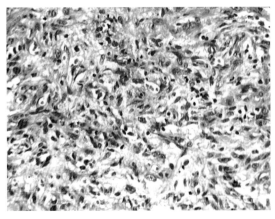

图 10-1-34　小血管增生似肉芽组织

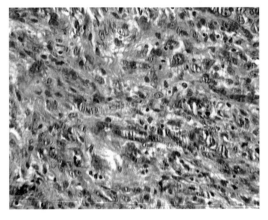

图 10-1-35　梭形细胞形态多样

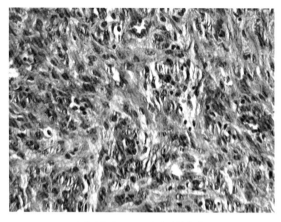

图 10-1-36　小血管增生

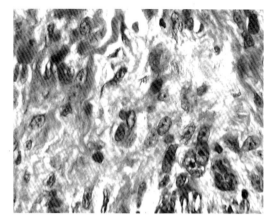

图 10-1-37　梭形细胞呈肌纤维母细胞样

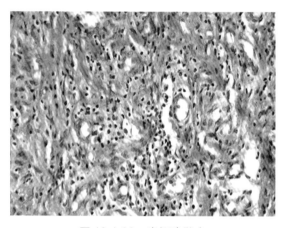

图 10-1-38　炎细胞散在

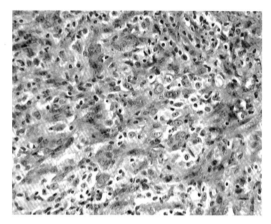

图 10-1-39　梭形细胞生长活跃

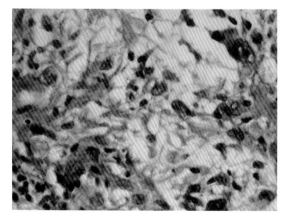

图 10-1-40　间质黏液变

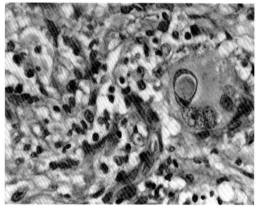

图 10-1-41　可见瘤巨细胞

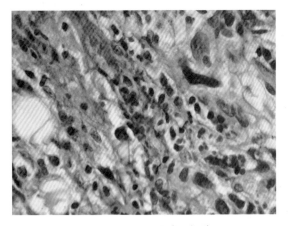

图 10-1-42　可见瘤巨细胞

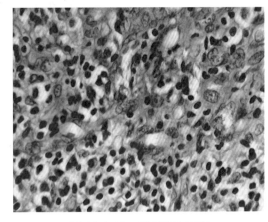

图 10-1-43　淋巴细胞浸润

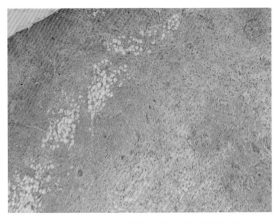

图 10-1-44　例 4，脂肪组织内梭形细胞病变

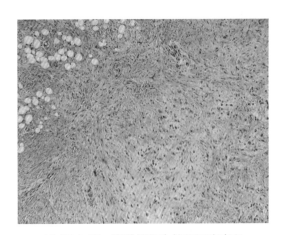

图 10-1-45　脂肪组织内梭形细胞病变

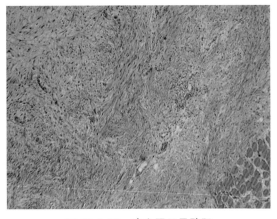

图 10-1-46　病变累及骨骼肌

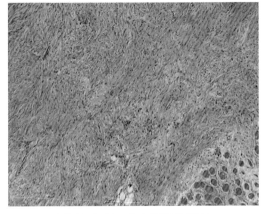

图 10-1-47　病变累及骨骼肌

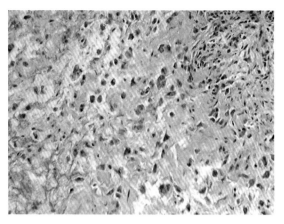

图 10-1-48　梭形细胞呈肌纤维母细胞样

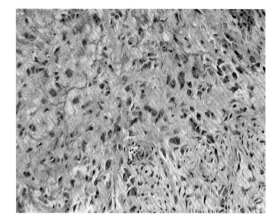

图 10-1-49　梭形细胞呈肌纤维母细胞样

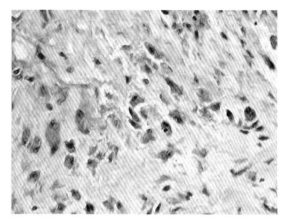

图 10-1-50　梭形细胞呈肌纤维母细胞样

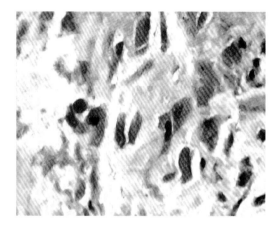

图 10-1-51　分裂象可见

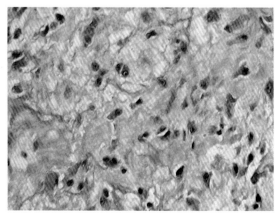

图 10-1-52　间质黏液变

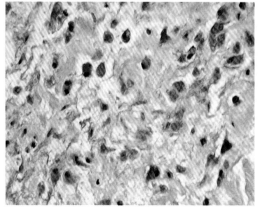

图 10-1-53　间质黏液变

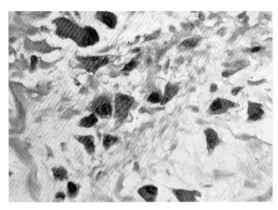

图 10-1-54　间质黏液变

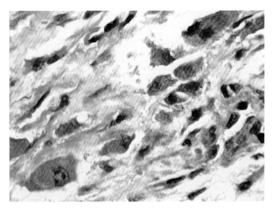

图 10-1-55　间质黏液变

二、良性滑膜瘤——肉瘤

【概述】 良性滑膜瘤又称腱鞘巨细胞瘤，较常见，多见于青年及中年人，大多来自腱鞘、筋膜及滑囊的滑膜，好发于手指、足趾、腕、踝、肘、膝等处。常为单发，也可多发。手术切除不净可以复发，但少有恶变。偶有良性滑膜瘤侵犯骨组织，但不能当作恶性表现，而是肿瘤增大，压迫周围组织所致。

【大体表现】 肿瘤圆形或卵圆形，有时结节状，体积不大，直径常在 2 ～ 3cm 以内，周界清楚，可有假包膜，质坚韧。切面颜色随细胞的量、含铁血黄素和类脂质含量而有所不同，可为白色、淡黄、棕黄，并有小腔隙，常与腱膜粘连。

【组织形态】 瘤细胞呈双相分化成上皮样细胞及长梭形细胞。上皮样细胞呈多边形、卵圆形或不规则形，胞质中等量，嗜酸性，胞核圆形、卵圆形或逗点形，常偏位，染色深，核仁小，上皮样细胞常形成裂隙、假腺腔等。长梭形细胞形态相似于纤维母细胞，胞核形态与上皮样细胞相似。梭形细胞分布于裂隙、假腺腔之间。瘤细胞可三五成群，排列成行，其周围为同质致密纤维结缔组织，似腱组织。在致密纤维结缔组织中形成大小不等的裂隙，瘤细胞断续地衬覆于裂隙中。有的裂隙内有大小不等的多核巨细胞，其胞核量不等，胞质内有时含有铁血黄素，有时多核巨细胞很多，此种多核巨细胞可能来自瘤细胞的融合。有的区域为成片、成团的黄色瘤细胞，其核圆而小，居中，胞质含类脂质，细胞境界清楚；有的区域在纤维组织中仅少量长梭形瘤细胞似纤维瘤样，也有的有软骨甚至骨组织的成分；有的区域血管很丰富。此外，吞噬细胞内与细胞外常有不等量含铁血黄素。总之，滑膜瘤的瘤细胞具有吞噬能力，还可融合成多核巨细胞及变成长梭形细胞的特性。其组织形态特点是有裂隙形成。

【鉴别诊断】 典型组织形态出现时，诊断不难。只是在出现单一形态的瘤细胞，且细胞丰富，有异型性，容易误诊为肉瘤。

【图示】 良性滑膜瘤见图 10-2-1 至图 10-2-9。

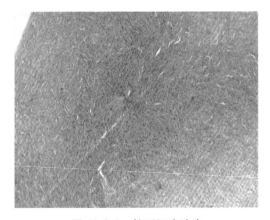

图 10-2-1　梭形细胞肿瘤

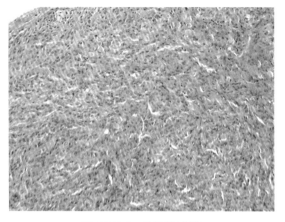

图 10-2-2 瘤细胞丰富

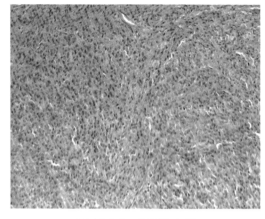

图 10-2-3 瘤细胞丰富

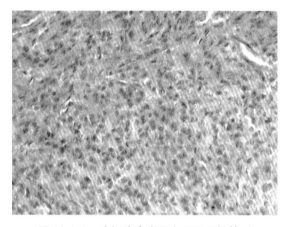

图 10-2-4 瘤细胞丰富呈卵圆形及短梭形

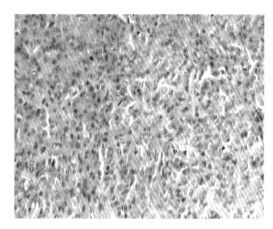

图 10-2-5 瘤细胞丰富呈卵圆形及短梭形

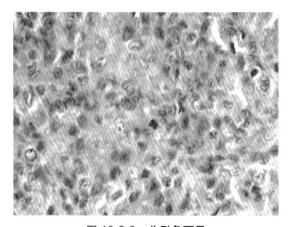

图 10-2-6 分裂象可见

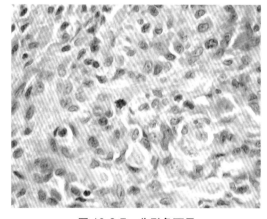

图 10-2-7 分裂象可见

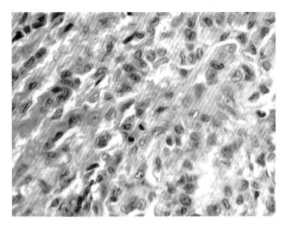

图 10-2-8　分裂象可见

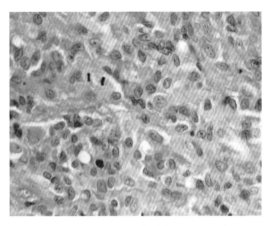

图 10-2-9　分裂象可见

三、肢端黏液炎性纤维母细胞性肉瘤——腱鞘巨细胞瘤

【概述】 肢端黏液炎性纤维母细胞性肉瘤（acral myxoinflammatory fibroblastic sarcoma，AMIFS）。是一种好发于肢端的纤维母细胞性肉瘤，含有黏液样区域和炎性纤维性区域，并可见散在性分布的异型大细胞，形态上类似节细胞、R-S 细胞、病毒样巨细胞或多空泡状脂肪母细胞样细胞。由 Meis-Kindblom 等于 1998 年首先报道，Montgomery 等于同年描述了一组相似的病变，命名为伴有病毒样细胞或 R-S 细胞样细胞的肢端炎性黏液透明样肿瘤（inflammatory myxohyaline tumor of distal extremities with virocyte or Reed/Sternberg-like cells），两者实际上是同一病种采用了不同的名称而已。

【临床特点】 多发生于 40—50 岁的成年人，年龄范围为 4—91 岁，男女均可发病。好发于肢体的远端，约 2/3 的病例发生于手、腕和前臂远端，1/3 的病例发生于足、踝和小腿远端，极少累及肘部和膝部，少数病例发生于躯干和头颈部。临床上表现为局部缓慢生长的无痛性肿块，部分患者曾有外伤史。临床上常诊断为腱鞘囊肿、腱鞘滑膜炎和腱鞘巨细胞瘤。生物学行为：局部复发率为 20% ～ 70%，在多次复发的病例中，超过 1/3 的患者做了截肢术。到目前为止，仅有 1 例发生远处转移。

【大体表现】 界限不清，灰白色，多结节状，直径 1 ～ 8cm，平均 3.4cm。

【镜下表现】 病变呈多结节性，境界不清，常累及关节和腱鞘的滑膜，并浸润至皮下脂肪组织及皮肤的真皮层。低倍镜下显示，病变由黏液样区域、透明变性区域和炎症性区域混合组成。在大多数病例内，炎症细胞多为淋巴细胞和浆细胞，部分肿瘤内也可见到中性粒细胞和嗜酸性粒细胞，有时可见生发中心形成。炎症性区域内常伴有程度不等的纤维化。黏液样区域和透明变性区域所占的比例因病例而异，有些完全由黏液样区域组成，而有些肿瘤内黏液样区域仅为局灶性，两区之间常可见移行。黏液样区域内有时可见黏液湖形成，其内的细胞及血管均较稀疏，可见多空泡状的假脂母细胞。透明变性区域由散在的炎症细胞和梭形瘤细胞混合组成，间质呈透明样变性，灶性区域可见含铁血黄素性沉着。在细胞偏丰富的透明变性区域内还可见一些形态不典型的细胞，呈胖梭形、组织细胞样或上皮细胞样。梭形细胞的核具有中等程度的异型性，上皮样或组织细胞样的异型细胞体积较大，核呈空泡状，内含大核仁，胞质呈嗜酸性，形态上类似 R-S 细胞、病毒样细胞（virocytelike cell）或节细胞。

免疫组化：瘤细胞表达 Vimentin，部分表达 CD68、CD34 和 α-SMA，淋巴细胞多为 T 细胞，少数为 B 细胞。

超微结构：畸形细胞具有变异纤维母细胞的形态特征。

细胞遗传学：显示 t（1；10）（p22；q24）易位伴 3 号和 13 号染色体缺失。免疫荧光原位杂交发现断裂点分别位于 1p22 与 10q24 的 *BCL10* 基因近端与 *GO T1* 基因远端。此种罕见的染色体核型改变至今未在其他软组织肿瘤中发现，因而支持 AMIFS 是一种独立的纤维母细胞性肿瘤。

【鉴别诊断】

1. 腱鞘巨细胞瘤　多为单个结节，镜下肿瘤内无黏液湖形成，主要由形态一致的圆形、卵圆形组织细胞样细胞和多少不等的破骨样多核巨细胞组成，不见多泡状假脂母细胞和畸形大细胞。免疫组化瘤细胞表达 KP-1、Mac387 和 FⅧa，一半以上病例表达 Desmin。

2. 结节性筋膜炎　体积小，很少超过 3cm。临床上肿块生长迅速、病程短，镜下不见多泡状假脂母细胞，也很少见到聚集成片的淋巴细胞簇。

3. 肢端表浅性纤维黏液瘤　好发于手足，常累及甲板区。瘤体呈半球状或息肉状生长。镜下表现为真皮及皮下组织单个境界清楚的黏液或黏液胶原样结节，内含疏松排列的梭形和星形纤维母样细胞，有较多薄壁血管及散在肥大细胞，无假脂母细胞或大核仁病毒样畸形细胞，极少有淋巴细胞浸润。免疫组化瘤细胞 CD34 弥漫阳性，多数表达 EMA 和 CD99。肿瘤为良性，极少复发，无转移。

4. 黏液样纤维肉瘤　好发于肢体的近端，极少发生于手足部位，肿瘤内见不到大量淋巴细胞聚集，间质也不出现明显的胶原化。此外，多数肿瘤内常见到细胞密集、异型明显，核分裂易见的中至高度恶性的梭形细胞肉瘤样区域。

5. 黏液性脂肪肉瘤　多位于下肢深部软组织，尤其是大腿和腘窝。镜下显著的鸡爪样丛状毛细血管网及各期脂母细胞具有诊断意义。

6. 霍奇金淋巴瘤　多发生在淋巴结，肿瘤内无明显的交织成束的梭形纤维母细胞样细胞，R-S 细胞表达 CD15 和 CD30。

7. 炎性肌纤维母细胞瘤　多见于儿童和青少年，主要发生于肺和腹腔，极少发生于手、足或踝等肢体末端部位。镜下主要由梭形的纤维母细胞/肌纤维母细胞组成，间质内含有大量的淋巴细胞和浆细胞浸润，无假脂母细胞或大核仁病毒样畸形细胞。梭形细胞除表达 Vimentin 外，还表达 Actins、Desmin 和 ALK1。

【图示】肢端黏液炎性纤维母细胞性肉瘤见图 10-3-1 至图 10-3-17。

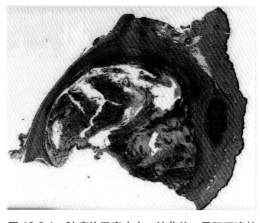

图 10-3-1　肿瘤位于真皮内，结节状，界限不清楚

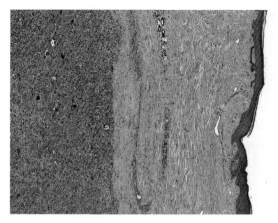

图 10-3-2　真皮内结节，细胞密集，散在多核巨细胞和含铁血黄素为炎性区域

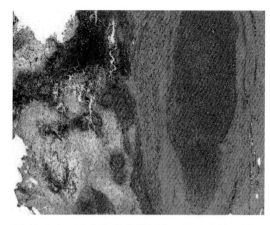

图 10-3-3　肿瘤由黏液样区域、透明变性区域及炎性区域组成

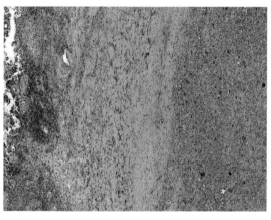

图 10-3-4　黏液样区域和透明变性区域比例不固定，有时黏液区很少

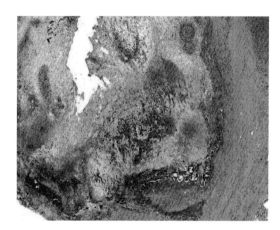

图 10-3-5　黏液样区域与透明变性区域有移行

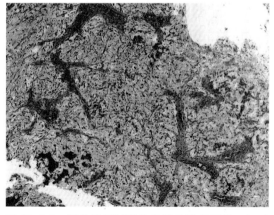

图 10-3-6　黏液样区域似结节性筋膜炎图像，但毛细血管丰富

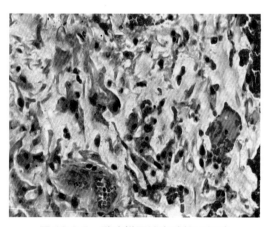

图 10-3-7　黏液样区域内胖梭形细胞

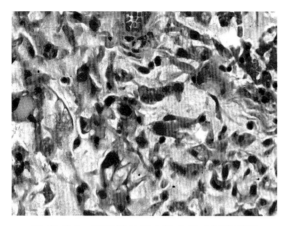

图 10-3-8 黏液样基质中散在炎症细胞浸润

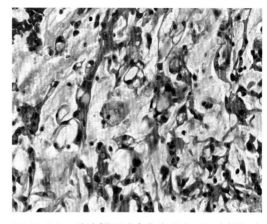

图 10-3-9 黏液样区域内多泡状脂母细胞样细胞

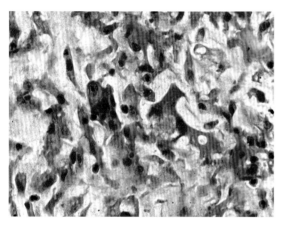

图 10-3-10 细胞核畸形深染，核仁明显，见核分裂象

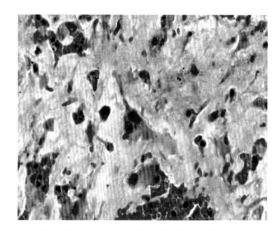

图 10-3-11 视野中央见一较典型的 R-S 样细胞

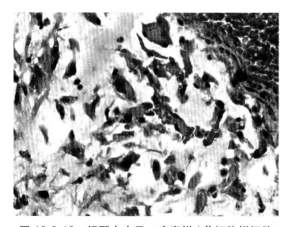

图 10-3-12 视野中央见一病毒样 / 节细胞样细胞

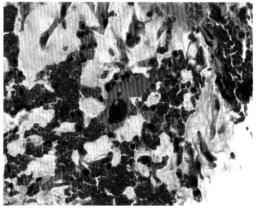

图 10-3-13 视野中央见一病毒样 / 节细胞样细胞

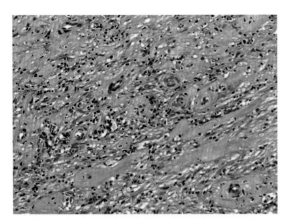

图 10-3-14　玻璃样变区域有显著的玻璃样变的胶原纤维组成，可见多量炎症细胞和含铁血黄素沉着

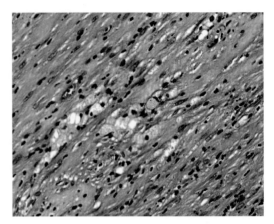

图 10-3-15　玻璃样变区域肿瘤细胞稀少，可见泡沫细胞

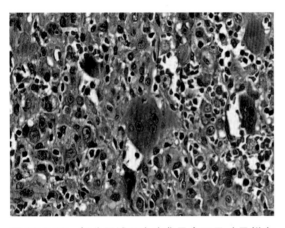

图 10-3-16　部分区域于炎症背景中可见破骨样多核巨细胞

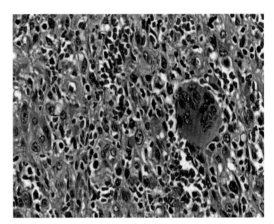

图 10-3-17　部分区域于炎症背景中可见破骨样多核巨细胞

四、血管瘤样纤维组织细胞瘤——血管瘤

【概述】血管瘤样纤维组织细胞瘤（AFH）是一种比较少见的软组织肿瘤，由 Enzinger 在 1979 年首次描述，曾称为"血管瘤样恶性纤维组织细胞瘤"，但其临床及病理学特点均与普通型恶性纤维组织细胞瘤不同，故在 2002 年 WHO 软组织肿瘤分类中将它归入中间型分化不确定的肿瘤。

　　AFH 主要发生于儿童和年轻人，平均年龄 20 岁，女性稍多见（男女比 1：1.3）。最常见的发病部位是四肢，其次是躯干和头颈部，66% 的病变发生在正常有淋巴组织存在的部位。AFH 主要发生在真皮深部和皮下，生长缓慢，平均大小 2 cm。目前的研究资料包括超微结构，均没有强有力的证据支持肿瘤细胞为组织细胞、平滑肌或骨骼肌表型，瘤细胞分化方向不确定。AFH 生物学行为总体惰性，局部复发率在 2% ～ 11%，局部淋巴结转移率 < 1%，远处转移罕见。局部复发认为与肿瘤边缘有浸润、肿瘤位于头颈部或深部肌肉

内有关。治疗首选局部扩大切除。

【**大体表现**】 单结节、多结节或囊性,境界清楚,有不规则充满血液的囊腔,似血管瘤。

【**镜下表现**】 有以下 4 个特点:①嗜酸性组织细胞样细胞和肌样细胞多结节状增生;②假血管瘤样腔隙;③厚的纤维性假包膜;④包膜周围淋巴浆细胞浸润,偶尔有生发中心形成,类似淋巴结的肿瘤。可见细胞多形性和分裂活性增高,尤其在梭形细胞肿瘤中,但与预后无关。免疫表型:瘤细胞均表达 Vimentin,部分可表达 Desmin、EMA、CD68、Mac387、CD99、Lysozyme、而 对 CD21、CD35、S-100、HMB45、CK、CD31、CD34、F8 因子等标记物阴性。AFIP 的相关资料显示还可表达 MSA、SMA 和 h-caldesmon 等,而 MyoD1、Myogenin 及 Myoglobin 阴性。

【**鉴别诊断**】

1. 血管瘤 一般呈小叶状,可见明确的血管内皮。免疫组化:CD31、CD34 和 F8 因子 (+),CD68 (-)。

2. 炎症性肌纤维母细胞性肿瘤 瘤组织不呈结节状,一般黏液样基质明显,以淋巴细胞为主的多种炎细胞弥漫浸润,梭形或上皮样纤维母细胞 / 肌纤维母细胞密度不一。免疫组化:SMA 及 MSA 局灶至弥漫 (+)。

3. 滤泡树突细胞肿瘤 肿瘤由梭形至卵圆形的瘤细胞和混杂的大量小淋巴细胞组成,瘤组织结构多样(片状、条束状、席纹状或旋涡状等)。免疫组化:瘤细胞 CD21,CD35 和 CD23 (+)。

4. 结节性筋膜炎 特别是血管内筋膜炎,临床病史、部位和形态等有助鉴别。

5. 恶性纤维组织细胞瘤 瘤细胞异型性、多形性明显,无上述 4 点典型结构。免疫组化往往仅 Vimentin 阳性。

【**图示**】 血管瘤样纤维组织细胞瘤见图 10-4-1 至图 10-4-14。

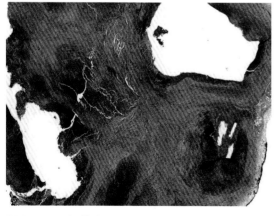

图 10-4-1 低倍镜下示肿瘤周界清楚,周围淋巴组织聚集,类似淋巴结转移性肿瘤

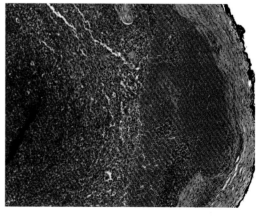

图 10-4-2 示巢状分布的瘤细胞及扩张的假血管腔隙

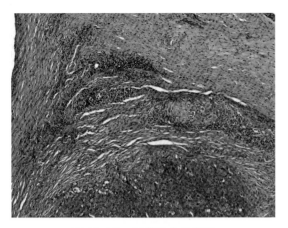

图 10-4-3　肿瘤呈多结节状

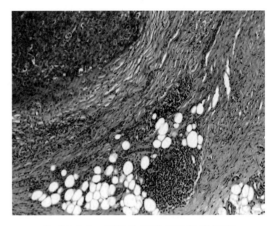

图 10-4-4　周边为厚的纤维性假包膜

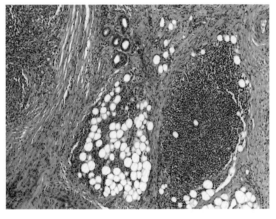

图 10-4-5　肿瘤其内多量淋巴细胞浸润，可见淋巴
滤泡形成

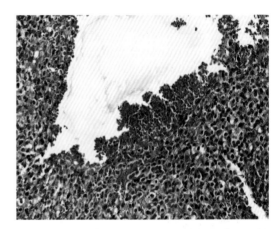

图 10-4-6　结节内嗜酸性组织细胞样细胞和肌样
细胞有异型，并见扩张的、无内衬上皮的假血管
腔隙

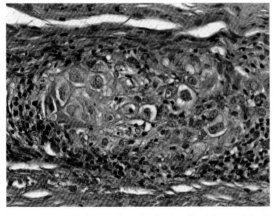

图 10-4-7　肿瘤组织由呈多边形、梭形卵圆形和圆
形嗜酸性组织细胞样细胞和肌样细胞组成

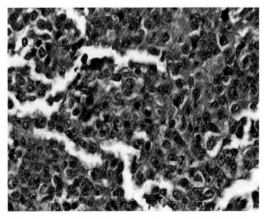

图 10-4-8　肿瘤组织由呈多边形、梭形卵圆形和
圆形嗜酸性组织细胞样细胞和肌样细胞组成

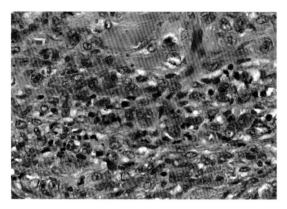

图 10-4-9　肿瘤细胞核染色质细腻，核分裂象易见

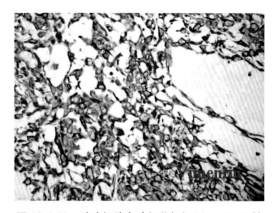

图 10-4-10　肿瘤细胞免疫组化标记 Vimentin 阳性

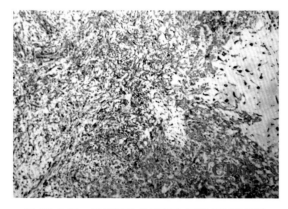

图 10-4-11　肿瘤细胞免疫组化标记 CD68 阳性

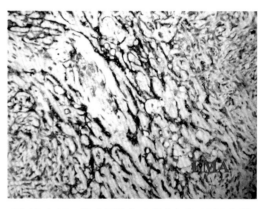

图 10-4-12　肿瘤细胞免疫组化标记 EMA 阳性

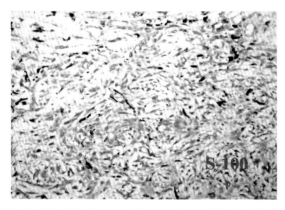

图 10-4-13　肿瘤细胞免疫组化标记 S-100 蛋白散在阳性

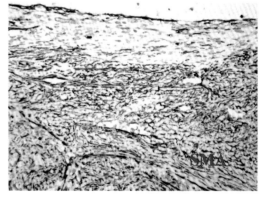

图 10-4-14　肿瘤细胞免疫组化标记 SMA 灶性阳性

五、脂肪纤维瘤病——婴儿纤维性错构瘤

　　【概述】脂肪纤维瘤病（lipofibromatosis）是一种发生于儿童的组织学表现独特的纤维脂肪性肿瘤，过去称为婴儿非韧带样型纤维瘤病，好发于四肢末端。从既往的报道看，本

病只发生于儿童，患者年龄范围 11 天至 12 岁（中位年龄 1 岁），有些病例为先天性。男童多见，男女比例＞2：1。典型病例表现为手足部界限不清的缓慢生长的无痛性肿块，罕见于大腿、躯干和头部。预后：肿瘤局部复发性高，但不具有破坏性，无转移潜能。先天性发病、男童、纤维母细胞有分裂活性和切除不充分可能是复发的危险因素。

【大体表现】外形不规则，周界不清楚，部分病例呈分叶状，大小常为 1～3cm，很少＞5cm。切面灰黄色或灰白色，质地坚韧，一般有明显的脂肪组织。

【镜下表现】肿瘤由交错分布的条纹状成熟脂肪组织和纤维性梭形细胞成分组成，后者主要位于脂肪组织间隔处，这使脂肪小叶的结构基本保存，这一特征与韧带样型纤维瘤病杂乱浸润脂肪组织的形态不同。肿瘤组织结构类似于婴儿纤维性错构瘤，但缺乏黏液样间质和原始的椭圆形细胞成分。免疫表型：梭形细胞常 CD34、Bcl-2、S-100、Actin、EMA 局灶阳性，也可 CD99 阳性。Desmin 和角蛋白阴性。

【鉴别诊断】本病需与婴儿纤维性错构瘤鉴别。①前者好发于手足，后者好发于腋窝，一般不发生于手足。②镜下鉴别的要点：前者由呈叶状结构的成熟脂肪组织和形态温和的梭形纤维母细胞 / 肌纤维母细胞组成，无后者的黏液样基质及原始间叶成分。

【图示】脂肪纤维瘤病见图 10-5-1 至图 10-5-4。

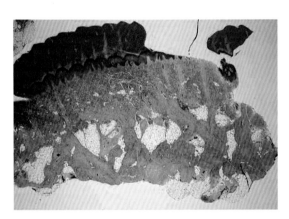

图 10-5-1 肿瘤形状不规则，周界不清楚

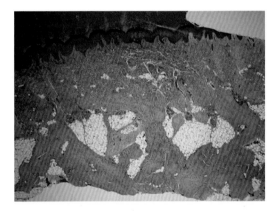

图 10-5-2 肿瘤由纤维和脂肪两种成分组成

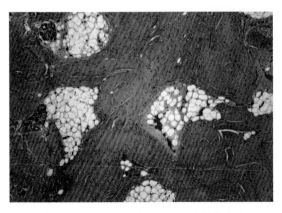

图 10-5-3 成熟脂肪组织，小叶结构存在

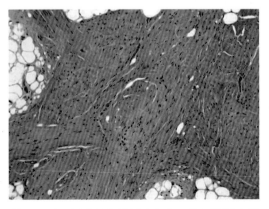

图 10-5-4 纤维母细胞形态温和，位于脂肪小叶间隔

六、上皮样血管内皮细胞瘤——印戒细胞癌

【概述】上皮样血管内皮细胞瘤是少见的血管肿瘤，1975 年由 Dail 报道了一例发生在肺部的这种肿瘤，1982 年 Weiss 报道了 41 例发生在软组织的类似肿瘤，并首次提出此命名，1984 年 Ishak 等又报道了肝原发的该肿瘤，2002 年 WHO 将其归入低度恶性血管肿瘤。曾用名有血管内支气管肺泡肿瘤、血管球样肿瘤、黏液样血管母细胞瘤病。可发生在任何部位，以四肢软组织多见，还可见于肺、肝、骨、胸膜、腹膜、淋巴结、甲状腺、心、脑和小肠等部位。可发生在除小儿之外的任何年龄，无明显性别差异。其病因和发病机制尚不清楚，有人推测肝发生可能与口服避孕药、孕激素失调、肝移植和 HBV 感染等因素有关，但未见其与软组织相应肿瘤有关。

发生在软组织的多位于四肢表浅或深部，表现为起源于血管壁的孤立性无痛性肿瘤，大多起源于小静脉，少数起源于大静脉或动脉，此时肿物可完全位于血管腔内。可伴有水肿和血栓性静脉炎的症状，位置深的肿瘤可伴有局灶骨化。预后：Mentzel 等报道了 30 例皮肤和软组织肿瘤，认为其临床过程不能预测，通过有限的随访结果，认为该病是明确的恶性肿瘤，但其转移率和病死率低于一般血管肉瘤或经典的上皮样血管肉瘤。发生在内脏的预后差，WHO 显示的数据表明发生在软组织的其局部复发率为 10% ～ 15%，转移率为20% ～ 30%，病死率为 10% ～ 20%。治疗以手术切除为主，对放化疗不敏感，位于浅表者手术切除后效果较好。

【大体表现】经典型表现为血管内结节状肿物，似机化的血栓，切面灰白、灰红，质硬，边界不清。

【镜下表现】早期血管扩张膨胀，血管腔内充满坏死物质和胶原，随着病变进展，典型的上皮样血管内皮细胞瘤呈以下特点。①呈短条索状、小实性巢状和不规则状排列，细胞圆形、略梭形或多角形，胞质嗜酸。②具有上皮样和组织细胞样形态。③有黏液变和玻璃样变间质。④细胞内原始血管腔形成：表现为胞质空泡，空泡内有时含红细胞，这是肿瘤向血管内皮细胞分化的重要证据。此外，瘤组织中见有不少肥大细胞，也是此瘤的特点之一；它的意义在于有助于血管形成。⑤多数病例核分裂象、细胞异型性及坏死少见，少数病例异型性明显，形状不规则，并见出血和坏死，呈浸润性生长，有的还伴有淋巴细胞、浆细胞和嗜酸粒细胞浸润。当核分裂象每 10 个高倍镜视野大于 1 个，细胞呈梭形且伴有坏死时，有人认为可以诊断为"恶性上皮样血管内皮细胞瘤"。⑥深在病变偶见骨化生和破骨细胞样巨细胞。免疫组化和特染：血管内皮标记如 CD34、CD31、FⅧ、Fli-1、ERG阳性，Vim 阳性，CK 和 S-100 有时弱阳性，EMA、CEA 和 Actin 阴性。AB/PAS 染色空泡细胞阴性，网纤染色显示瘤细胞位于血管腔内。电镜：特征性的 Weibel-Palade 小体及胞质内空泡。

【鉴别诊断】

1. 印戒细胞癌　条索状、巢状结构加上胞质内泡，需要和印戒细胞癌鉴别。①好发部位：后者是上皮性恶性肿瘤，好发于消化道等内脏器官，转移到软组织少见。②后者异型性更加明显，胞质内无原始血管腔形成。③后者免疫组化表达 CK、EMA 和 CEA，不表达血管源性标记物，且 AB/PAS 染色阳性。

2. 上皮样肉瘤样血管内皮瘤　在上皮样血管内皮细胞瘤中有时会出现部分梭形细胞，

此时还需要和上皮样肉瘤样血管内皮瘤鉴别。①镜下：后者梭形细胞在上皮样细胞构成的结节间，呈旋涡状或类似高分化纤维肉瘤样的束状排列，有轻度到中度异型性，但无坏死，核分裂少见。瘤细胞内很少原始血管腔形成。而前者出现梭形细胞时形态类似梭形细胞血管内皮细胞瘤，它表明肿瘤有转化为高度恶性的趋势，但还没有达到恶性，瘤细胞的异型性小，核分裂无或很少见，有原始血管腔存在。②免疫组化：前者表达 CD34，局灶弱表达 CK，后者不表达 CD34，弥漫膜表达 CK。

3.滑膜肉瘤 当细胞呈上皮样或梭形，并围血管排列时，也容易误诊为滑膜肉瘤。鉴别：滑膜肉瘤好发在四肢近关节处，有双向分化，瘤细胞胞质内无原始血管腔的存在；免疫组化也可以帮助鉴别，滑膜肉瘤表达 EMA，不表达血管内皮标记，上皮样血管内皮细胞瘤表达血管内皮标记，不表达 EMA。

【图示】上皮样血管内皮细胞瘤见图 10-6-1 至图 10-6-12。

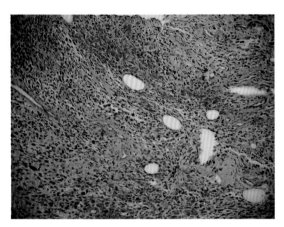

图 10-6-1 低倍镜下背景疏松，条索状排列，可见较多扩张的管腔

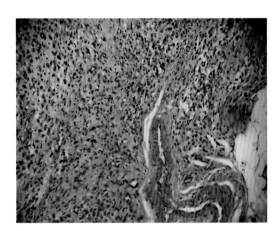

图 10-6-2 中倍镜下肿瘤位于大血管附近，无明显边界

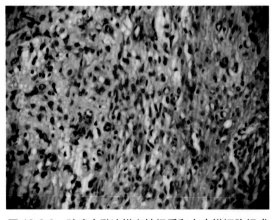

图 10-6-3 肿瘤由黏液样变性间质和上皮样细胞组成

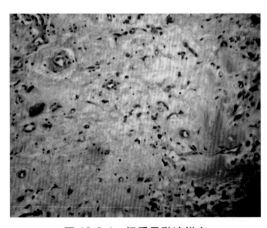

图 10-6-4 间质呈黏液样变

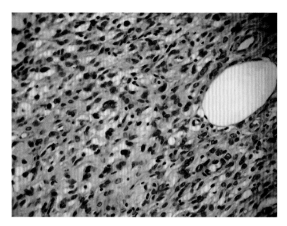

图 10-6-5　高倍镜下上皮样瘤细胞圆形、胖梭形或多角形，有嗜酸性胞质

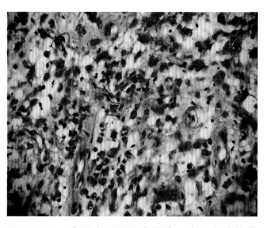

图 10-6-6　右下方可见肥大细胞，也是此瘤的特点，它的意义在于血管形成

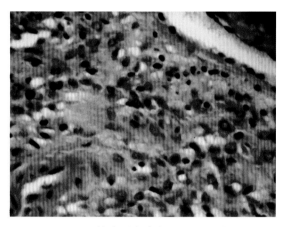

图 10-6-7　明显的胞质内空泡为原始血管腔，是血管内皮细胞分化的证据

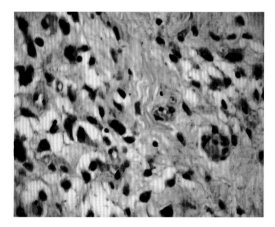

图 10-6-8　图左上和左下方可见原始血管腔，腔内有单个红细胞

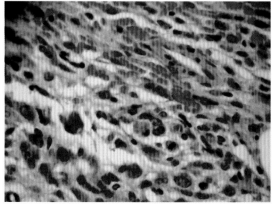

图 10-6-9　瘤细胞形态温和，异型性小，仅见 1 个核分裂象

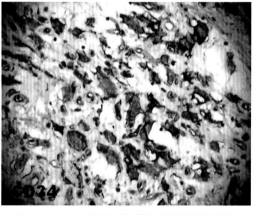

图 10-6-10　CD34 胞膜和胞质弥漫强阳性

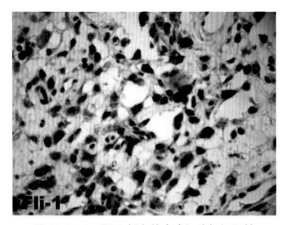

图 10-6-11　Fli-1 新血管内皮细胞标记阳性

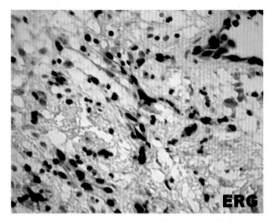

图 10-6-12　ERG 新特异性血管内皮细胞标记阳性

第11章 神经系统

一、胶质细胞增生——胶质瘤

【概述】 胶质细胞增生（glial cell hyperplasia）是中枢神经系统对各种损害因子（炎症、缺血、缺氧、外伤等）所致损伤的修复反应。临床上与胶质瘤相似，病理有时也难以鉴别。胶质细胞增生的病因和发病机制迄今仍未阐明。

【大体表现】 病变灰白色，质韧，病变与周围组织界限不清。

【镜下表现】 根据胶质细胞增生程度分为轻、中、重度增生。重度增生与星形细胞瘤Ⅰ级难以鉴别。

【鉴别诊断】 星形细胞瘤的大体常呈灰白胶冻样，肿瘤周围脑组织水肿较明显。镜下特征：①瘤细胞密集，且分布不均匀；②瘤细胞有异型性，细胞核大小不一；③可有微囊形成，而反应性增生时无；④血管较丰富，内皮肿胀明显。

【图示】 胶质细胞增生见图 11-1-1 至图 11-1-11。

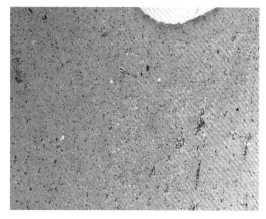

图 11-1-1　胶质细胞增生，脑组织内细胞数目增多

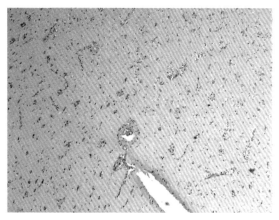

图 11-1-2　细胞呈单列小簇及围血管排列

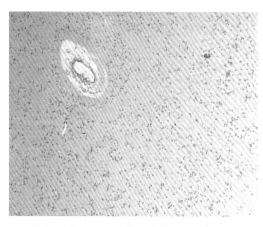

图 11-1-3　细胞呈单列小簇及围血管排列

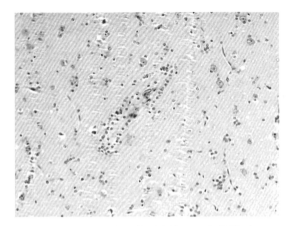

图 11-1-4　细胞呈单列小簇及围血管排列

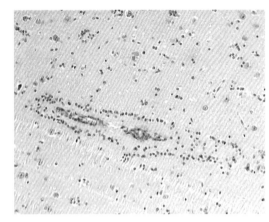

图 11-1-5　细胞呈单列小簇及围血管排列

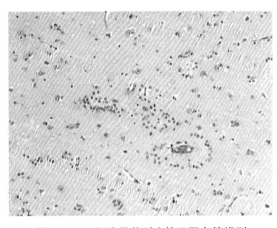

图 11-1-6　细胞呈单列小簇及围血管排列

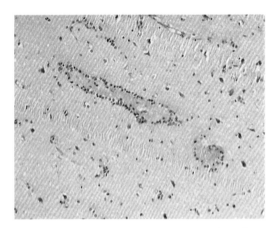

图 11-1-7　细胞呈单列小簇及围血管排列

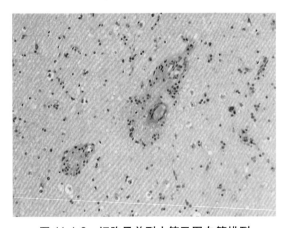

图 11-1-8　细胞呈单列小簇及围血管排列

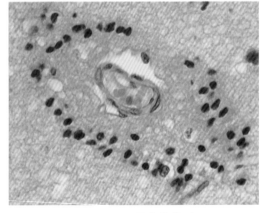

图 11-1-9　围血管排列

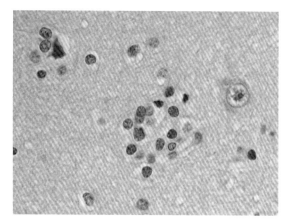

图 11-1-10 神经元旁呈小簇

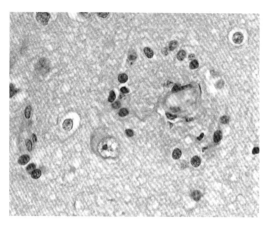

图 11-1-11 神经元旁围血管排列

二、淋巴细胞性垂体炎——淋巴瘤

【概述】 淋巴细胞性垂体炎是到目前为止人类最晚发现的一种自身免疫性内分泌疾病，以垂体淋巴细胞浸润为特征。多见于妊娠后期或产后年轻女性，临床表现类似垂体肿瘤，有头痛、视力下降和垂体功能减退等。首例是于 1962 年在尸检标本中证实的病例，1980年通过手术活检标本确定了本病的诊断，从而为临床诊治奠定了基础。到 1999 年为止，文献共报道了 145 例活检证实的病例。

本病的发病机制尚不清楚。多数学者认为这是一种器官特异性自身免疫性疾病，存在细胞免疫和体液免疫的异常。可能与下列环节有关：女性妊娠期间垂体增生肥大，产后垂体逐步缩小，释放大量垂体抗原；胎儿抗原抗体与母体抗原交叉反应；产后母体失去胎儿免疫抑制物质，致使免疫调节紊乱等，引起淋巴细胞浸润垂体，导致组织破坏。另有资料显示，患者病毒感染后可出现垂体功能减退，手术证实为淋巴细胞性垂体炎。推测系病毒直接感染垂体或病毒与垂体具有相同抗原，引起机体交叉反应所致。此外，本病易伴发其他自身免疫性疾病，如桥本甲状腺炎等，提示遗传因素在本病的发病机制中可能也发挥一定作用。

临床表现有头痛、视力下降、视野缺损（如双颞侧偏盲）等类似垂体肿瘤，影像学检查表现为占位病变，故外科当作垂体肿瘤而手术。

组织病理学检查可见炎性细胞浸润，包括淋巴细胞、浆细胞及散在嗜酸性粒细胞，散在变性的垂体前叶细胞，还可见巨细胞和局灶性坏死，纤维组织增生，偶见淋巴滤泡及生发中心。不小心会当作淋巴瘤。

近来随着诊治水平的提高，有关淋巴细胞性垂体炎的报道逐年增多。当垂体肿块与妊娠、自身免疫性疾病或尿崩症并存时，应考虑本病。一般患者可随访观察或药物治疗，密切监测垂体功能和视力、视野状况。手术活检仍是目前公认的确诊和治疗的主要手段。

【图示】 淋巴细胞性垂体炎见图 11-2-1 至图 11-2-5。

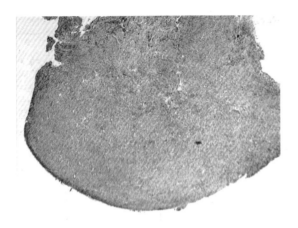

图 11-2-1　垂体组织中细胞丰富

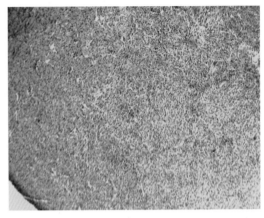

图 11-2-2　垂体组织中细胞丰富

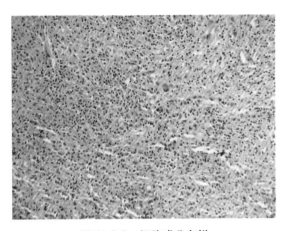

图 11-2-3　细胞成分多样

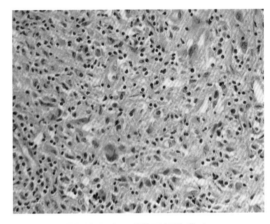

图 11-2-4　以淋巴细胞为主

三、蝶鞍区透明细胞肾细胞癌转移——垂体腺瘤

【概述】透明细胞肾细胞癌常经腔静脉转移到肺，或经椎旁静脉、睾丸静脉、卵巢静脉、肾内静脉转移到相应部位，也可经输尿管逆行转移。此外也容易转移到一些少见部位，如心、胸膜等。发生脑转移时，常见的转移部位是大脑半球动脉供血的边缘带、小脑和基底节，在大脑多位于灰白质交界处。少见转移至软脑膜、脉络丛、垂体和松果体。转移到蝶鞍区的报道十分少见。临床症状可类似垂体受压表现，如头痛、视物障碍等。

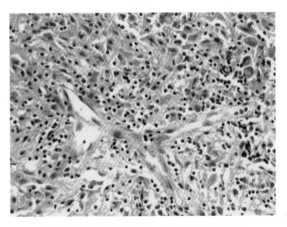

图 11-2-5　淋巴细胞、组织细胞均丰富

透明细胞肾细胞癌是一种由胞质透明或嗜酸的肿瘤细胞构成的恶性肿瘤。肿瘤呈腺泡状结构，腺泡腔可见红细胞和粉染透明液，偶见小管状结构和局灶性假乳头形成，肿瘤间质血管分支状。瘤细胞周围由网状纤维包绕。肿瘤细胞由于富含脂质和糖原，在常规制片时，脂质和糖原溶解，使胞质变得透明，凸显胞膜清楚。在坏死和出血附近可见少量嗜酸性粒细胞。透明细胞肾细胞癌核圆形，染色质细颗粒状，均匀分布。随着核级别的升高，可见核仁或奇异核。发生脑转移时，瘤组织周围胶质细胞反应性增生形成所谓的包膜，其内可见淋巴细胞和浆细胞浸润。有时可见瘤细胞侵及脑膜引起纤维母细胞增生。个别还表现为癌细胞呈单层广泛浸润于软脑膜。

【鉴别诊断】

1.垂体腺瘤　蝶鞍区转移性透明细胞肾细胞癌和垂体腺瘤都有透明细胞的特点，且后者在此部位相对多发和常见，如果申请单也是简单的"蝶鞍区占位"，甚至是"垂体腺瘤"的诱导，那么按照惯性思维病理医师很容易会做出"垂体腺瘤"的诊断，造成误诊。二者预后截然不同，所以要全面分析，仔细观察，避免错误发生。鉴别要点如下。

（1）临床：对可疑病例要耐心询问有无肾癌病史，这点十分重要。其次临床上垂体腺瘤除了压迫症状外，还可有内分泌症状。

（2）肉眼：转移癌可能多发或单发，垂体腺瘤一般单发。

（3）镜下形态。①转移癌与原发癌形态相似，癌巢与周围脑组织分界清楚，隐约可见癌实质和间质结构，癌巢周围有网状纤维包绕。网状纤维染色可清楚显示。垂体腺瘤间为纤细的血管，有时可见水肿和玻璃样物，无纤维组织分隔。②透明细胞肾细胞癌转移到脑时，一般比原发肿瘤分化要差，腺泡状结构比较明显，很少垂体腺瘤的弥漫型和围血管的窦隙样排列。③透明细胞肾细胞癌细胞异型性较垂体腺瘤明显。核大小不一。

（4）免疫组化：透明细胞肾细胞癌表达 CK7、EMA、Vimentin 和 CD10，Ki-67 高表达。垂体腺瘤表达 6 种垂体激素如 TSH、FSH、PL 等，Ki-67 低表达。

2.其他鉴别　还应注意同 VHL（von Hippel-Lindau）综合征合并肾透明细胞癌和中枢神经系统血管母细胞瘤相鉴别。

【图示】蝶鞍区透明细胞肾细胞癌转移见图 11-3-1 至图 11-3-12。

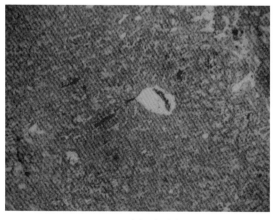

图 11-3-1　瘤细胞腺样排列

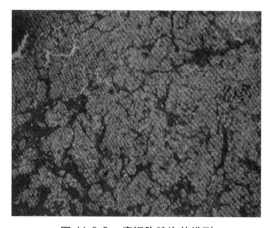

图 11-3-2　瘤细胞腺泡状排列

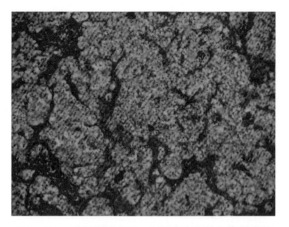

图 11-3-3　瘤细胞腺泡状，周围为丰富的分支状血管

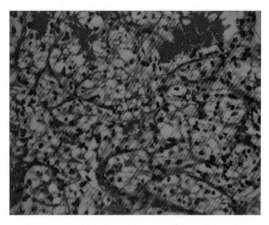

图 11-3-4　细胞胞质透明，此视野细胞核大小略不一致

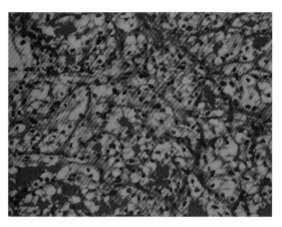

图 11-3-5　细胞胞质透明似空泡状，腺泡腔内较多红细胞

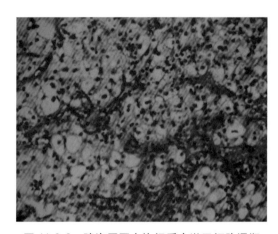

图 11-3-6　腺泡周围少许间质内淋巴细胞浸润

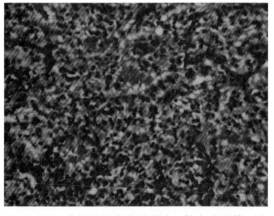

图 11-3-7　此视野细胞胞质嗜酸，核大小不等，有明显异型性

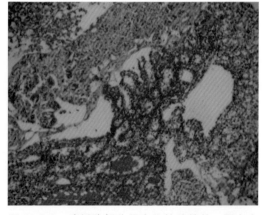

图 11-3-8　瘤细胞部分呈密集的腺管状，图上方可见侵犯垂体

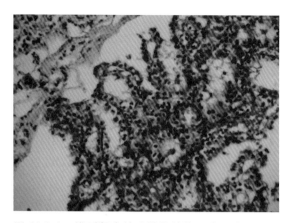

图 11-3-9　排列紧密的腺管状结构，瘤细胞异型性明显

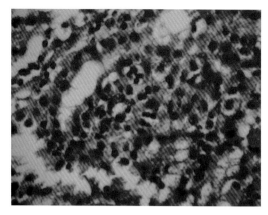

图 11-3-10　腺管被覆核大深染有明显核仁的腺癌细胞

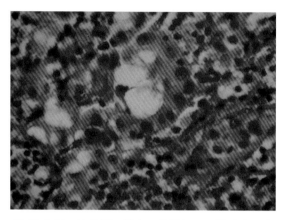

图 11-3-11　腺管被覆核大深染核仁明显的腺癌细胞

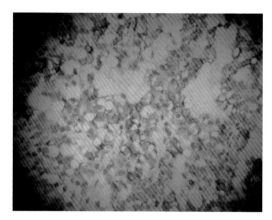

图 11-3-12　CK 阳性

四、第三脑室脊索样胶质瘤——脊索瘤

【概述】第三脑室脊索样胶质瘤罕见，临床报道仅发生于第三脑室，成年人好发，男女比例是 1 ∶ 3。临床多引起梗阻性脑积水，出现头痛、恶心和运动失调，也可引起视物障碍和心理及记忆异常。影像学表现为球状、高密度边界清楚的孤立性包块影，增强后均匀强化。无钙化，囊性变少见。肿瘤生长缓慢，不侵犯邻近组织，也不会经脑脊液播散，但因紧邻下丘脑或蝶鞍上结构，完整手术切除较困难。术后可继续增大，或复发而死亡。暂定 WHO Ⅱ级。

【镜下表现】主要特点是在不同黏液性基质中可见簇状和条索状的上皮样 GFAP 阳性的肿瘤，伴有淋巴细胞和浆细胞浸润。上皮样细胞呈卵圆形或多形性，富有红胞质，显示胶质分化，可出现粗糙的纤维状突起。瘤细胞核中等大，大小相对一致，罕见核分裂象。上皮样细胞呈簇状和条索状。间质中除淋巴和浆细胞浸润外，还可见大量的 Russell 小体。周围可见 Rosenthal 纤维和慢性炎细胞浸润。免疫组化：GFAP 弥漫强阳性、Vimentin 强阳性、EMA 阳性、S-100 灶状阳性。

【鉴别诊断】

1. 需与脊索瘤鉴别　①脊索瘤是脊索残余发生的，发生在颅内者多见于脑中线部位，如蝶鞍。一般与骨有密切关系。②镜下细胞呈空泡状，也可呈条索状和簇状，但无淋巴浆细胞浸润。免疫组化瘤细胞表达 CK、EMA、Vimentin 和 S-100。

2.需与脊索样脑膜瘤鉴别 ①部位不同。前者仅限于第三脑室，后者很少在第三脑室，多在大脑幕，少数在小脑桥脚和颈髓，与硬脑膜相连。②前者多见于成人，后者多见于儿童和青年。③后者常伴 Castleman 综合征和造血系统异常。前者不伴此类异常。④镜下很相似，但后者可有典型的脑膜瘤区和脊索样区存在。免疫组化 GFAP 可以鉴别：前者呈阳性，后者阴性。

【图示】第三脑室脊索样胶质瘤见图 11-4-1 至图 11-4-7。

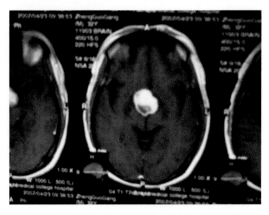

图 11-4-1　第三脑室高密度影，边界清楚

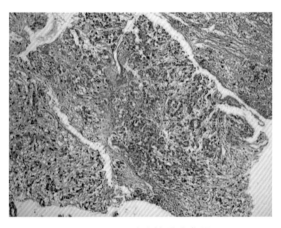

图 11-4-2　肿瘤的黏液背景

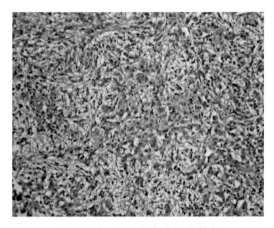

图 11-4-3　肿瘤呈条索状和簇状

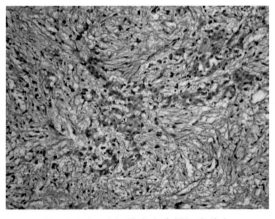

图 11-4-4　瘤细胞有上皮样细胞特点

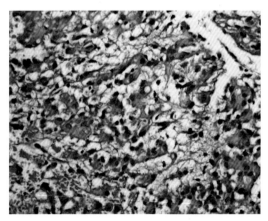

图 11-4-5　瘤细胞胞质粉染，有纤维突起，核大小较一致

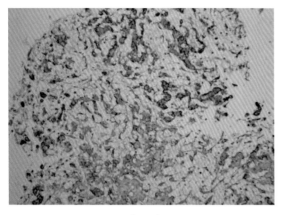

图 11-4-6　瘤细胞 EMA（+）

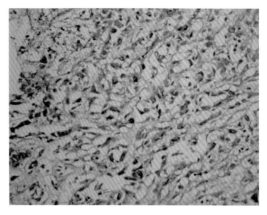

图 11-4-7　瘤细胞 GFAP（+）

五、微囊型脑膜瘤——透明细胞脑膜瘤

【概述】微囊型脑膜瘤是脑膜瘤少见的亚型，1956 年首先被 Masson 描述，并认为发生机制是由于脑脊液渗透到瘤内所致，目前确切发生机制不明。因其特殊形态，曾被描述为"黏液瘤样脑膜"和"湿性脑膜瘤"。1990 年正式列入 WHO 脑膜瘤分类，为 WHO Ⅰ 级。好发部位及年龄与一般脑膜瘤相同，MRI 显示有肿瘤周围水肿，是其比较特殊的地方。生长缓慢，预后良好，手术全切即可，无恶变报道。

【大体表现】不见明显囊腔，质地柔软，切面粉红色如海绵状，挤压可有液体流出。

【镜下表现】WHO 描述该肿瘤为胞突细长、背景疏松，黏液状，似有许多小囊为特点，多形细胞多见。其他描述的特点包括有胞质透明或空亮、细胞有长胶原纤维突起相连、囊内含红染黏液并可见嗜酸性小球、间质血管丰富，一般无脑膜瘤常见的旋涡状结构。免疫组化：瘤细胞表达 EMA、Vimentin、PR 和 Claudin-1，嗜酸性小球 PAS 阳性。电镜下细胞突起处有发育良好的桥粒，囊内含许多透亮物质。

【鉴别诊断】与透明细胞脑膜瘤鉴别：透明细胞脑膜瘤为 WHO Ⅱ 级，好发于小脑脑桥角和马尾区。形态上表现为弥漫性透明细胞构成。胞质透明，含丰富糖原，细胞核居中。无胞质囊泡和间质丰富的血管。

【图示】微囊型脑膜瘤见图 11-5-1 至图 11-5-12。

图 11-5-1　肿瘤背景疏松

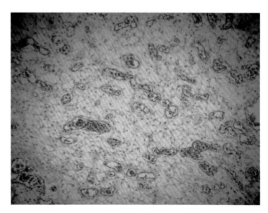

图 11-5-2　低倍镜下血管增多

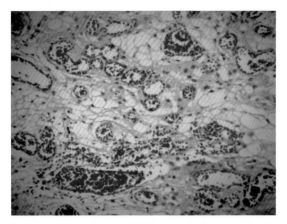

图 11-5-3　瘤细胞微囊状，间质血管丰富

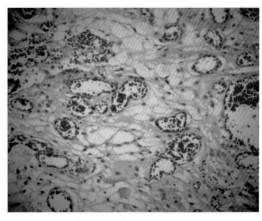

图 11-5-4　脑膜细胞围血管排列，大部分为空泡状

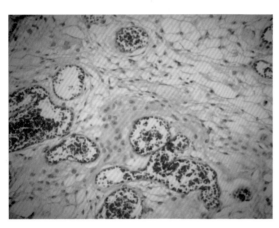

图 11-5-5　脑膜细胞大部分微囊状

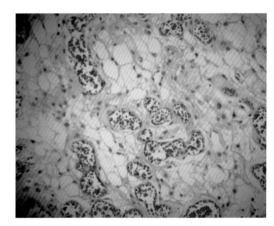

图 11-5-6　少部分合体细胞样

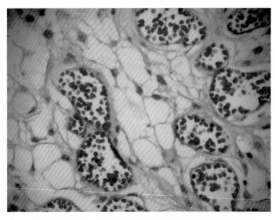

图 11-5-7　瘤细胞胞质黏液样疏松空泡状

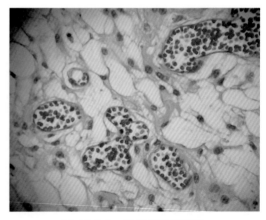

图 11-5-8　微囊挤压瘤细胞

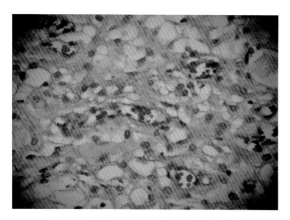

图 11-5-9　部分合体细胞样脑膜细胞

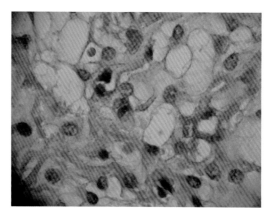

图 11-5-10　腔空泡或稀薄黏液，上方囊腔内见粉染黏液小球

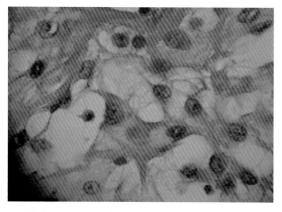

图 11-5-11　细胞界限不清，核圆形或卵圆形

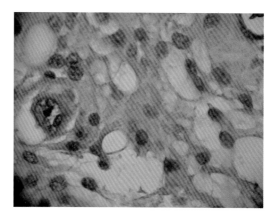

图 11-5-12　见核大异型细胞但无核分裂象

六、伸长细胞型室管膜瘤——神经鞘瘤

【概述】伸长细胞型室管膜瘤（tanycytic ependymoma）为少见的室管膜亚型，WHO Ⅱ级。1978 年 Friede 等首次报道，tanyos 为古希腊语衍生，含义是伸长。伸长细胞型室管膜瘤多见于脊髓内，常见于成人。也有发生在脑室内的报道，以儿童和年轻人多见。发生在脊髓者多表现出运动和感觉障碍相关症状；发生在颅内者，多表现为脑积水、颅内压增高或小脑共济失调及神经功能障碍等。据有限的资料显示，发病无明显性别差异。影像学显示囊性或囊实性肿物，手术切除效果好，术后复发率低。对其起源，目前认为来源于放射状胶质细胞，即室管膜的伸长细胞和神经胶质细胞的原始细胞。

【大体表现】脊髓内相对局限肿块，与脊髓实质似有境界。多为灰白、灰黄色，质地较一般胶质瘤韧硬。

【镜下表现】梭形细胞呈编织状和束状交错状排列，有不典型围绕血管分布的特点以及假菊形团结构。瘤细胞核椭圆形和梭形，染色质分布均匀，胞质细长双极，淡红染，细如毛发，围血管生长时可见胞突呈吸盘状附着在血管壁上。一般无坏死和核分裂象。免疫组化瘤细胞表达 GFAP、S-100 和 Vimentin。EMA 可有阳性。

【鉴别诊断】要与神经鞘瘤鉴别。①发生部位：前者发生在椎管髓内，后者发生在椎管内髓外。②后者境界清楚，前者似有境界。③后者有典型的 Antoni A 或 Antoni B 结构，有厚壁血管或透明变性的血管。前者典型的细胞呈伸长型，双极突起。④免疫：前者表达GFAP，后者不表达。

【图示】伸长细胞型室管膜瘤见图 11-6-1 至图 11-6-10。

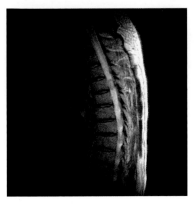

图 11-6-1　影像学显示髓内肿物，境界较清楚

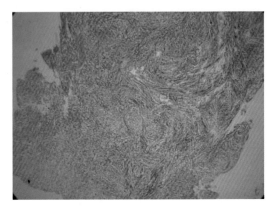

图 11-6-2　低倍镜下可见长梭形细胞交错排列

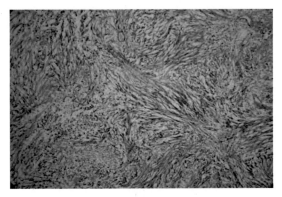

图 11-6-3　瘤细胞编织状排列

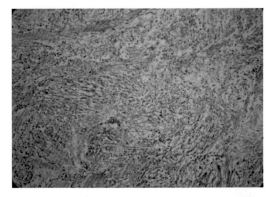

图 11-6-4　瘤细胞细长，有丰富的胶质源性纤维

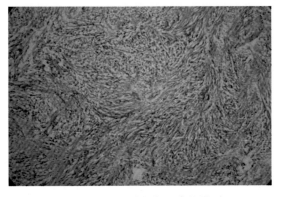

图 11-6-5　细胞细长呈束状排列

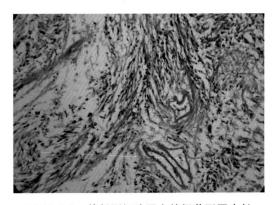

图 11-6-6　伸长型细胞围血管假菊形团生长

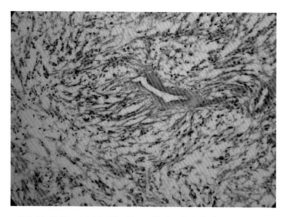

图 11-6-7 伸长型细胞一端胞质附着在血管壁上

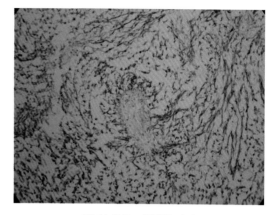

图 11-6-8 GFAP（+）

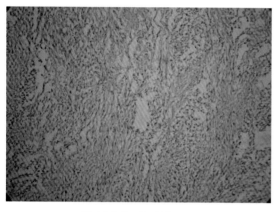

图 11-6-9 S-100（+）

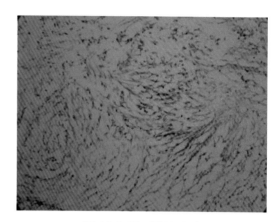

图 11-6-10 EMA（+）

七、血管瘤型脑膜瘤——血管网状细胞瘤

【概述】血管瘤型脑膜瘤因其独特的形态，被列为脑膜瘤的一个独立亚型，WHO Ⅰ 级。临床好发部位及临床表现与一般的脑膜瘤相同，无侵袭性，手术切除完全可治愈。如切除不完全，术后可行放疗和伽马刀治疗，效果较好。

【大体表现】有包膜，灰白色，切面质韧，有较多血管。

【镜下表现】由丰富的大小不等的血管组成，管壁薄或为透明变性的厚壁血管。血管间散在脑膜上皮细胞巢，上皮细胞巢数量可多可少，有时较多呈旋涡状结构，有时很少而易被遗漏。因血管丰富，所以容易出血。也可因血栓形成导致组织坏死。免疫组化：脑膜上皮细胞表达 EMA、Vimentin、PR 和 Claudin-1，少数表达 S-100，CK 阴性，有时局灶表达 NSE。

【鉴别诊断】注意和血管网状细胞瘤（血管母细胞瘤）鉴别。二者镜下都含有丰富的血管，但以下几点可供鉴别。①发生部位及年龄：前者好发在蛛网膜粒所在部位，如矢状窦、岩上窦和横窦，罕见发生于脑室内。后者好发于小脑。②肉眼：前者多有包膜，无瘤内或瘤周囊性变；后者体积较小，瘤内或瘤周囊性变常见。③镜下：前者可表现大小不等的厚壁血管，常有透明变性。肿瘤的主体是血管间的脑膜细胞，可有旋涡状排列。后者多为小的薄壁血管，有丰富血窦。肿瘤主体是血管间的间质细胞，间质细胞铺砖样排列，胞质透明或泡沫状，核居中，大小一致。④免疫组化：主要是前者脑膜细胞表达 EMA 和 Vimentin。后者间质细胞不表达二者，表达 S-100 和 NSE，GFAP 呈灶状阳性，还有研究表明 D2-40 和 Inhibin 间质细胞阳性。

【图示】血管瘤型脑膜瘤见图 11-7-1 至图 11-7-10。

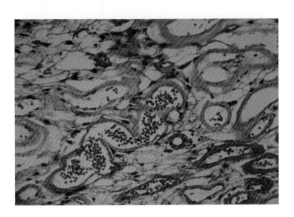

图 11-7-1　肿瘤血管丰富，大小不等

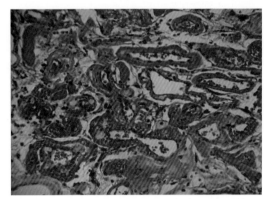

图 11-7-2　肿瘤血管丰富，有的区域不见脑膜细胞

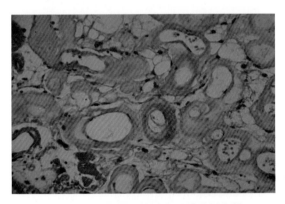

图 11-7-3　肿瘤血管壁常见玻璃样变性

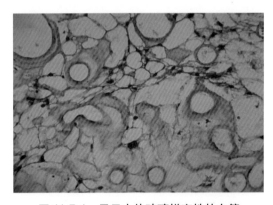

图 11-7-4　显示大片玻璃样变性的血管

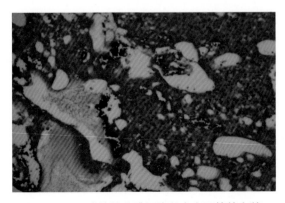

图 11-7-5　成片的脑膜细胞和大小不等的血管

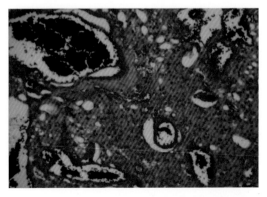

图 11-7-6　显示合体样脑膜细胞和扩张的血管

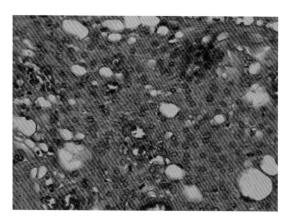

图 11-7-7　细胞界限不清呈合体样，核膜光滑，可见核仁，无核分裂象

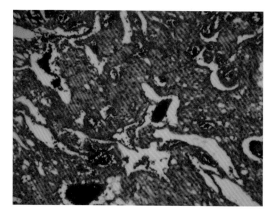

图 11-7-8　肿瘤由脑膜细胞和丰富的血管组成

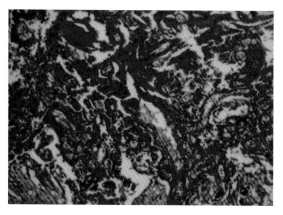

图 11-7-9　肿瘤边缘大小不等的厚壁血管

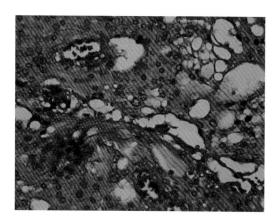

图 11-7-10　合体样生长的脑膜细胞

八、中枢神经细胞瘤——少突胶质细胞瘤

【概述】中枢神经细胞瘤好发于侧脑室和第三脑室，最常见的部位是侧脑室的前部左侧，其次是向两侧脑室和第三脑室延伸，仅 3% 局限在第三脑室。其他部位也有发生。最早由 Hassoun 等命名，现在该名称仅限于侧脑室和第三脑室发生的肿瘤，其他部位的形态相同的肿瘤被称为"脑室外神经细胞瘤"，其生物学行为还有待更多认识。好发于青壮年，有研究显示发病率占颅内肿瘤的 0.25% ～ 0.5%，男女发病比例相同。通常病史短，患者有颅内压增高表现，无明显的神经功能障碍，偶见视力和智力障碍。位于隔区、第三脑室和下丘脑的中枢神经细胞瘤可引起内分泌紊乱。CT 为均匀的等密度或稍高密度影，增强后可强化，可见钙化和囊性变。WHO Ⅱ级。

【大体表现】脑室内，灰色，质脆，有不同程度钙化和囊性变，可见出血。

【镜下表现】为形态一致伴神经元分化的圆形细胞构成，可有多种组织学表现，可呈少突胶质细胞瘤样的蜂窝状结构，可呈类似于松果体瘤样的不规则的菊形团样结构，也可成流水样或室管膜样的假菊形团。可见神经毡样结构，即无细胞的神经胶质纤维区。神经毡样结构可呈大片状，也可小团状，常分布在血管周围，也可在细胞间。神经毡样结构是中枢神经细胞瘤的重要特点，但不是它所特有的。间质为分支状毛细血管，似内分泌肿瘤。可见钙化和囊性变。瘤细胞形态单一，核圆形或卵圆形，胞质透亮有核周空晕，染色质细斑点状，偶见核仁。间变时可有活跃的核分裂象和微血管增生，可伴坏死。免疫组化：对诊断有价值的是肿瘤细胞弥漫强表达 Syn，在神经胶质纤维带和血管周无细胞区阳性明显。此外，Neun 也呈阳性表达。电镜显示有典型的神经突起，神经突起内含微管、中丝、致密芯和空泡。

【鉴别诊断】需与少突胶质细胞瘤鉴别。二者镜下形态单一，有核周空晕和钙化。以下几点可供鉴别。①发生部位和临床：前者好发部位在侧脑室和第三脑室，后者多发于大脑皮质和大脑半球近皮质处。前者病史短，后者病程长。前者是颅内压增高的表现，后者常表现为癫痫。②镜下：中枢神经细胞瘤形态更加多样，少突胶质细胞瘤则很少排列成行和假菊形团结构。少突胶质细胞瘤常见有肥胖星形胶质细胞。③免疫组化前者神经元分化，Syn 弥漫强阳性可将二者区分开来。有报道后者有时也会表达 Syn，但一般是灶状弱表达。Olig-2 和 CD57 在少突胶质细胞瘤中弥漫阳性。

【图示】中枢神经细胞瘤见图 11-8-1 至图 11-8-16。

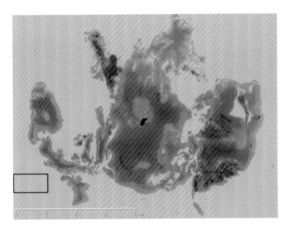

图 11-8-1　肿瘤疏密相间，有出血

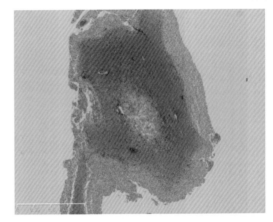

图 11-8-2　相对致密和相对疏松区

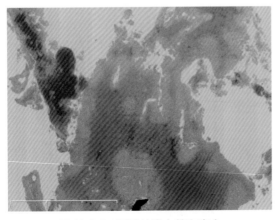

图 11-8-3　可见扩张血管和出血

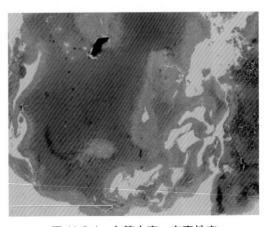

图 11-8-4　血管丰富，有囊性变

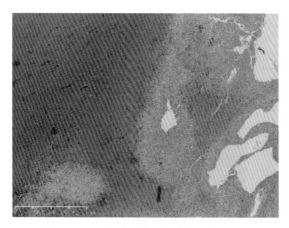

图 11-8-5 弥漫实性区和少许囊性变区

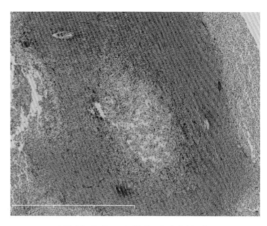

图 11-8-6 疏松和致密区相间

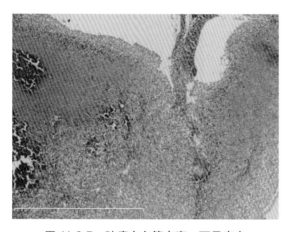

图 11-8-7 肿瘤内血管丰富，可见出血

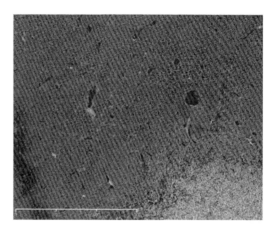

图 11-8-8 瘤细胞围绕毛细血管分布

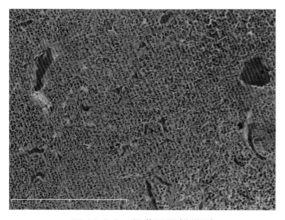

图 11-8-9 假菊形团样排列

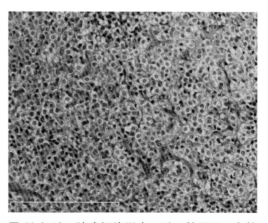

图 11-8-10 肿瘤细胞形态一致，核圆形，有核周空晕

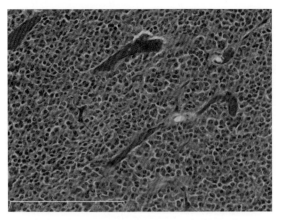

图 11-8-11　血管周无核区，可见纤维基质

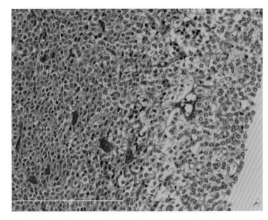

图 11-8-12　疏松区和致密区细胞形态一致

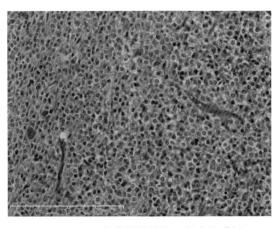

图 11-8-13　假菊形团结构，似室管膜样

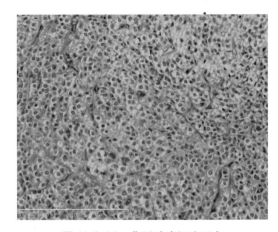

图 11-8-14　典型肿瘤细胞形态

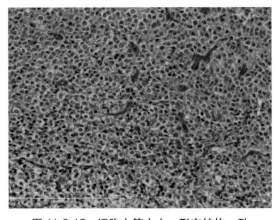

图 11-8-15　细胞中等大小，形态结构一致

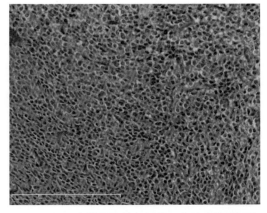

图 11-8-16　血管周围神经纤维区和致密的瘤细胞

九、黏液乳头状室管膜瘤——神经鞘瘤黏液变

【概述】黏液乳头状室管膜瘤是生长缓慢的胶质瘤，WHO Ⅰ级。1932 年由 Kernohan 首先描述。该肿瘤特定好发部位在脊髓圆锥—马尾—终丝区，少见发生在颈胸脊髓段、侧脑室或脑实质。好发于年轻人，男女发病比例为 2.2∶1。临床表现常为持续背痛，还可见由于括约肌功能障碍引起的尿急、尿频和尿失禁，肿瘤大时累及神经根或破坏骶骨，引起下肢麻木或无力。影像学显示肿瘤边界清楚，伴明显强化，可有广泛囊性变和出血。发生机制目前不完全清楚，可能为起源于终丝的室管膜胶质细胞，累及圆锥和马尾所致。完整切除预后好，个别病例因切除不彻底可多次复发或转移，也有蛛网膜下隙播散的报道。

【大体表现】脊髓肿胀，占满椎管。肿瘤常有包膜，但送检物常破碎。呈分叶状，切面质软，部分胶冻状，灰色。

【镜下表现】表现为瘤细胞围绕血管黏液样间质成乳头状结构。肿瘤黏液样背景，瘤细胞立方或长梭形放射状排列在血管周围，即细胞核聚集在一侧，而细胞质以突起的形式附着在另一侧的血管壁上；血管壁增厚，可扩张出血和形成血栓。血管和瘤细胞间、瘤细胞与瘤细胞间，以及瘤细胞胞质内均可见黏液间质。有时胞质内可见嗜酸性小体，嗜酸性小体周围有瘤细胞的胞突围绕。一般来说，在血管周围无细胞的胶质纤维增生形成常见的室管膜瘤乳头状排列，但有时这种乳头状结构不明显。梭形细胞呈束状排列，似神经鞘瘤黏液变，要注意鉴别。免疫组化：瘤细胞表达 GFAP、S-100 和 Vimentin。电镜：显示少许纤毛、交叉复合体和丰富的基底膜样结构。粗面内质网复合体内可见微管聚集是其另一特点。

【鉴别诊断】

1. **与神经鞘瘤黏液变鉴别**　①部位：前者好发在髓内，而且是特定的圆锥马尾处；后者发生在髓外硬膜下或硬膜外，多在颈胸段，腰骶部较少。②镜下：前者能看到乳头状结构，后者一般无。当神经鞘瘤部分黏液变时，还可以看到典型的神经鞘瘤构型，当完全变性时几乎看不到细胞成分，这和黏液乳头状室管膜瘤更加容易区分。③免疫组化和电镜：前者是中枢神经胶质来源，表达 GFAP；后者是外周神经来源，S-100 阳性。电镜下神经鞘瘤胞突交错状，有 Luse 小体，不同于黏液乳头状室管膜瘤。

2. **与脊索瘤鉴别**　①部位：都发生在骶尾部，但前者在髓内，后者表现为骨内膨胀性生长，常见骨破坏。②镜下：虽都有黏液样背景，但前者有乳头结构，后者呈片状或条索状，一般无乳头状结构。③免疫组化：GFAP 和 CK 联用可以帮助鉴别，前者表达 GFAP 不表达 CK，后者不表达 GFAP，却表达 CK。④电镜下脊索瘤胞质内有丰富的内质网盘绕线粒体，在鉴别有困难时可帮助明确诊断。

【图示】黏液乳头状室管膜瘤见图 11-9-1 至图 11-9-6。

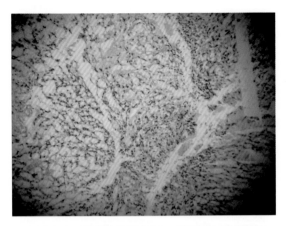

图 11-9-1　肿瘤黏液样背景，低倍镜下疏密相间

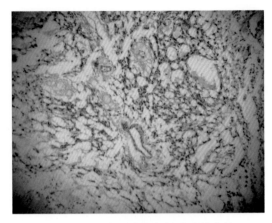

图 11-9-2　瘤细胞围血管乳头状生长

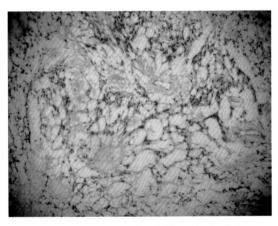

图 11-9-3　厚壁血管，血管周围无细胞区

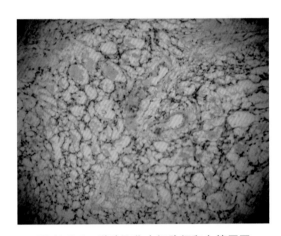

图 11-9-4　黏液聚集在细胞间和血管周围

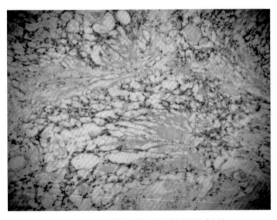

图 11-9-5　瘤细胞围血管呈放射状

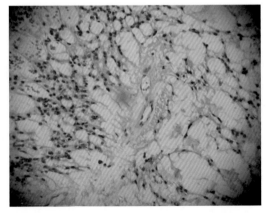

图 11-9-6　细胞核聚集在一侧，胞突附着在另一侧血管壁上

第12章 皮　　肤

一、脂溢性角化病——鳞状细胞癌

【概述】脂溢性角化病（seborrheic keratosis）是一种临床常见的表皮内良性肿瘤。多见于中老年男性，好发于躯干、面部和四肢。

【大体表现】皮肤界限清楚的扁平或疣状稍隆起于皮肤的结节，外观呈淡棕色或暗褐色。

【镜下表现】

1.组织学特点　①肿瘤呈疣状或乳头状瘤样向表面增生，基底位于两侧正常皮肤连线上。②在增生的棘细胞团中可见角栓或角囊肿。

2.根据形态特点分型　①过度角化型：最常见以角化过度和乳头状瘤样增生为主要特点。②棘细胞增生型：基底细胞和棘细胞增生明显，表皮内可见黑色素颗粒及较多的角囊肿。③腺样型：不常见，基底细胞显著增生，伸入真皮内，瘤细胞相互连接成网或腺样。④激惹型：由于病变局部受刺激所致。角化亢进，基底细胞增生活跃，见鳞状上皮旋涡形成。部分病理鳞状上皮可呈假瘤样增生，基底部常有炎性细胞浸润。

【鉴别诊断】脂溢性角化病需与鳞状细胞癌相鉴别。前者病变位于表皮，特征是位于肿瘤两侧正常皮肤的连线上，细胞无异型性。后者可见肿瘤向真皮浸润的癌巢，细胞有异型。

【图示】脂溢性角化病见图 12-1-1 至图 12-1-11。

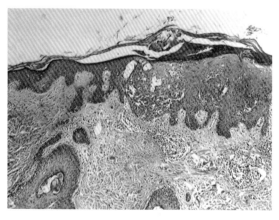

图 12-1-1　皮肤组织表皮增生

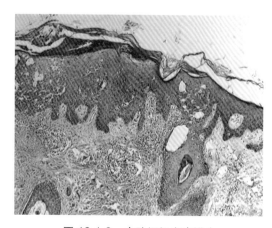

图 12-1-2　皮肤组织表皮增生

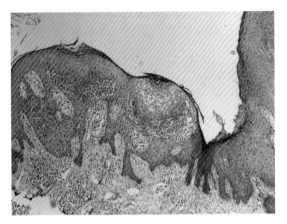

图 12-1-3　皮肤组织表皮增生

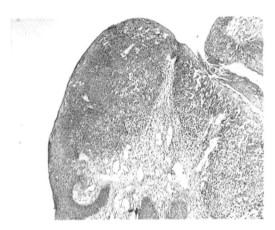

图 12-1-4　皮肤组织表皮增生，细胞层次增多

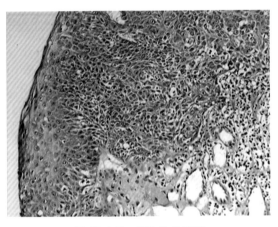

图 12-1-5　细胞生长活跃

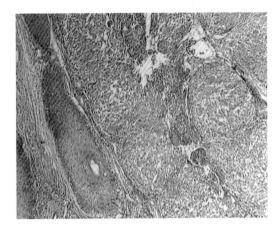

图 12-1-6　鳞状上皮团向真皮深部伸展

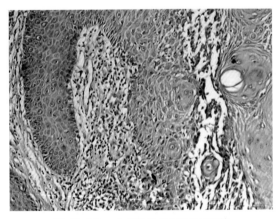

图 12-1-7　上皮脚向真皮深层延伸

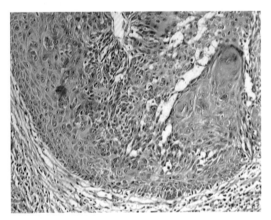

图 12-1-8　下延的鳞状上皮内出现角化

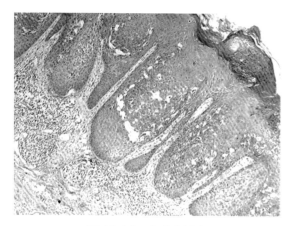

图 12-1-9　上皮角增宽

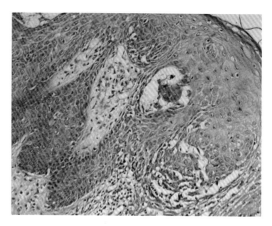

图 12-1-10　上皮角下延融合

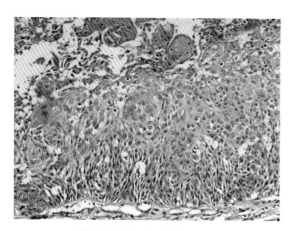

图 12-1-11　细胞生长活跃

二、移植物抗宿主病的皮肤——早期蕈样肉芽肿

【概述】移植物抗宿主病（graft-versus-host disease，GVHD）是骨髓移植后最重要的致病和致死原因。发生的原因是"种"进去的造血干细胞移植成功后，供者的 T 淋巴细胞对抗宿主（受者患者）组织反应。由于宿主组织抗原对供者免疫细胞来说也是异己物质，逐渐生长起来的供者免疫细胞对受者的"攻击"越来越重，并由此产生 GVHD。1981 年就已发现在 GVHD 时，皮肤中角朊细胞有 HLA-DR 抗原存在。HLA-DR 的图型为粗网状。后来人们发现，皮肤中有显著淋巴细胞浸润的疾病如 GVHD、蕈样肉芽肿（MF）、湿疹、DLE、扁平苔藓时角朊细胞能表达 HLA-DR 抗原。

GVHD 的发生需要一些特定的条件：①宿主与移植物之间的组织相容性不合；②移植物中必须含有足够数量的免疫细胞；③宿主处于免疫无能或免疫功能严重缺损状态。急性 GVHD 一般发生于骨髓移植后 10 ～ 70 天内。如果去除骨髓中的 T 细胞，则可避免 GVHD 的发生，说明骨髓中 T 细胞是引起 GVHD 的主要效应细胞。

GVHD 的临床表现：发热、皮肤潮红、皮疹、肝脾增大、肝功能异常、全血细胞减少、肝炎、严重腹泻、骨髓硬质和感染，严重时可并发致死性反应。在双胞胎移植中，GVHD

发生率为 1%～5%，亲属中为 36%，非血缘关系为 50%～70%。

【镜下表现】早期镜下特点是基底层空泡变性，表皮海绵形成和单个细胞坏死，伴真皮上部单核细胞浸润，有时表皮病变可不伴炎症反应。炎症反应的轻重似乎是决定预后的最重要因素。本病慢性期镜下表现似硬皮病。GVHD 常可见 IgM 沿基底膜呈颗粒状或线状沉积，慢性型尤为显著。

【鉴别诊断】由于 GVHD 皮肤的组织学改变与早期蕈样肉芽肿（蕈样霉菌病）相似，侵入表皮的淋巴细胞都是 T 细胞，故免疫组织化学染色亦无鉴别意义。只有在诊断时能想到此病，以及了解临床病史，才有可能避免发生错误。

【图示】移植物抗宿主病见图 12-2-1 至图 12-2-15。

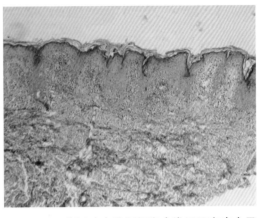

图 12-2-1　例 1，皮肤组织真皮浅层及表皮内见淋巴细胞浸润

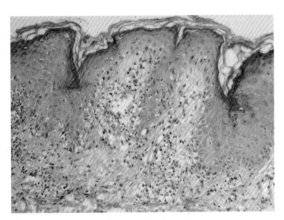

图 12-2-2　皮肤组织真皮浅层及表皮内见淋巴细胞浸润

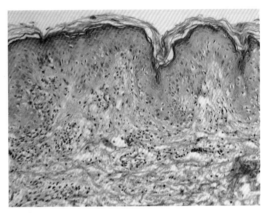

图 12-2-3　皮肤组织真皮浅层及表皮内见淋巴细胞浸润

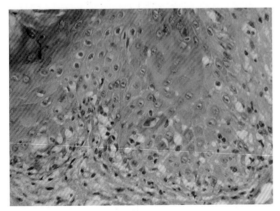

图 12-2-4　淋巴细胞浸润表皮鳞状上皮中

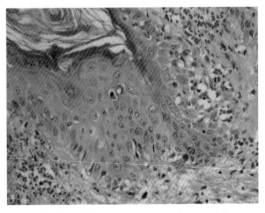

图 12-2-5　淋巴细胞浸润至表皮基底部

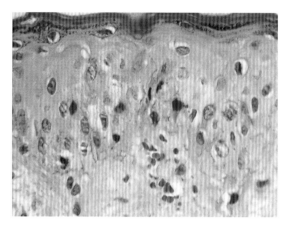

图 12-2-6 淋巴细胞浸润至表皮鳞状上皮中

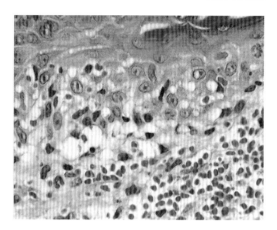

图 12-2-7 淋巴细胞浸润至表皮基底部

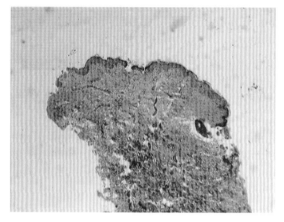

图 12-2-8 例 2，真皮浅层见细胞浸润

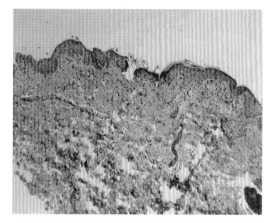

图 12-2-9 真皮浅层及表皮内见淋巴细胞浸润

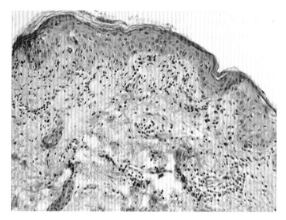

图 12-2-10 真皮浅层及表皮内见淋巴细胞浸润

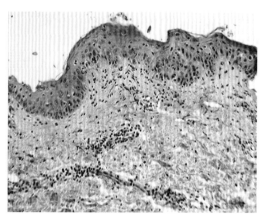

图 12-2-11 真皮浅层及表皮内见淋巴细胞浸润

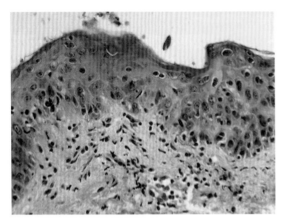

图 12-2-12　真皮浅层及表皮内见淋巴细胞浸润

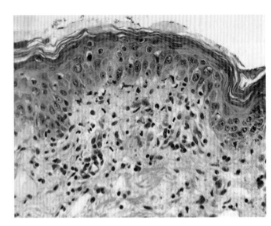

图 12-2-13　真皮浅层及表皮内见淋巴细胞浸润

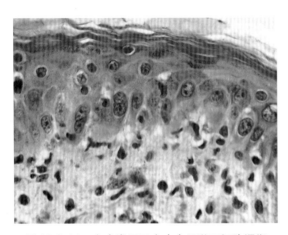

图 12-2-14　真皮浅层及表皮内见淋巴细胞浸润

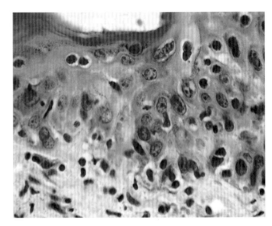

图 12-2-15　真皮浅层及表皮内见淋巴细胞浸润

三、外毛根鞘癌——鳞状细胞癌

【概述】常见于老年人头面部，是与毛囊有关的恶性肿瘤中最常见的一型。

【大体表现】大多为结节状，常有溃疡。

【镜下表现】肿瘤由分叶状或巢状上皮组成，有外毛根鞘分化成分，外毛根鞘分化的特点是上皮层无颗粒层的角化及角质囊肿，巢周可有栅栏状基底细胞。瘤细胞较大，胞质红染或透明，细胞有多形性及核的异型性，核分裂易见，并可见病理核分裂象。

【鉴别诊断】外毛根鞘癌与鳞状细胞癌的最重要的鉴别要点如下。①前者呈推挤性浸润，界限清楚。后者多发生在原有皮肤病变的基础上，如慢性溃疡。鳞状细胞癌镜下呈不规则、锯齿状向深部柱状浸润及单个细胞散在间质浸润，界限不清。②前者有外毛根鞘分化，即无颗粒细胞的骤然角化。后者为表皮型角化，呈同心圆层状角化物（角化珠）。③前者癌巢周边细胞呈特征性栅栏状排列，癌细胞胞质内可见嗜酸性包涵体，癌巢内癌细胞有棘层松解及灶状 Paget 样扩散。后者不呈栅栏状排列，无嗜酸性包涵体。

【图示】外毛根鞘癌见图 12-3-1 至图 12-3-12。

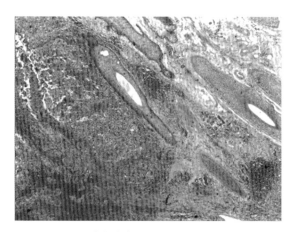

图 12-3-1 癌巢底部圆，呈推进性浸润性生长

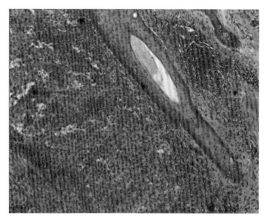

图 12-3-2 不破坏毛囊，细胞形态与毛囊外毛根鞘细胞相似

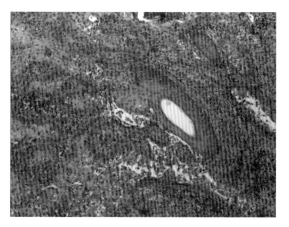

图 12-3-3 呈基底细胞样排列，边界不清

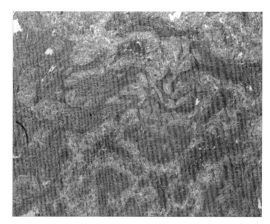

图 12-3-4 肿瘤由上皮和增生的实质构成

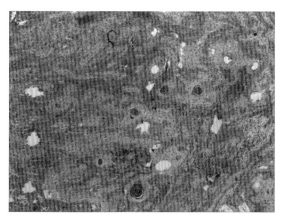

图 12-3-5 有明显角化珠

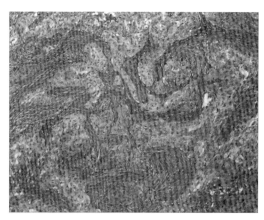

图 12-3-6 上皮脚形状不规则，分支状

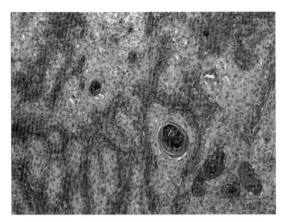

图 12-3-7　显示基底样细胞和无颗粒细胞角化

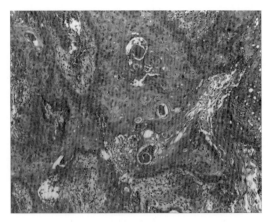

图 12-3-8　外毛根鞘型角化显示无颗粒层

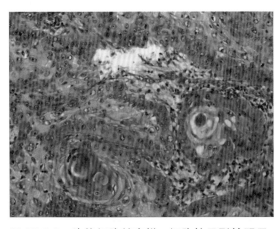

图 12-3-9　边缘细胞基底样，细胞核异型性明显，核仁明显，有核分裂象

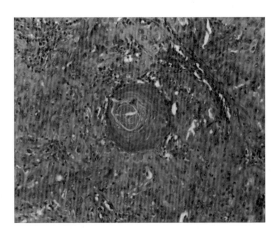

图 12-3-10　细胞核大小较一致，多形性

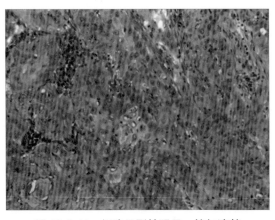

图 12-3-11　细胞异型性明显，核仁清楚

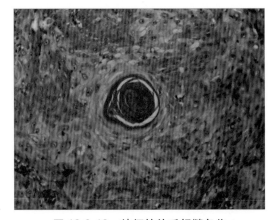

图 12-3-12　特征的外毛根鞘角化

第 13 章　内分泌系统

一、甲状腺滤泡性腺瘤——甲状腺滤泡性腺癌

【概述】甲状腺滤泡性腺瘤（follicular adenoma）是甲状腺比较常见的一种良性肿瘤。临床上好发于 40—60 岁，女性多于男性。一般为单侧性，表现为甲状腺包块，边界清楚，随吞咽而上下活动。

【大体表现】肿瘤有完整的包膜，直径 1 ～ 5cm，圆形或卵圆形。切面灰褐色，质软。大体表现因肿瘤是否伴有出血、囊性变等情况而有所不同。

【镜下表现】根据瘤细胞的形态及排列将甲状腺滤泡性腺瘤分为以下几类。①胚胎性腺瘤：此型滤泡及胶质少见，瘤细胞相互吻合成梁索状或实性片状。②胎儿性腺瘤：此型最常见。由小滤泡构成，滤泡中含有少量胶质。肿瘤间质水肿。③单纯性腺瘤：比较少见。滤泡大小及形态与正常甲状腺滤泡相似。④胶样腺瘤：滤泡大，且大小差异悬殊，大滤泡腔中充满胶质。

【鉴别诊断】甲状腺滤泡性腺瘤和甲状腺滤泡性腺癌的滤泡形态和细胞形态可以毫无差异，单从大体和形态上很难鉴别。诊断滤泡性腺癌的可靠证据是肿瘤侵犯包膜、血管浸润或远处转移。①包膜侵犯：要看到肿瘤"切断"包膜的胶原纤维使之产生缺口。肿瘤包膜的胶原纤维不被"切断"的挤压、内陷、残留等，则不能作为包膜侵犯对待。②浸润的血管是静脉，位于包膜中或包膜外组织中。肿瘤组织中的血管内见成团的肿瘤细胞不能作为血管浸润的指标。由于滤泡性癌有血管浸润的特点（乳头状癌则以淋巴管浸润为主），因而，血管浸润比包膜侵犯更具有实际意义。

【图示】甲状腺滤泡性腺瘤见图 13-1-1 至图 13-1-14。甲状腺滤泡性腺癌见图 13-1-15 至图 13-1-33。

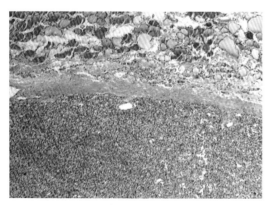

图 13-1-1　甲状腺肿瘤见完整包膜

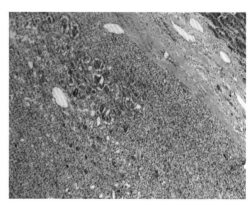

图 13-1-2　包膜内为小滤泡及实性结构

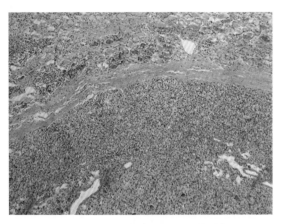

图 13-1-3　包膜内肿瘤为实性结构

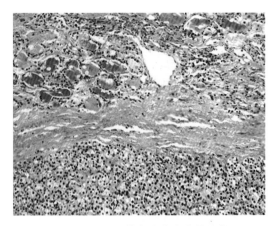

图 13-1-4　包膜内肿瘤为实性结构

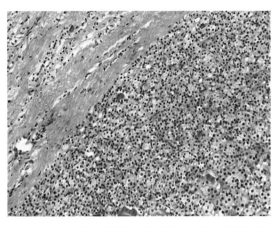

图 13-1-5　包膜内肿瘤为实性结构，个别小滤泡可见

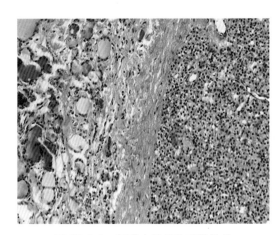

图 13-1-6　包膜内肿瘤为实性结构

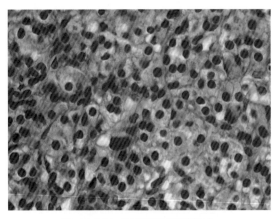

图 13-1-7　可见瘤细胞核增大

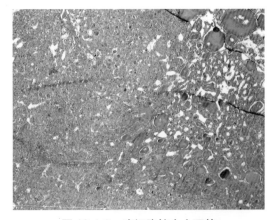

图 13-1-8　瘤细胞核大小不等

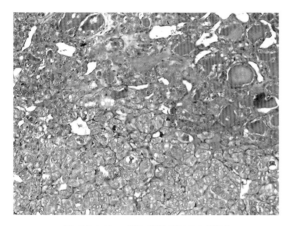

图 13-1-9　成片瘤细胞核大畸形

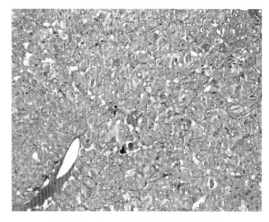

图 13-1-10　成片瘤细胞核大畸形

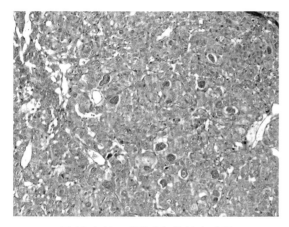

图 13-1-11　成片瘤细胞核大畸形

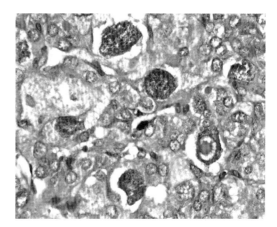

图 13-1-12　成片瘤细胞核大畸形

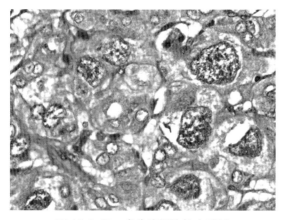

图 13-1-13　成片瘤细胞核大畸形

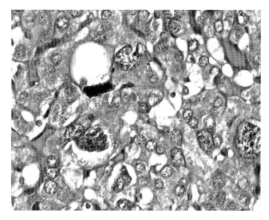

图 13-1-14　成片瘤细胞核大畸形

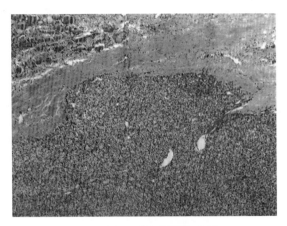

图 13-1-15　瘤组织侵犯包膜

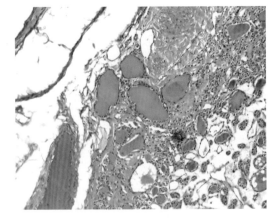

图 13-1-16　少许滤泡突破包膜

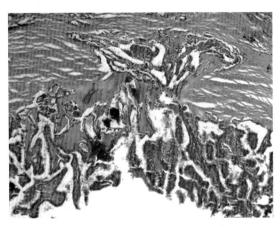

图 13-1-17　瘤组织深入包膜内

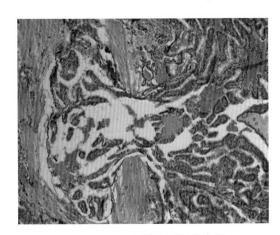

图 13-1-18　包膜胶原纤维中断

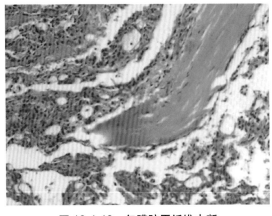

图 13-1-19　包膜胶原纤维中断

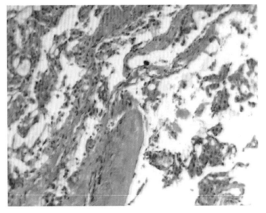

图 13-1-20　包膜胶原纤维中断

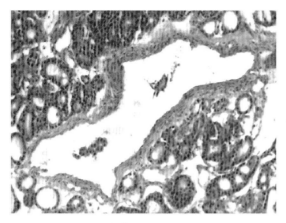

图 13-1-21 肿瘤内血管滤泡结构在血管腔内

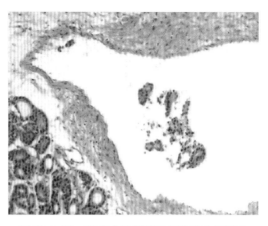

图 13-1-22 肿瘤内血管滤泡结构在血管腔内

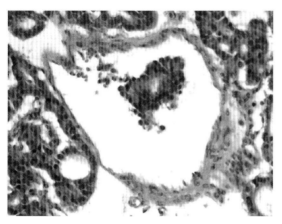

图 13-1-23 肿瘤内血管滤泡结构在血管腔内

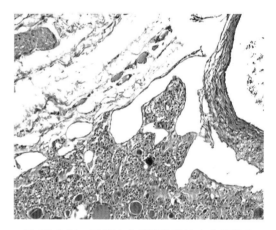

图 13-1-24 肿瘤内血管滤泡结构在血管腔内

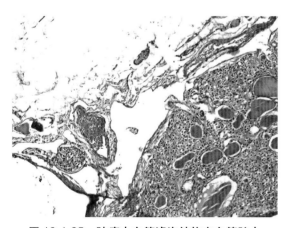

图 13-1-25 肿瘤内血管滤泡结构在血管腔内

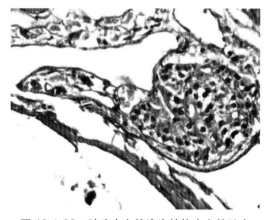

图 13-1-26 肿瘤内血管滤泡结构在血管腔内

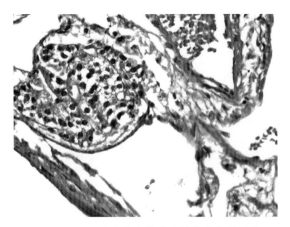

图 13-1-27　肿瘤内血管滤泡结构在血管腔内

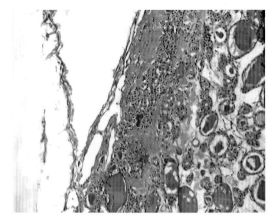

图 13-1-28　肿瘤未进入包膜内血管

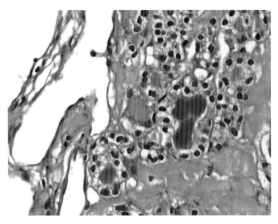

图 13-1-29　肿瘤未进入包膜内血管

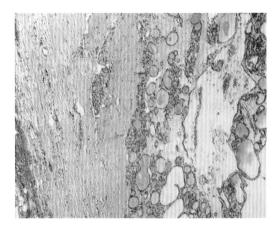

图 13-1-30　包膜中血管内见肿瘤组织

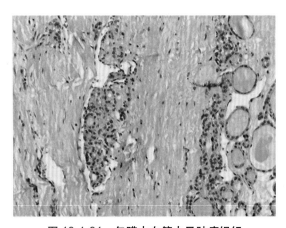

图 13-1-31　包膜中血管内见肿瘤组织

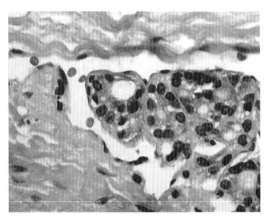

图 13-1-32　血管内肿瘤组织有内皮细胞包绕

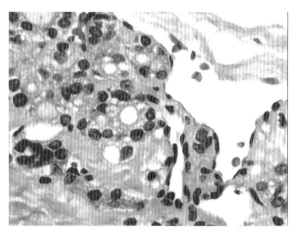

图 13-1-33 血管内肿瘤组织有内皮细胞包绕

二、甲状腺乳头状增生——乳头状癌

【概述】在甲状腺弥漫性增生性甲状腺肿、结节性甲状腺肿等良性病变中可以看到甲状腺乳头状增生（papillary hyperplasia of thyroid）。

【大体表现】甲状腺中的结节病灶，病变界限不清，切面灰白色。

【镜下表现】增生的乳头分支少，常没有明显的纤维血管性轴心，上皮为单层立方上皮，核小，形态规则。没有乳头状癌细胞核的特点。

【鉴别诊断】掌握甲状腺乳头状癌的以下特点，有助于鉴别诊断。①乳头有纤维血管性轴心，而且分支增多。②毛玻璃样细胞核、核内包涵体、核沟是乳头状癌的细胞形态特点。③沙砾体的存在。④包膜与血管的浸润。

【图示】甲状腺乳头状增生见图 13-2-1 至图 13-2-16。甲状腺乳头状癌见图 13-2-17 至图 13-2-34。

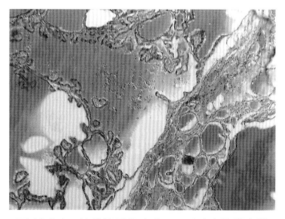

图 13-2-1 结节性甲状腺肿可见到乳头状增生灶

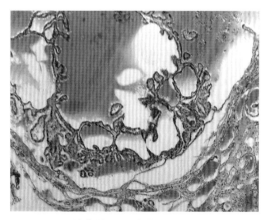

图 13-2-2 结节性甲状腺肿可见到乳头状增生灶

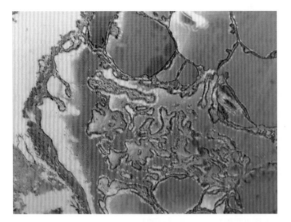

图 13-2-3　结节性甲状腺肿可见到乳头状增生灶

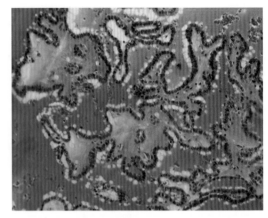

图 13-2-4　结节性甲状腺肿可见到乳头状增生灶

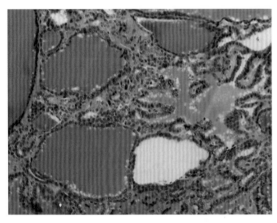

图 13-2-5　其中可见乳头状增生与滤泡并存

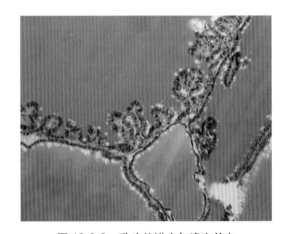

图 13-2-6　乳头状增生与滤泡并存

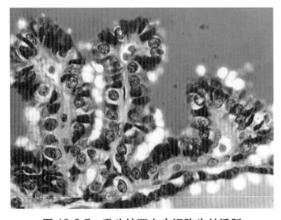

图 13-2-7　乳头被覆上皮细胞生长活跃

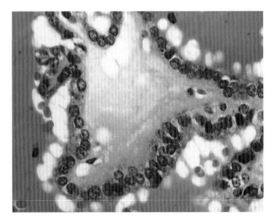

图 13-2-8　乳头被覆上皮细胞生长活跃

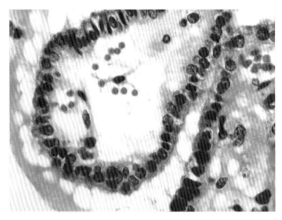

图 13-2-9　乳头被覆上皮细胞生长活跃

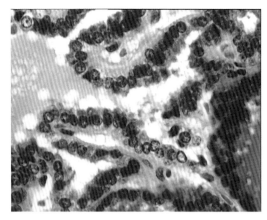

图 13-2-10　乳头被覆上皮细胞生长活跃

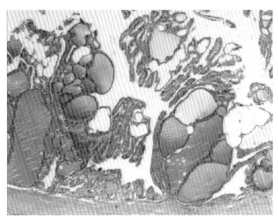

图 13-2-11　结节性甲状腺肿可见到乳头状增生灶

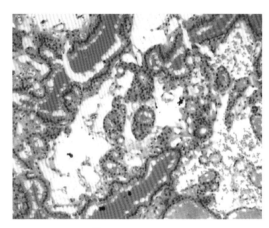

图 13-2-12　结节性甲状腺肿可见到乳头状增生灶

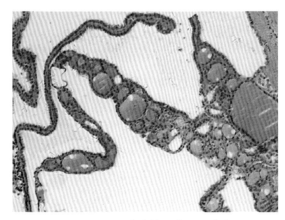

图 13-2-13　乳头轴心内可见滤泡

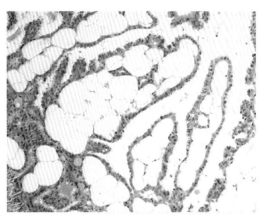

图 13-2-14　乳头轴心内另见脂肪化生

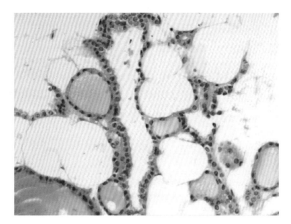

图 13-2-15　乳头轴心内另见脂肪化生

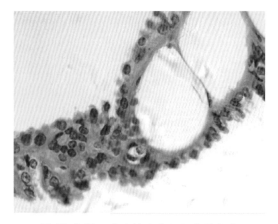

图 13-2-16　乳头轴心内另见脂肪化生

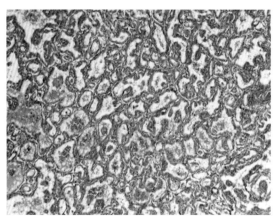

图 13-2-17　乳头状癌的乳头结构

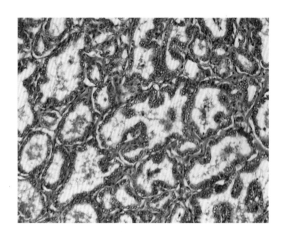

图 13-2-18　乳头状癌的乳头结构

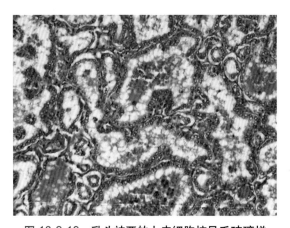

图 13-2-19　乳头被覆的上皮细胞核呈毛玻璃样

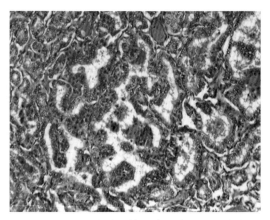

图 13-2-20　乳头被覆的上皮细胞核呈毛玻璃样

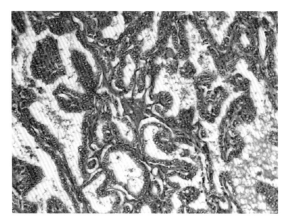

图 13-2-21 乳头被覆的上皮细胞核呈毛玻璃样

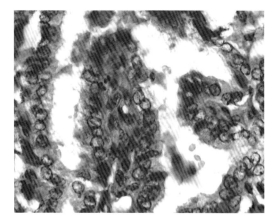

图 13-2-22 乳头被覆的上皮细胞核呈毛玻璃样

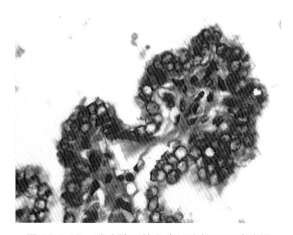

图 13-2-23 乳头被覆的上皮细胞核呈毛玻璃样

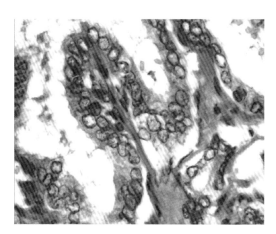

图 13-2-24 乳头被覆的上皮细胞核呈毛玻璃样

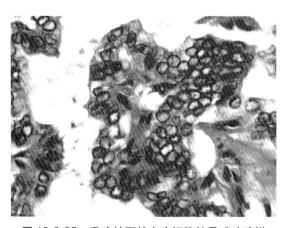

图 13-2-25 乳头被覆的上皮细胞核呈毛玻璃样

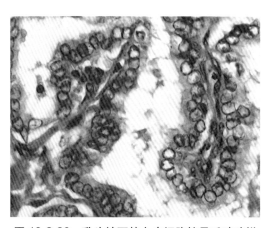

图 13-2-26 乳头被覆的上皮细胞核呈毛玻璃样

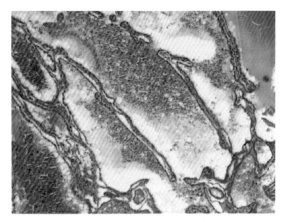

图 13-2-27　乳头状癌的乳头可呈纤细长条状结构

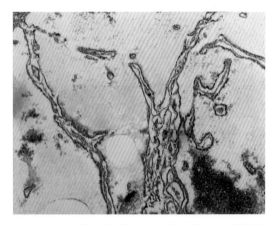

图 13-2-28　乳头状癌的乳头可呈纤细长条状结构

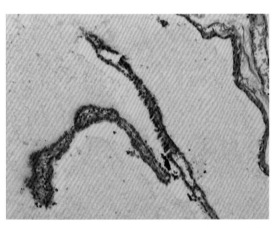

图 13-2-29　乳头状癌的乳头可呈纤细长条状结构

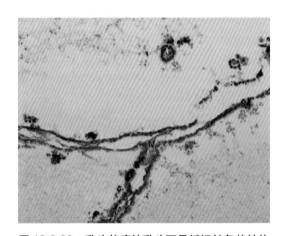

图 13-2-30　乳头状癌的乳头可呈纤细长条状结构

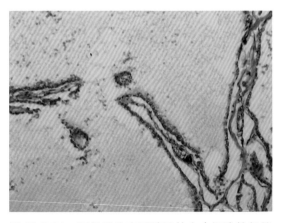

图 13-2-31　细长乳头表面被覆的上皮细胞核仍然
为毛玻璃样

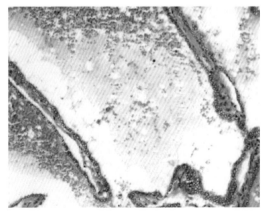

图 13-2-32　细长乳头表面被覆的上皮细胞核仍
然为毛玻璃样

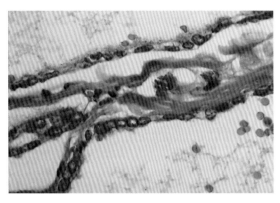

图 13-2-33　细长乳头表面被覆的上皮细胞核仍然为毛玻璃样

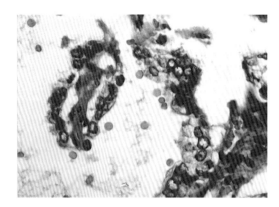

图 13-2-34　细长乳头表面被覆的上皮细胞核仍然为毛玻璃样

三、实性细胞巢——髓样癌

【概述】实性细胞巢（solid cell nest）为后鳃体残留所致，在甲状腺标本中偶尔发现，功能未明。

【鉴别诊断】病理检查时不要误认为是微小癌、癌细胞增生等。

【图示】实性细胞巢见图 13-3-1 至图 13-3-4。

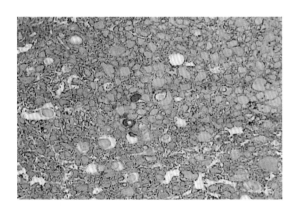

图 13-3-1　倍镜下见甲状腺组织中两小团细胞

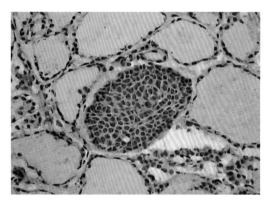

图 13-3-2　实性细胞巢位于滤泡之间

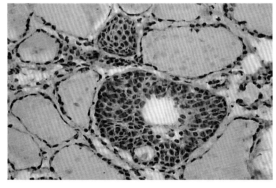

图 13-3-3　两团实性细胞巢

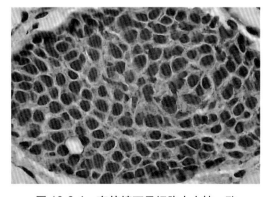

图 13-3-4　高倍镜下见细胞大小较一致

四、嗜酸细胞腺瘤——嗜酸细胞癌

【概述】 对于嗜酸细胞肿瘤的良、恶性认识不多，往往对于嗜酸细胞腺瘤想到的较多，很少遇到嗜酸细胞癌。虽然文献多认为嗜酸细胞肿瘤的恶性标准与一般的滤泡性肿瘤一样，但深入讨论的不多。

【图示】 男性，57 岁，甲状腺左叶 5.0cm×3.2cm×2.8cm，实性，分叶状，黄棕色。此病例有较大的肿块（超过 3cm），有包膜侵犯，可以诊断嗜酸细胞癌。追随临床后出现肺转移，进一步证实为嗜酸细胞癌（图 13-4-1 至图 13-4-6）。

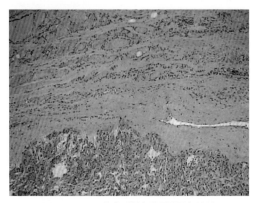

图 13-4-1　有包膜的嗜酸细胞肿瘤

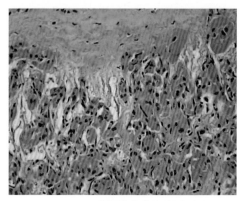

图 13-4-2　瘤细胞向表面侵袭生长

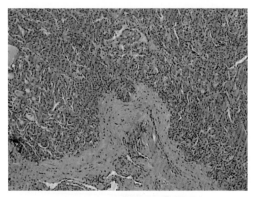

图 13-4-3　包膜与肿瘤的关系

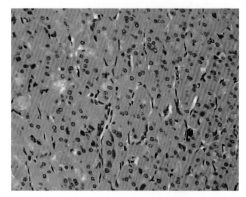

图 13-4-4　瘤细胞缺乏异型性

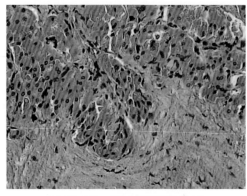

图 13-4-5　瘤细胞浸润性生长

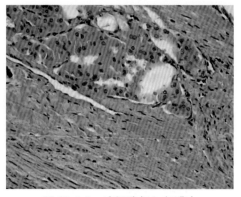

图 13-4-6　瘤细胞侵入包膜中

五、巨滤泡型乳头状癌——滤泡型腺瘤

【概述】日常工作中乳头状癌是很熟悉的，但遇到巨滤泡型乳头状癌反而不敢加以诊断，结果出现漏诊的病例。在实际工作中值得注意。

【图示】女性，21 岁，切除右侧甲状腺，4.5cm×3.0cm×1.8cm，包膜光滑，切面黄棕色，带有胶样光泽。术中冷冻切片图像见图 13-5-1 至图 13-5-10。石蜡切片图像见图 13-5-11 至图 13-5-20。

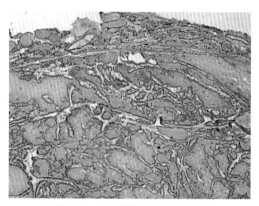

图 13-5-1　低倍镜下以大滤泡为主

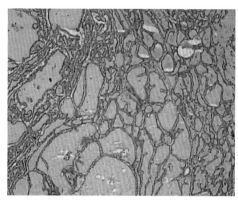

图 13-5-2　滤泡大小不一致

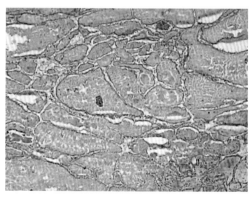

图 13-5-3　滤泡上皮无明显增生

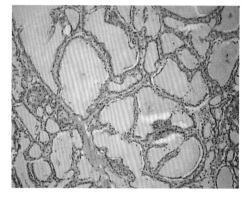

图 13-5-4　滤泡腔内充满胶质

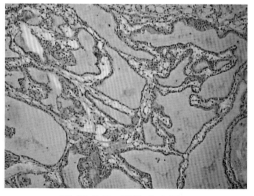

图 13-5-5　滤泡大小不一

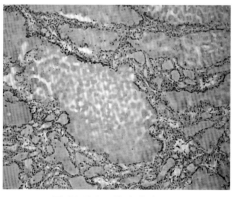

图 13-5-6　滤泡大小不一

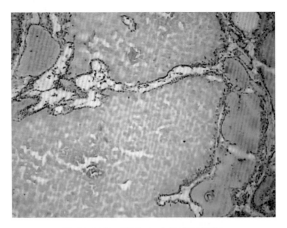

图 13-5-7　滤泡上皮无明显增生

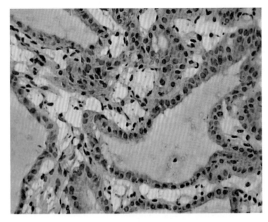

图 13-5-8　滤泡上皮呈立方状

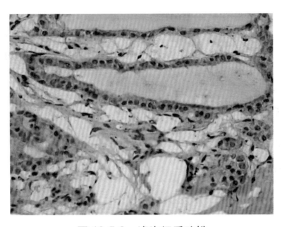

图 13-5-9　滤泡间质疏松

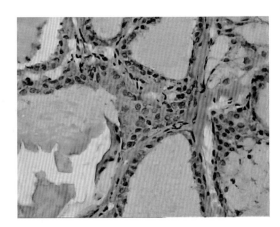

图 13-5-10　滤泡上皮无异型性

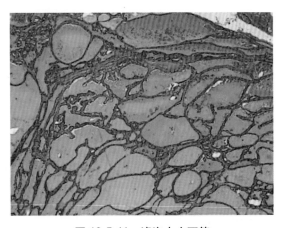

图 13-5-11　滤泡大小不等

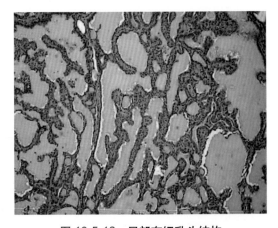

图 13-5-12　局部有细乳头结构

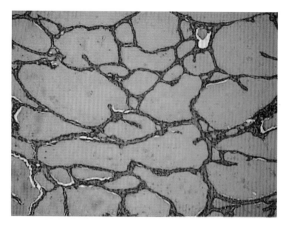

图 13-5-13　大滤泡腔

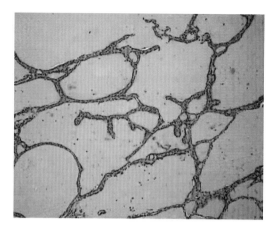

图 13-5-14　大滤泡腔

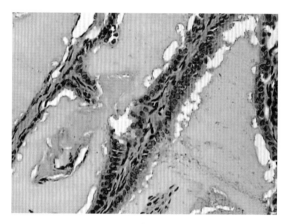

图 13-5-15　滤泡上皮低柱状

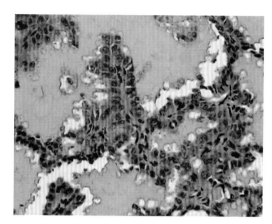

图 13-5-16　局部小乳头结构

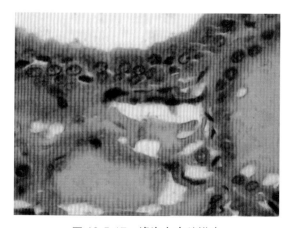

图 13-5-17　滤泡上皮稍增生

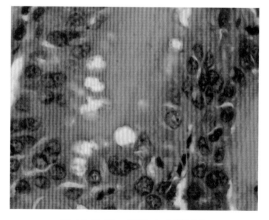

图 13-5-18　滤泡上皮稍增生

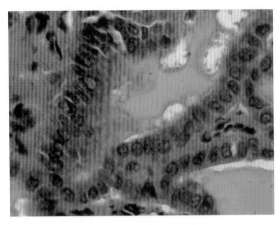
图 13-5-19　滤泡上皮增生

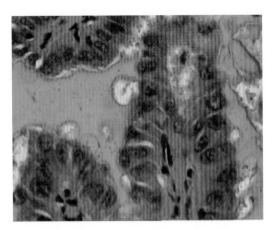
图 13-5-20　滤泡上皮大小稍不一致

六、对于包膜侵犯的认识

对滤泡型癌的诊断，多年来教科书及甲状腺名家的专著中一直强调一条标准，"包膜侵犯：瘤组织以垂直方向侵入，并穿透增厚包膜全层或侵入包膜的 2/3 以上，与肿瘤有连续性或瘤组织侵入周围正常甲状腺组织。"

按照这一标准，肿瘤包膜内见一走行与包膜一致的细胞团（图 13-6-1）就不能诊断为滤泡型癌。但是，通过连续切片后，会发现连续切片证实包膜中的上皮团与肿瘤是连续性的（图 13-6-2）。

可见，原来是切面不够以及没有"准确"切到侵犯入包膜中生长着的那个上皮团的全貌。因此，教科书上强调的标准也就不能成立。

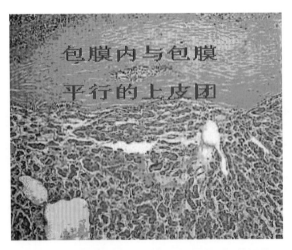
图 13-6-1　肿瘤包膜内见一走行与包膜一致的细胞团

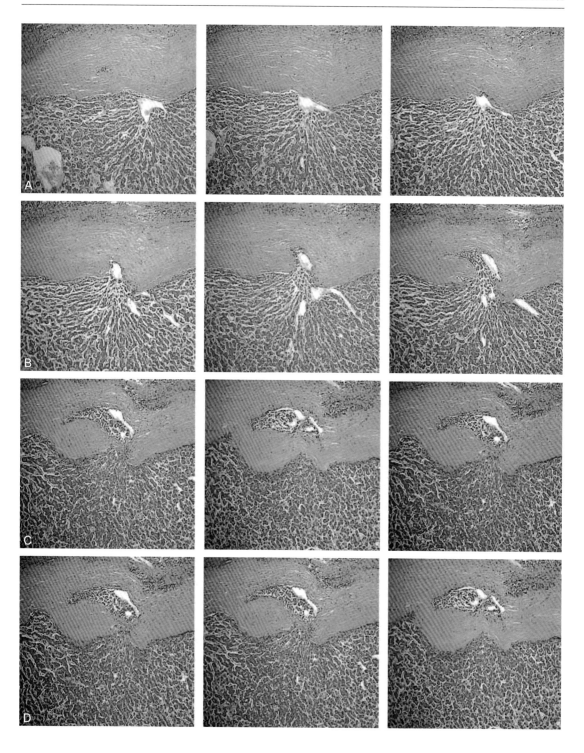

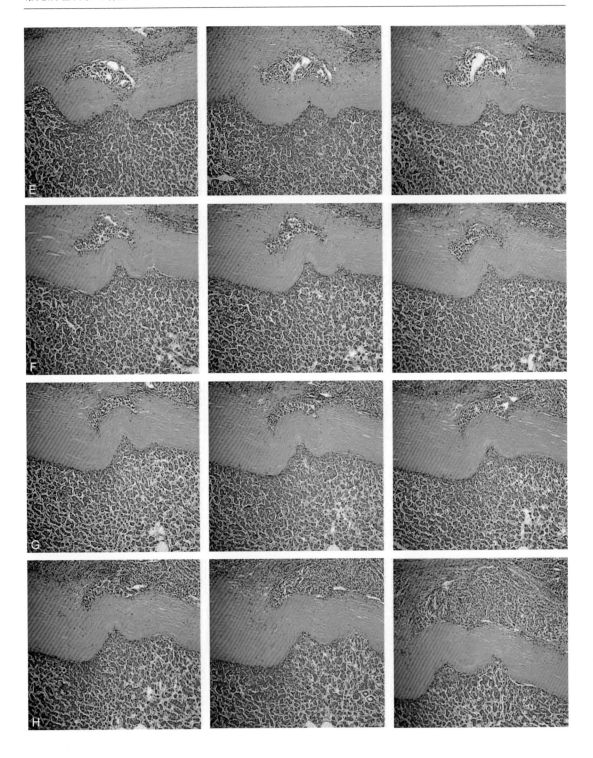

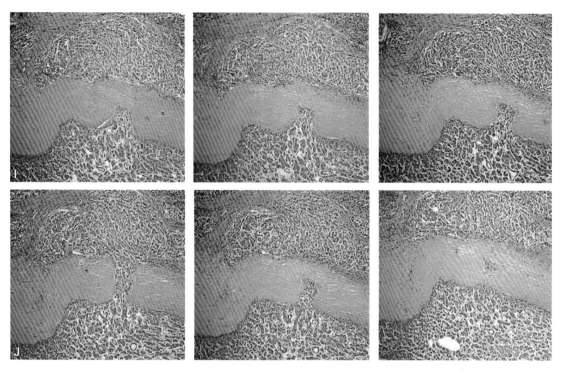

图 13-6-2 连续切片证实包膜中的上皮团与肿瘤是连续性的

再看一例关于是否"穿透包膜全层"的问题（图 13-6-3）：从这个切面看，肿瘤尚未穿透包膜全层。但是，如果连续切片观察（图 13-6-4）：所谓"全层穿透"只是切面而已。因此，必须深入研究再制定良、恶性的诊断"标准"。

在实际工作中，一旦遇到这样的病例，最有效的办法就是针对包膜部位多取材、多切片，找到明确的诊断依据。举例如下，这个标本大体看为一个完整的结节（图 13-6-5）。

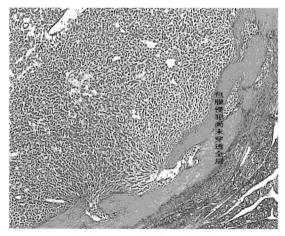

图 13-6-3 肿瘤未透过包膜

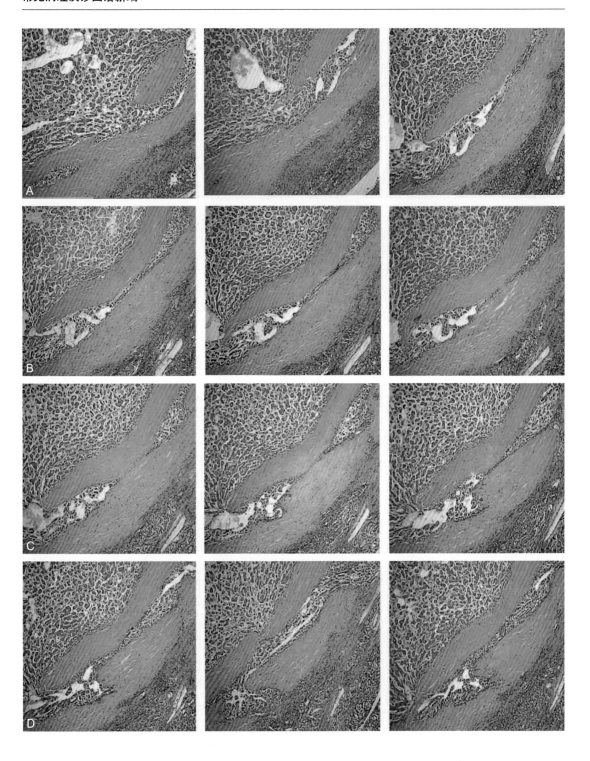

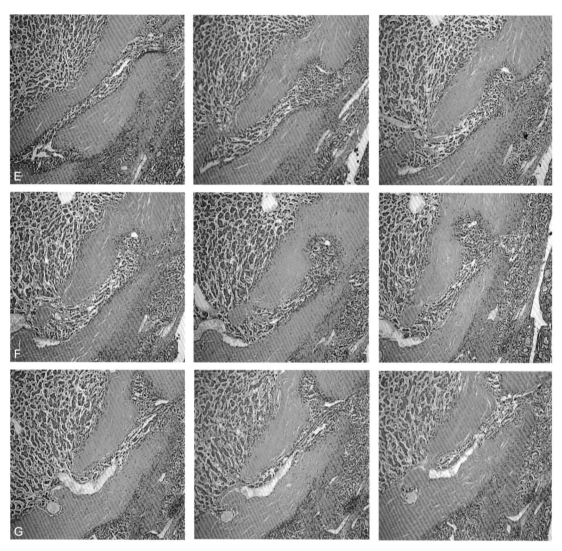

图 13-6-4 连续切片后证实肿瘤已经穿透包膜

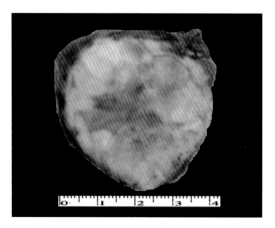

图 13-6-5 甲状腺结节的大体观察

285

将包膜连续取材，从最大剖面取 5mm 厚片状组织，将其一条 12cm 长的边缘分为 4 块，平行排列在冷冻标本台上，示意如下（图 13-6-6）。

切片出来本是 4 条分开的组织像（图 13-6-7），应用图像拼接方法可以把分开的 4 张切片的图像恢复成原来完整的 12cm 长的包膜的全病变展开图（图 13-6-8）。

如此，对于包膜与肿瘤实质之间的密切关系便一览无余，肿瘤侵犯包膜的情景得以直观地表现出来。

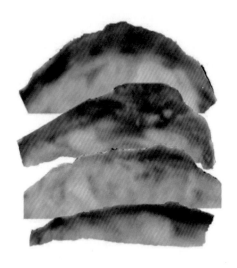 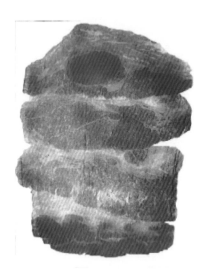

图 13-6-6　对结节连续取组织块后包埋　　　　图 13-6-7　对连续包埋组织切片

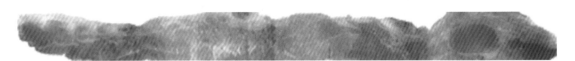

图 13-6-8　将连续的 4 张切片用 "图像拼接" 方法连成一个不中断的完整包膜

第14章 人 为 假 象

　　人为假象是指组织切片中见到由于外来媒介或操作而产生的非正常存在的结构或物质。在我们的工作中发现，人为假象造成病理诊断困难或导致误诊的情况并不十分少见。

　　与任何诊断性检查一样，对人为假象来源的解释常常依赖于对患者病史的了解以及与临床医师的联系。许多疑问可通过追溯标本的处理步骤，从大体处理到标本染色，而得到解决。

　　判断人为假象的方式及位置十分重要，仅位于组织边缘的人为假象，可能是由于外科处理或实验室操作过程中造成的。细胞内的沉积物往往与细胞外的沉积物不同，许多细胞内的沉积物只存在于某一种细胞内，例如浆细胞中的 Russell 小体。细胞外沉积物可能也只是由某一特定的细胞产生，例如沙砾体由腺细胞产生。

　　人为假象的聚焦平面应该与周围组织的聚集平面相比较。由于异物在切片时易于碎裂，而且不易与载玻片黏附，因此异物常与周围组织不在同一平面上。另外，切片刀可能会将异物带到组织中、组织裂隙中。这种由切片刀刀刃上拖进来的细胞称为"刀转移"（knife metastasis）。

　　当遇到不知道的物质或可能的人为假象时，遵照下面简单的步骤可能会有助于诊断。

　　1. 检查临床病史。

　　2. 复习大体检查及组织处理过程。

　　3. 显微镜观察

　　（1）上下聚焦以确定聚焦平面。

　　（2）注意组织类型及任何组织反应。

　　（3）注意颜色、大小、形状，并和已知物比较。

　　（4）试使物质发生偏振。

　　如果上述方法仍无法识别某些人为假象时，可以采取特殊染色或其他技术。有时可能需要从组织块中将异物提取出来进行仔细的鉴别。

一、组织"污染"——癌转移

　　【概述】在大体标本检查中，用解剖刀切开和取材时，以及蜡块在切片机上切片时，切片刀都可能会将异物、组织、细胞团等带到组织和（或）组织裂隙中。这种由切片刀刀刃上拖进来的组织、细胞称之为"刀转移"。应加以仔细分析。

　　【图示】组织"污染"见图 14-1-1 至图 14-1-6。

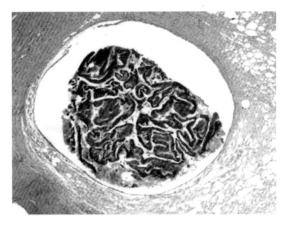

图 14-1-1　脂肪纤维结缔组织中见上皮性乳头结构

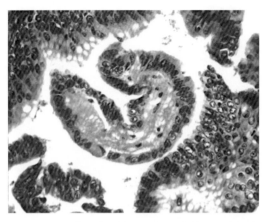

图 14-1-2　乳头被覆单层及多层癌柱状上皮细胞

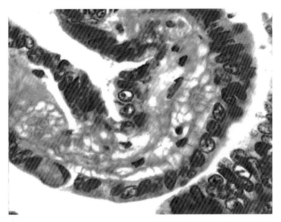

图 14-1-3　乳头被覆单层及多层癌柱状上皮细胞

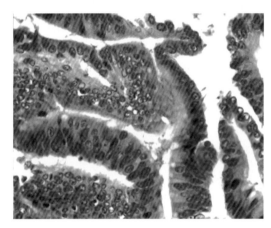

图 14-1-4　细胞生长活跃

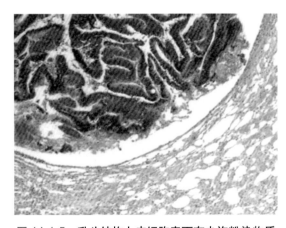

图 14-1-5　乳头结构上皮细胞表面有少许粉染物质

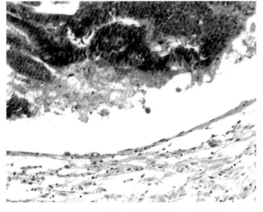

图 14-1-6　粉染物质高倍镜似粪便成分

二、棉线——病原体

【概述】棉线、棉球、棉垫及纱布的主要成分是棉纤维，棉纤维之间有吸收液体的空间。从外观看棉是一种柔软的白色纤维，显微镜下，每个纤维呈卵圆形或 U 形环，透明或灰蓝色，具有折光性和偏振光性，纤维之间可出现血液和其他液体。在外科手术中，如果棉垫不小心遗留在身体中，那么周围会出现纤维炎症反应，与机体反应的组织成分融化一起。当临床将其作为病变组织切除后，如果不认识棉纤维在切片上的表现，会以为是一种病原体。

【图示】棉纤维见图 14-2-1 至图 14-2-8。

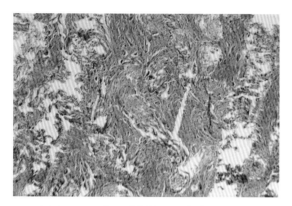

图 14-2-1　大网膜包块示致密的纤维组织

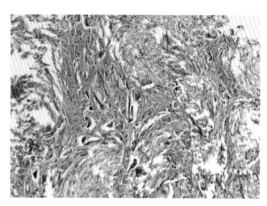

图 14-2-2　其中见多核巨细胞

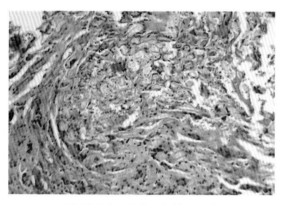

图 14-2-3　其中见多核巨细胞

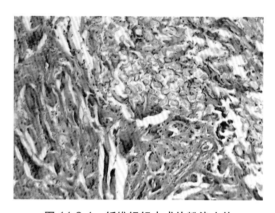

图 14-2-4　纤维组织中成片粉染小体

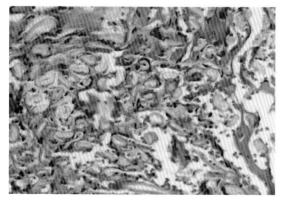

图 14-2-5　纤维组织中成片粉染小体

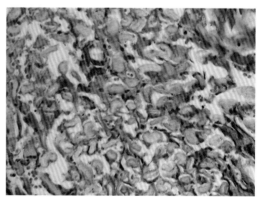

图 14-2-6　纤维组织中成片粉染小体

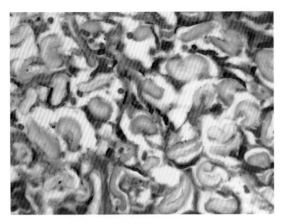 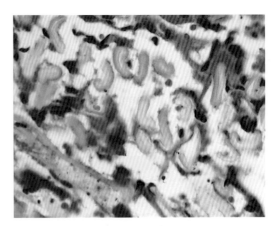

图 14-2-7　粉染小体酷似虫体　　　　　　　　　图 14-2-8　粉染小体酷似虫体

第15章 病　原　体

病理学研究的内容主要是致病因子和发病机制。人体疾病的致病因子主要有遗传性、营养性、代谢性、物理性、化学性、生物性、免疫性及综合性因素。生物性致病因子又称为病原体，主要有病毒、细菌、真菌（霉菌）、寄生虫。由于病毒、细菌体积小，光镜下难以辨认，因此，组织切片上观察的重点是真菌和寄生虫。

一、真菌

真菌引起的疾病称为真菌病。真菌种类很多，与细菌相比，对人体致病者相对较少，约150种。近年来由于广谱抗生素、肾上腺皮质激素和免疫抑制药的大量应用，真菌感染有明显增长。

真菌病根据病变部位不同可分为浅部真菌病和深部真菌病两大类。

1. *浅部真菌病*　主要侵犯含有角质的组织，如皮肤、毛发和指甲等处，引起各种癣病。

2. *深部真菌病*　侵犯皮肤深层和内脏，如肺、脑、消化道等器官，危害性较大。

【诊断方法】诊断真菌病有4种基本方法，即临床表现、真菌学、免疫学和病理学。最直接的方法是能证明真菌存在于组织中，因此，学会辨认人体组织中的常见真菌十分必要。

【形态及分类】

1. *真菌的分类及其形态结构*

（1）真菌分为3类

①放线菌类：有放线菌及奴卡菌。

②酵母菌类：有新型隐球菌及白色念珠菌。

③真菌类：为二型霉菌，主要有芽生菌、组织胞浆菌、孢子丝菌、曲菌及毛霉菌等。

（2）真菌形态结构

①菌丝。

②孢子。

2. *人体组织中真菌的分类*　有3类。

（1）仅见菌丝的真菌：有放线菌及奴卡菌。

（2）仅见孢子的真菌：有新型隐球菌、皮炎芽生菌、着色芽生菌、球孢子菌及组织胞浆菌。

（3）具有菌丝及孢子的真菌：有白色念珠菌、曲菌及毛霉菌。

【基本病变】

1. 慢性脓肿。

2. 结核样肉芽肿。

3. 慢性炎细胞浸润。

4. 纤维组织增生。

5. 病变组织中见有真菌菌丝和（或）孢子：在病变组织中仔细查找真菌，并识别其形态特点，是诊断各种真菌病的关键。

【特殊染色】

常用的真菌染色有以下几种。

1. Brown-Brenn Gram 细菌染色法。

2. Gridley 真菌染色法：此法可染色许多种真菌，特别是念珠菌、曲菌、组织胞浆菌、皮炎芽生菌、球孢子菌及孢子丝菌等效果较好。

3. Mayer 黏液卡红染色法：此法特别适合染色隐球菌，其荚膜染成红色。其他染色法，不能把隐球菌和组织胞浆菌、芽生菌区别开来。

4. PAS 染色：此法适用于染色组织胞浆菌、皮炎芽生菌、球孢子菌和孢子丝菌等。

5. Alcian 蓝染色：此法可用于染色隐球菌。

下文将介绍常见的真菌病的病理形态学。

（一）放线菌病（actinomyocosis）

【概述】 临床上常见有 3 型：①颈面型；②腹型；③胸型。

共同的病变：慢性脓肿，其中见真菌菌落（硫黄颗粒），Gram 染色（+）。

硫黄颗粒在组织切片上有时很少，难以查见，必须多做切片，以免漏诊。硫黄颗粒呈圆形或卵圆形小体，一般直径为 100 ～ 300μm，中心为深蓝色分支状菌丝，周围为伊红色放射状排列的杆状体，一般长 12μm，宽 3μm。

【图示】 放线菌病见图 15-1-1 至图 15-1-10。

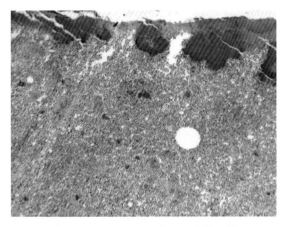

图 15-1-1　坏死组织内见深染的团块

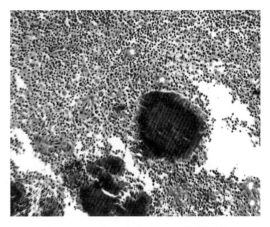

图 15-1-2　坏死组织内见深染的团块

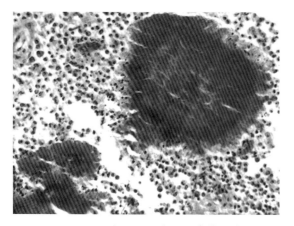

图 15-1-3 坏死组织内见深染的团块

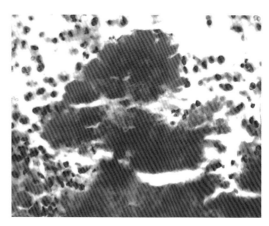

图 15-1-4 团块周围呈放射状分支

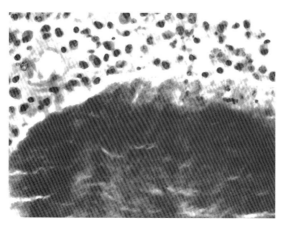

图 15-1-5 团块周围呈放射状分支

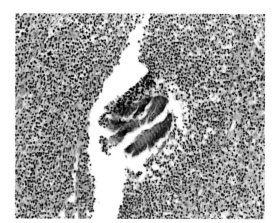

图 15-1-6 放线菌

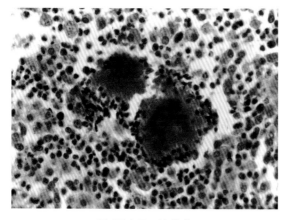

图 15-1-7 放线菌

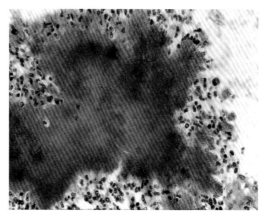

图 15-1-8 放线菌

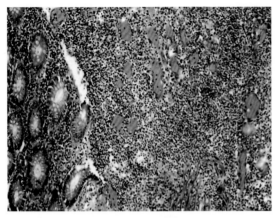

图 15-1-9　放线菌

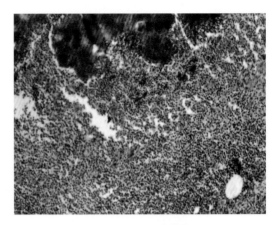

图 15-1-10　放线菌

（二）诺卡菌病（nocardiosis）

【概述】此病在我国报道很少，为一种慢性化脓性疾病。主要经呼吸道感染，故肺诺卡病最多见。

基本病变和放线菌病一样，为慢性化脓性炎症，受累脏器有大小不等的脓肿形成。但脓肿内无硫黄颗粒。Gram 染色及抗酸染色菌丝呈(+)。菌丝呈分支状，直径为 0.5 ～ 1.0μm。

（三）隐球菌病（cryptococcosis）

【概述】肉芽肿主要由组织细胞及多核巨细胞构成，在细胞内、外可见多量隐球菌，少者仅数个，多者达十数个或更多。在 HE 切片上，隐球菌隐约可见，为薄壁圆形小体，呈浅蓝色，大小不一，一般直径为 4 ～ 7μm，也可达 2 ～ 10μm；其周围为透亮的晕，为胶样荚膜，厚 3 ～ 5μm。生长活跃者，可见出芽现象。

1. 肺隐球菌病

（1）隐球菌性肺炎。

（2）隐球菌肉芽肿。

2. 脑及脑膜隐球菌病

（1）隐球菌性脑膜炎。

（2）脑实质隐球菌性肉芽肿。

【图示】隐球菌病见图 15-1-11 至图 15-1-46。

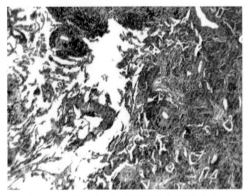

图 15-1-11　例 1，肺组织内部分实变

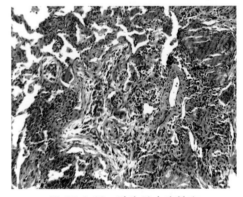

图 15-1-12　肺泡腔内实性变

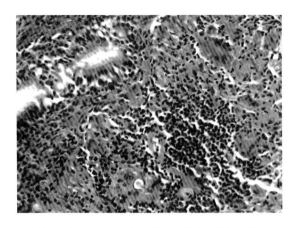

图 15-1-13　实变区内淋巴细胞和多核巨细胞

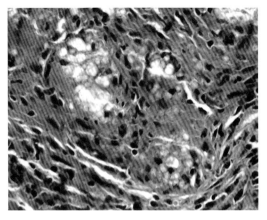

图 15-1-14　多核巨细胞内见多个小空泡

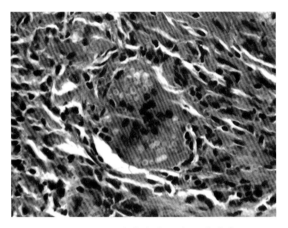

图 15-1-15　小空泡内见多量隐球菌

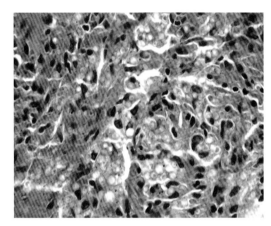

图 15-1-16　小空泡内见多量隐球菌

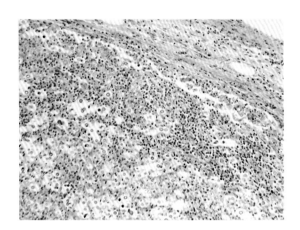

图 15-1-17　例 2，淋巴结内见多量小圆球状小体

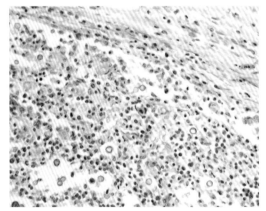

图 15-1-18　淋巴结内见多量小圆球状小体

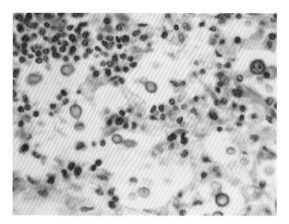

图 15-1-19　小圆球状小体有一厚的深染的包膜

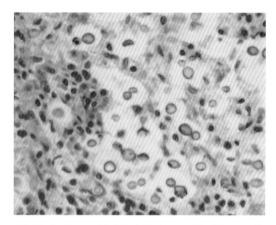

图 15-1-20　小圆球状小体有一厚的深染的包膜

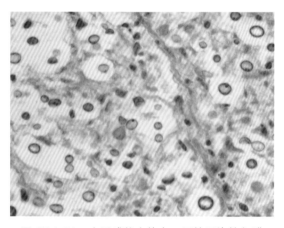

图 15-1-21　小圆球状小体有一厚的深染的包膜

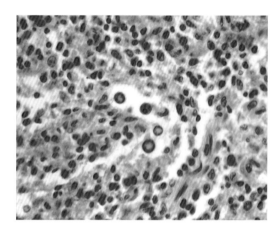

图 15-1-22　小圆球状小体有一厚的深染的包膜

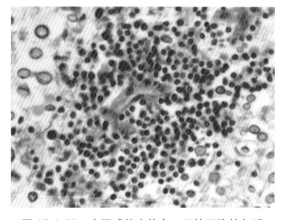

图 15-1-23　小圆球状小体有一厚的深染的包膜

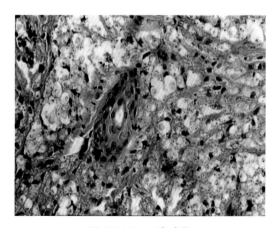

图 15-1-24　隐球菌

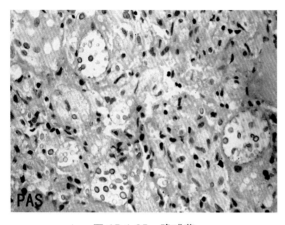

图 15-1-25 隐球菌

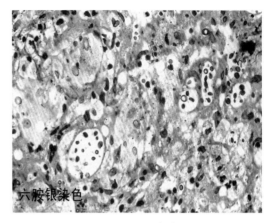

图 15-1-26 隐球菌

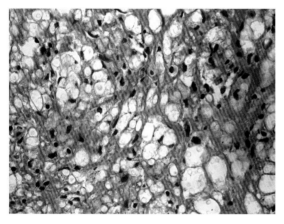

图 15-1-27 隐球菌

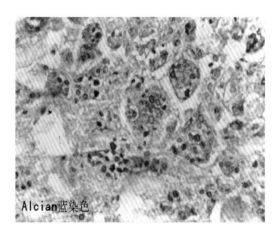

图 15-1-28 隐球菌

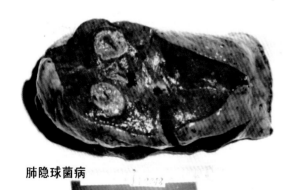

图 15-1-29 例 3，隐球菌

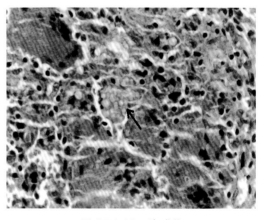

图 15-1-30 隐球菌

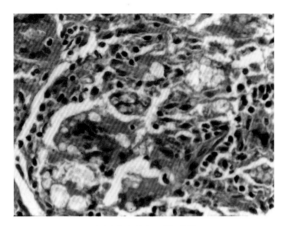

图 15-1-31　隐球菌

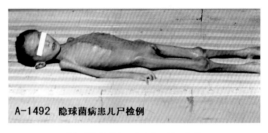

图 15-1-32　例 4，隐球菌

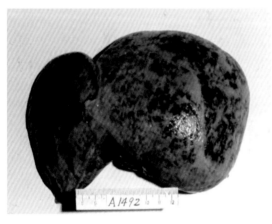

图 15-1-33　隐球菌病肝大体表现

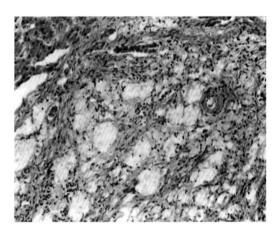

图 15-1-34　隐球菌

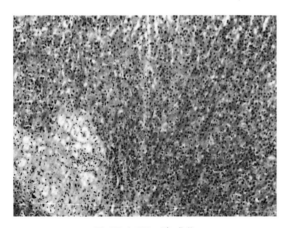

图 15-1-35　隐球菌

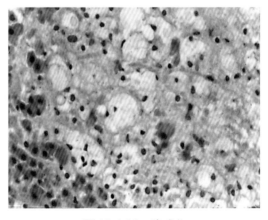

图 15-1-36　隐球菌

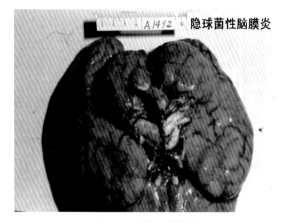

图 15-1-37　隐球菌

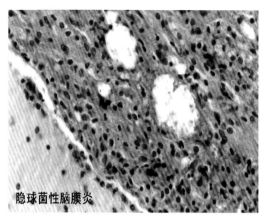

图 15-1-38　隐球菌

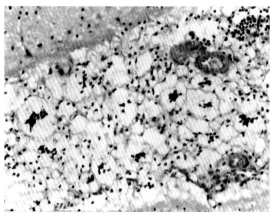

图 15-1-39　隐球菌

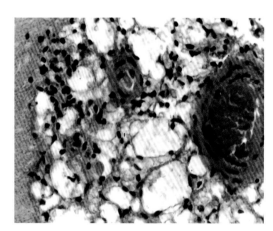

图 15-1-40　隐球菌

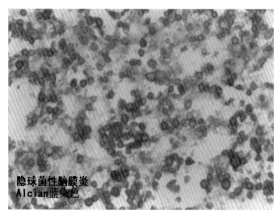

图 15-1-41　隐球菌

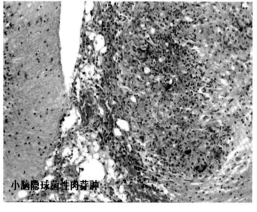

图 15-1-42　隐球菌

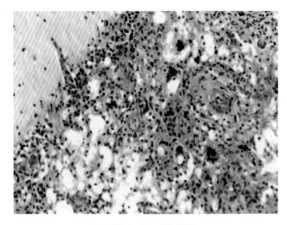

图 15-1-43　隐球菌

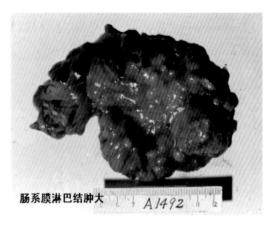

肠系膜淋巴结肿大

图 15-1-44　隐球菌

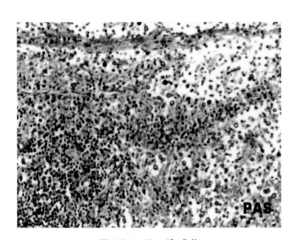

图 15-1-45　隐球菌

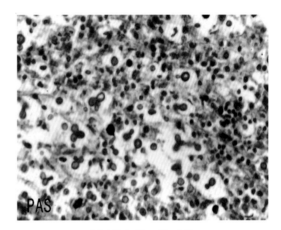

图 15-1-46　隐球菌

（四）念珠菌病（candidiasis）

　　一般由白色念珠菌所致，在病变区可见中性粒细胞浸润，有的可形成小脓肿。其中可见菌丝及孢子，直径 3 ～ 4μm。菌丝不分支，呈竹节状。孢子常成堆分布。六胺银染色，菌丝及孢子均呈黑色，十分清楚。

　　1. 浅表性念珠菌病

　　（1）皮肤念珠菌病。

　　（2）口腔念珠菌病。

　　（3）食管及胃肠道念珠菌病。

　　（4）支气管念珠菌病。

　　2. 播散性念珠菌病

　　（1）肺念珠菌病。

　　（2）肾念珠菌病。

　　（3）心肌及心内膜念珠菌病。

　　（4）脑及脑膜念珠菌病。

（5）淋巴结念珠菌病。

【图示】念珠菌病见图 15-1-47 至图 15-1-70。

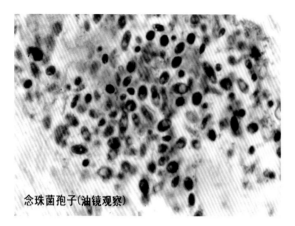

图 15-1-47　念珠菌孢子

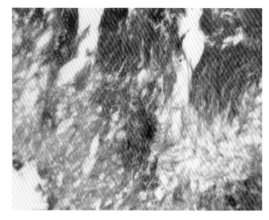

图 15-1-48　高倍镜下见细丝状菌丝

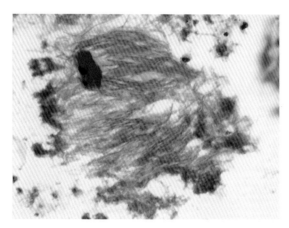

图 15-1-49　高倍镜下见细丝状菌丝

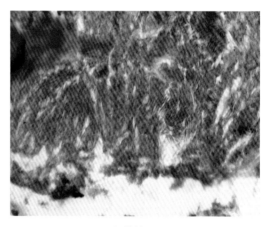

图 15-1-50　高倍镜下见细丝状菌丝

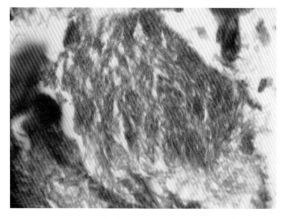

图 15-1-51　高倍镜下见细丝状菌丝

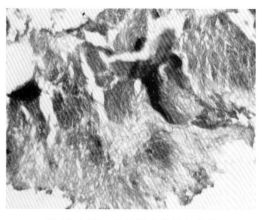

图 15-1-52　中倍镜隐约呈细丝状

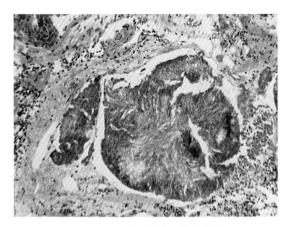

图 15-1-53　低倍镜下菌丝团块

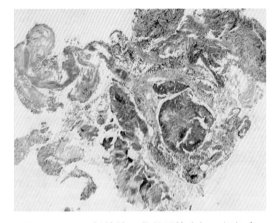

图 15-1-54　低倍镜下菌丝团块在坏死组织中

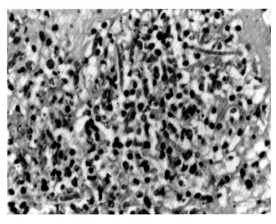

图 15-1-55　念珠菌

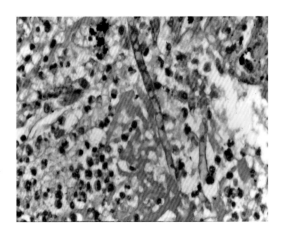

图 15-1-56　念珠菌

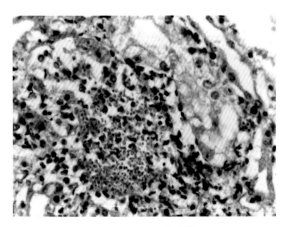

图 15-1-57　念珠菌

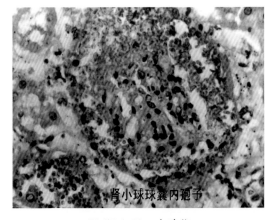

肾小球球囊内孢子

图 15-1-58　念珠菌

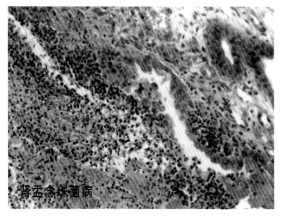

肾盂念珠菌病

图 15-1-59　念珠菌

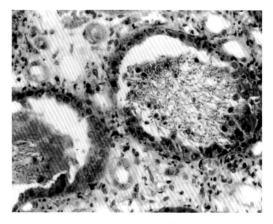

图 15-1-60　念珠菌

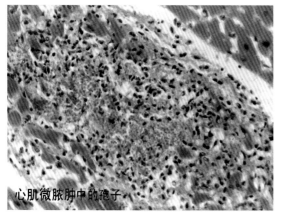

心肌微脓肿中的孢子

图 15-1-61　念珠菌

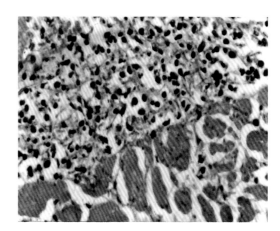

图 15-1-62　念珠菌病

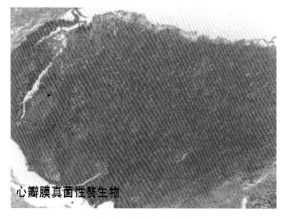

心瓣膜真菌性赘生物

图 15-1-63　念珠菌

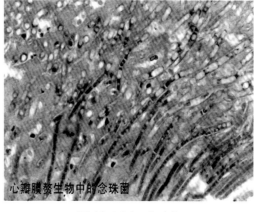

心瓣膜赘生物中的念珠菌

图 15-1-64　念珠菌

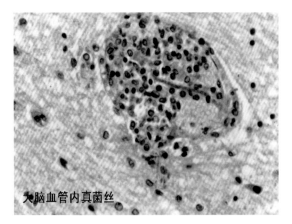

大脑血管内真菌丝

图 15-1-65　念珠菌

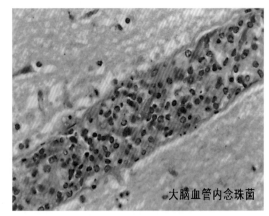

大脑血管内念珠菌

图 15-1-66　念珠菌

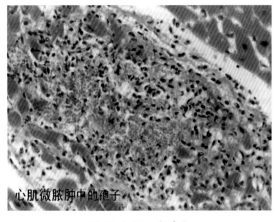

心肌微脓肿中的孢子

图 15-1-67　念珠菌

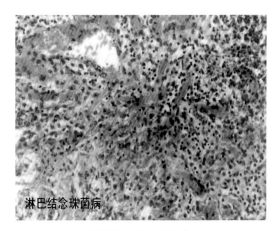

淋巴结念珠菌病

图 15-1-68　念珠菌

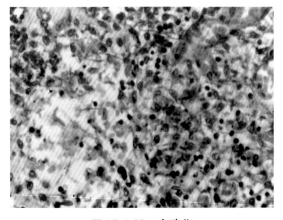

图 15-1-69　念珠菌

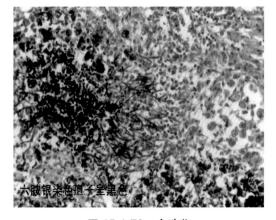

六胺银染色孢子呈黑色

图 15-1-70　念珠菌

（五）曲菌病（aspergillosis）

【概述】致病者多为熏烟色曲菌，多由呼吸道侵入，故以支气管及肺曲菌病多见。在病变组织中，曲菌菌丝粗细一致，直径一般为 5 ～ 7μm，比念珠菌菌丝粗，比毛霉菌菌丝细；呈二叉型分支，向同一方向呈定向性生长，分支呈锐角，约为 45°；菌丝有明显分隔。曲菌可产生孢子。PAS 染色，菌丝显示更为清楚。

1. 支气管曲菌病　曲菌可在小支气管内大量繁殖，形成菌落，即曲菌球。

2. 肺曲菌病　主要病变是化脓及坏死。

（1）急性脓肿：在脓肿内可见散在的曲菌菌丝，脓肿壁可有多核巨细胞出现。

（2）急性坏死性肺炎或急性出血坏死性肺炎：肺组织呈肺炎表现，常伴有广泛坏死，其中可见多少不等的曲菌菌丝及孢子。曲菌也可侵入血管壁，引起真菌性血栓性血管炎。有时在坏死性肺炎形成的较大空腔内，可见特征性的果实小体，即分生孢子柄，其特点是菌丝的顶端膨大，从该处无性生殖形成许多孢子，犹如蒲公英开花后结果实一样。

（3）播散性曲菌病：如曲菌丝和孢子侵入血管，则可沿血路播散至其他内脏器官，引起急性坏死化脓性为主的病变。如曲菌性心内膜炎等。

（4）慢性纤维化肉芽肿反应：有时，曲菌可侵及鼻腔、鼻旁窦（副鼻窦）或眼眶，引起慢性纤维化肉芽肿。

【鉴别诊断】见表 15-1-1。

表 15-1-1　曲菌与毛霉菌的鉴别

曲菌	毛霉菌
（1）菌丝较窄，粗细一致，一般直径为 5 ～ 7μm，呈定向生长	（1）菌丝较宽，粗细不等，又不规则，比曲菌粗 2 ～ 3 倍，生长杂乱
（2）菌丝有分隔	（2）菌丝无横隔
（3）丝菌呈二叉分支，分支呈锐角	（3）菌丝偶有分支不规则，呈近直角
（4）有许多小圆形孢子，有时形成分生孢子柄	（4）孢子少见或无，菌丝横切面可呈囊状
（5）菌丝可侵及血管，但不常见	（5）菌丝易侵袭血管，引起真菌性血栓形成

【图示】曲菌病见图 15-1-71 至图 15-1-90。

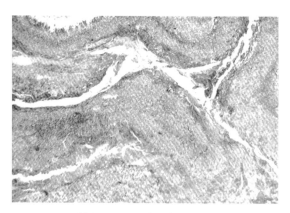

图 15-1-71　出现坏死组织

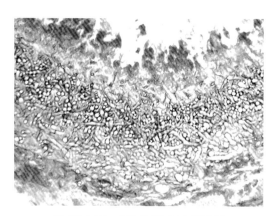

图 15-1-72　坏死周围见大量菌丝

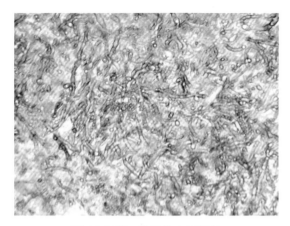

图 15-1-73　菌丝分支呈锐角

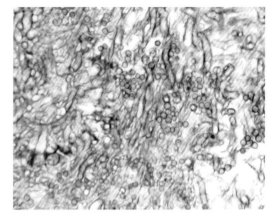

图 15-1-74　菌丝分支呈锐角

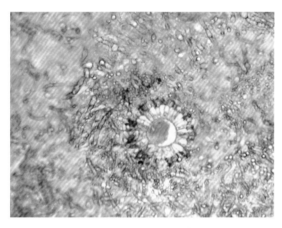

图 15-1-75　菌丝及孢子

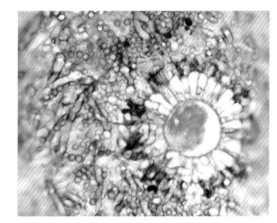

图 15-1-76　菌丝及孢子

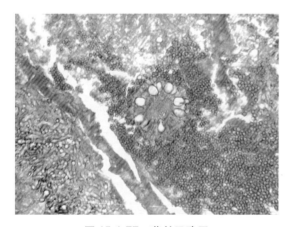

图 15-1-77　菌丝及孢子

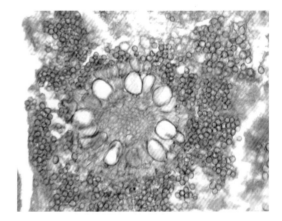

图 15-1-78　菌丝及孢子

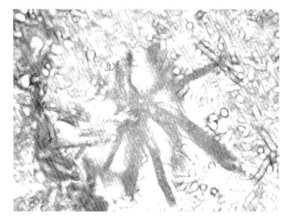

图 15-1-79 菌丝及孢子

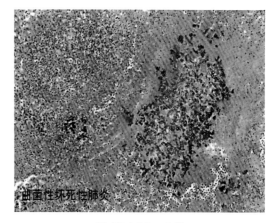

曲菌性坏死性肺炎

图 15-1-80 曲菌

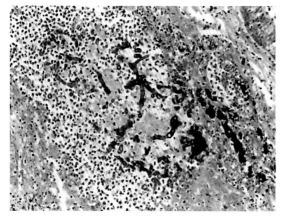

图 15-1-81 曲菌

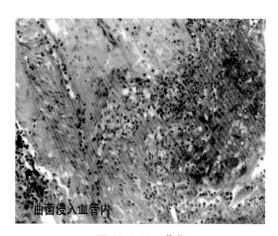

曲菌侵入血管内

图 15-1-82 曲菌

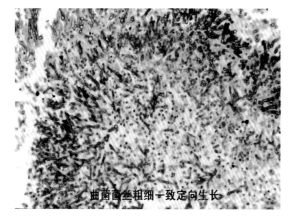

曲菌菌丝粗细一致定向生长

图 15-1-83 曲菌

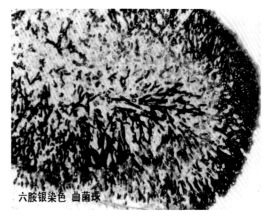

六胺银染色 曲菌球

图 15-1-84 曲菌

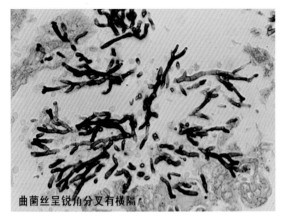

曲菌丝呈锐角分叉有横隔

图 15-1-85　曲菌

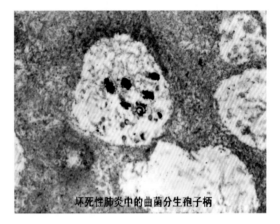

坏死性肺炎中的曲菌分生孢子柄

图 15-1-86　曲菌

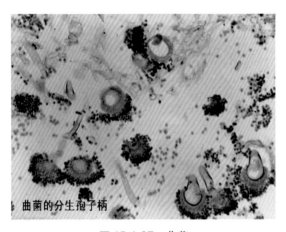

曲菌的分生孢子柄

图 15-1-87　曲菌

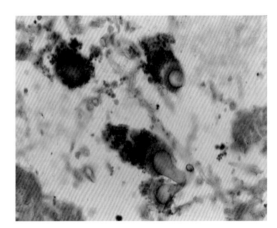

图 15-1-88　曲菌

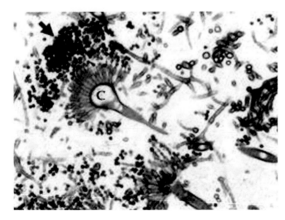

图 15-1-89　曲菌

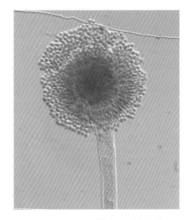

图 15-1-90　曲菌培养状态

（六）毛霉菌病（mucormycosis）

【概述】本病是一种急性过程为主的真菌病，其病变一般表现为急性化脓性坏死，其中可见毛霉菌菌丝。其特征是菌丝较粗，一般直径 10 ～ 15μm，长可达 200μm；偶有分支，呈直角。菌丝壁厚度及形状不规则，较大菌丝的横断面可呈囊状，孢子罕见。

临床上，以肺毛霉菌病多见，胃、移植肾、皮肤及皮下组织亦可发生病变。

1. 肺毛霉菌病。

2. 胃毛霉菌病。

3. 移植肾毛霉菌病。

4. 体表烧伤合并毛霉菌病。

5. 播散性毛霉菌病。

【图示】毛霉菌病见图 15-1-91 至图 15-1-108。

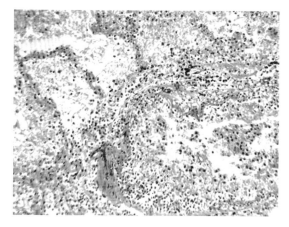

图 15-1-91　肺泡腔内出血

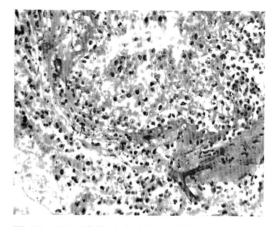

图 15-1-92　肺泡腔内出血及中性粒细胞浸润，肺泡间隔中可见少许菌丝

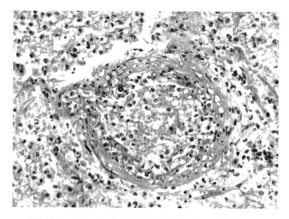

图 15-1-93　小血管壁炎细胞浸润及少数菌丝

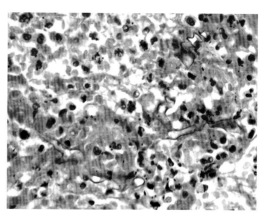

图 15-1-94　菌丝粗细不等，分支近直角

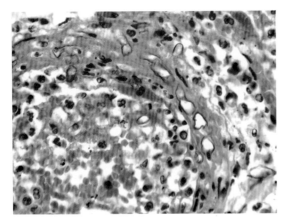

图 15-1-95　可见小血管壁内菌丝

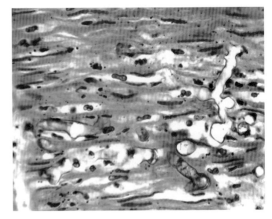

图 15-1-96　可见小血管壁内菌丝

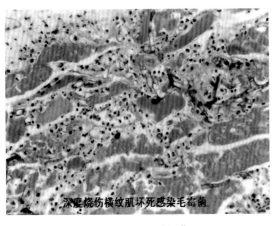

深度烧伤横纹肌坏死感染毛霉菌

图 15-1-97　毛霉菌

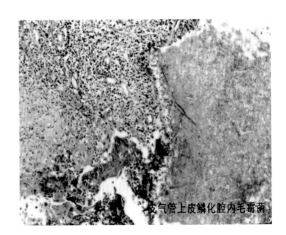

支气管上皮鳞化腔内毛霉菌

图 15-1-98　毛霉菌

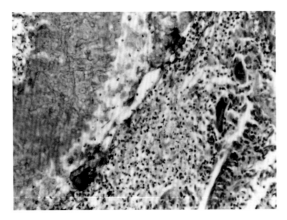

图 15-1-99　毛霉菌

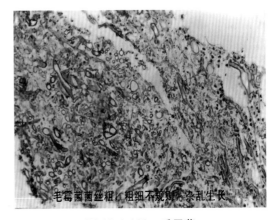

毛霉菌菌丝粗，粗细不规则，杂乱生长

图 15-1-100　毛霉菌

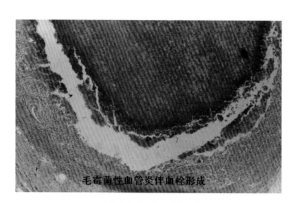

毛霉菌性血管炎伴血栓形成

图 15-1-101　毛霉菌

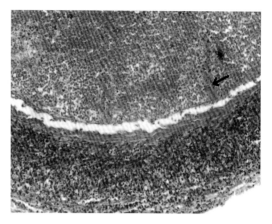

图 15-1-102　毛霉菌

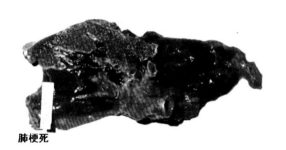

肺梗死

图 15-1-103　毛霉菌

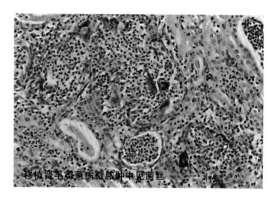

移植肾毛霉菌病微脓肿中见菌丝

图 15-1-104　毛霉菌

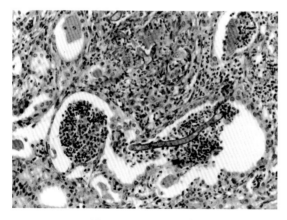

图 15-1-105　毛霉菌

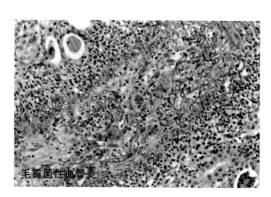

毛霉菌性血管炎

图 15-1-106　毛霉菌

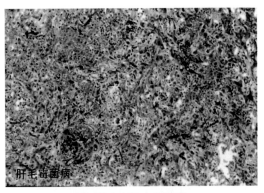
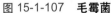

图 15-1-107　**毛霉菌**

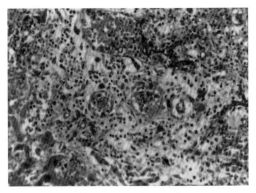

图 15-1-108　**毛霉菌**

（七）着色芽生菌病（chromoblastomycosis）

【概述】着色芽生菌病是一种皮肤及皮下组织的慢性真菌病，亦称为疣状皮炎。病变以小腿和足部为多。

病变特点：①皮肤角化过度，假上皮瘤样增生；②表皮内及表皮下微脓肿形成；③肉芽肿结节形成；④病变组织中可找到病原体，一般见于微脓肿内或肉芽肿的巨细胞内，呈圆形、厚壁、棕色的单细胞，或繁殖形成一簇棕色细胞团。每个细胞的直径为 5～12μm。

【图示】着色芽生菌病见图 15-1-109 至图 15-1-118。

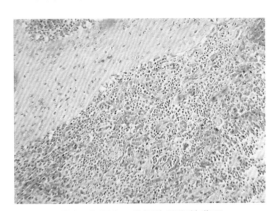

图 15-1-109　**炎细胞浸润的背景**

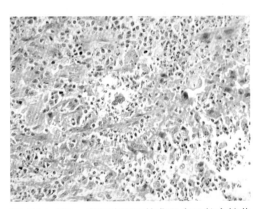

图 15-1-110　**炎细胞浸润的背景中见数个棕黄色圆形小体**

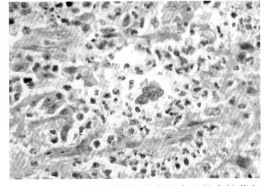

图 15-1-111　**炎细胞浸润的背景中见数个棕黄色圆形小体**

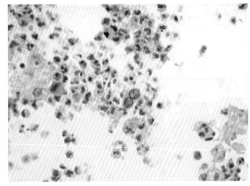

图 15-1-112　**炎细胞浸润的背景中见 2 个棕黄色圆形小体**

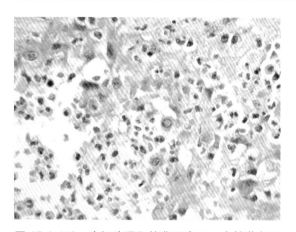

图 15-1-113　炎细胞浸润的背景中见 1 个棕黄色圆形小体

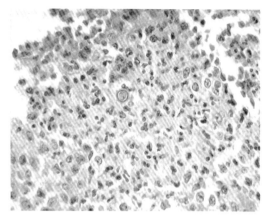

图 15-1-114　炎细胞浸润的背景中见 1 个棕黄色圆形小体

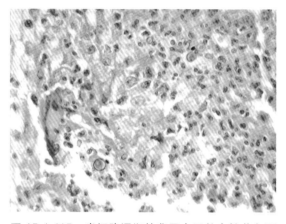

图 15-1-115　炎细胞浸润的背景中见数个棕黄色圆形小体

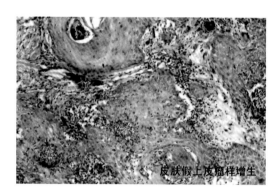

图 15-1-116　着色芽生菌

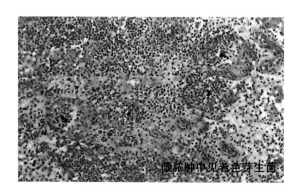

图 15-1-117　着色芽生菌

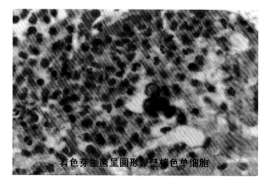

图 15-1-118　着色芽生菌

（八）组织胞浆菌病（histoplasmosis）

【概述】此病是一种网状内皮系统的真菌病，可侵及淋巴组织、肝、脾、肺、肾上腺、皮肤、中枢神经系统等。国内见个例报道。

临床上，分为3种类型：①急性原发性组织胞浆菌病，常见部位为肺，病变为弥漫性或粟粒性；②重型播散性组织胞浆菌病，病原菌从肺或肠道原发病灶播散至全身各脏器，此型少见；③慢性空洞性组织胞浆菌病。

基本病变是含有大量组织胞浆菌的巨噬细胞和上皮样细胞构成的肉芽肿，亦可发生干酪样坏死或脓肿形成。菌体为圆形或卵圆形，可有出芽，直径为1～5μm，平均3μm。每个真菌细胞有一小核，其外有明确的细胞壁。由于固定原浆收缩与细胞壁脱离，形成一透亮空隙。Gomori六胺银染色，易看清病原菌。

【图示】组织胞浆菌病见图15-1-119至图15-1-123。

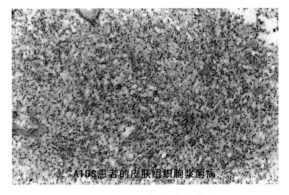

图 15-1-119　组织胞浆菌病

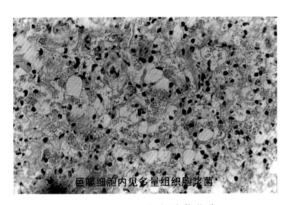

图 15-1-120　组织胞浆菌病

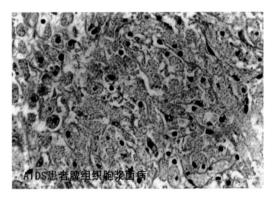

图 15-1-121　组织胞浆菌病

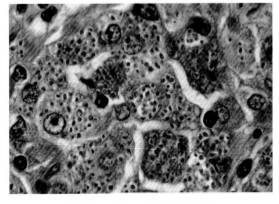

图 15-1-122　组织胞浆菌病

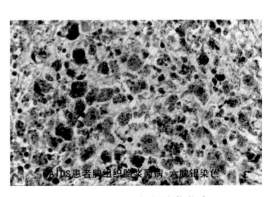

图 15-1-123　组织胞浆菌病

（九）球孢子菌病（coccidiodomycosis）

【概述】 本病是由粗球孢子菌引起的传染病，流行于美洲各地，国内仅有个例报道。

临床上，可分 3 种类型：①原发性肺球孢子菌病；②中间型；③进行性播散性球孢子菌病。

病变亦为化脓性肉芽肿性炎，如未查见特殊的孢子，则不能确定诊断。此菌是典型的二型真菌，在人体组织中，是一种多核性的圆形细胞，有双重轮廓的厚壁，胞质呈颗粒状，其大小不一，直径 30 ～ 60μm，平均 40μm。其生殖不是生芽，而是细胞壁向原浆中生长出分裂沟，将其分成多核的小体，叫原生孢子。再长出分裂沟，将其分裂为孢子囊孢子或内孢子，直径为 2 ～ 5μm，一般为单核。在含气的组织中，常见菌丝，它可长出侧支，侧支菌丝里可形成节孢子，呈分节状。

【图示】 球孢子菌病见图 15-1-124 至图 15-1-126。

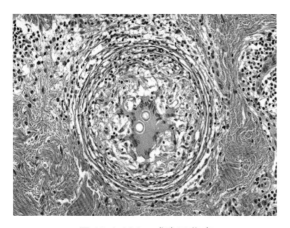

图 15-1-124　**球孢子菌病**

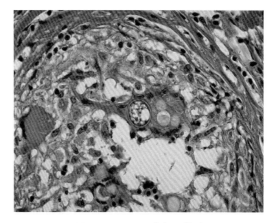

图 15-1-125　**球孢子菌病**

（十）孢子丝菌病（sporotrichosis）

【概述】 本病是一种慢性真菌病，其特征是在淋巴结、皮肤或皮下组织形成结节状病灶，亦可形成顽固性溃疡，可全身播散而累及骨、关节及其他器官。

临床上，常见有两种类型：①皮肤型；②播散型。此病的基本病变为化脓性及肉芽肿性病变。

皮肤病变表现为上皮过度角化、角化不全或假上皮瘤样增生；上皮内可见微脓肿，真皮内可见异物巨细胞。

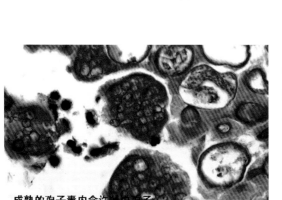

成熟的孢子囊内含许多内孢子

图 15-1-126　**球孢子菌病**

孢子丝菌引起的皮下结节为非特异性肉芽肿，可分为 3 个带。中心为慢性化脓，有小脓肿形成；中间为结核样带，由上皮样细胞及朗格汉斯巨细胞构成；外周为淋巴细胞、浆细胞浸润，并有纤维组织增生。在脓肿及坏死组织中，难以见到病原体，在脓肿见有个别星状体，具有诊断意义。星状体中央为圆形或卵圆形酵母样菌体，呈嗜碱性，直径 3 ～

5μm，周围为一层放射状的嗜酸性物质，厚 10μm。

【图示】孢子丝菌病见图 15-1-127 至图 15-1-130。

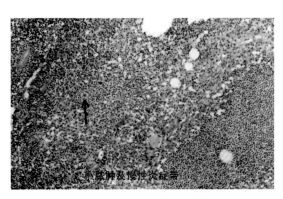

图 15-1-127　孢子丝菌病

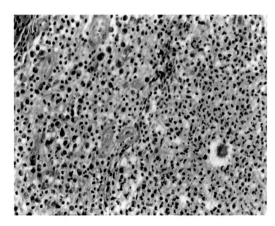

图 15-1-128　孢子丝菌病

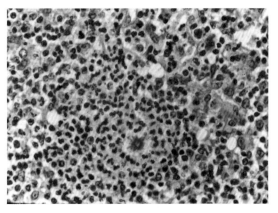

图 15-1-129　孢子丝菌病

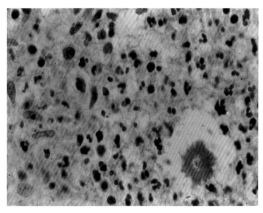

图 15-1-130　孢子丝菌病

（十一）鼻孢子菌病（rhinosporidiosis）

【概述】鼻孢子菌病是一种慢性真菌病，特征是在鼻腔、鼻咽部等黏膜表面有带蒂息肉形成。

鼻孢子菌病主要累及鼻，呈息肉样，鼻黏膜上皮常鳞化，呈上皮瘤样增生，间质慢性炎症反应明显，偶有微脓肿形成。最突出的特征是在间质及表皮内见有无数境界清楚的球形囊泡散在，其直径为 10 ～ 300μm。成熟的孢子囊含有无数内孢子，直径约 6μm，其壳壁清楚可见。

【图示】鼻孢子菌病见图 15-1-131 至图 15-1-145。

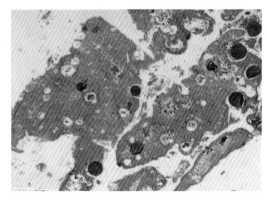

图 15-1-131　鼻腔破碎的鳞状上皮黏膜组织散在深染的圆球形结构

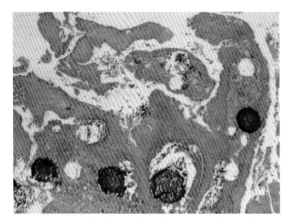

图 15-1-132　鼻腔破碎的鳞状上皮黏膜组织散在深染的圆球形结构

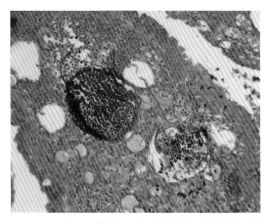

图 15-1-133　深染的圆球形结构由无数颗粒组成

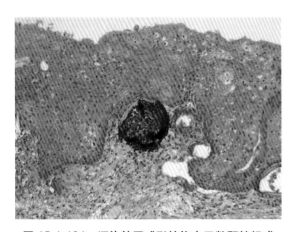

图 15-1-134　深染的圆球形结构由无数颗粒组成

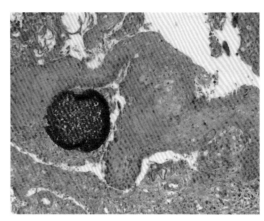

图 15-1-135　深染的圆球形结构由无数颗粒组成

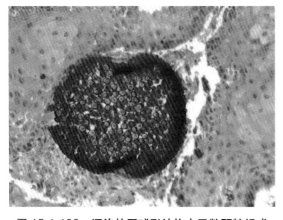

图 15-1-136　深染的圆球形结构由无数颗粒组成

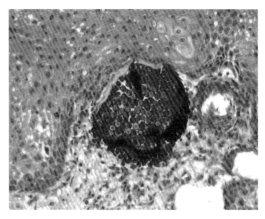

图 15-1-137　深染的圆球形结构由无数颗粒组成

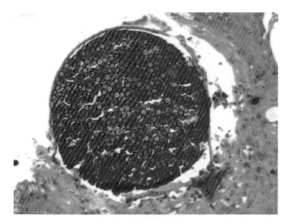

图 15-1-138　深染的圆球形结构由无数颗粒组成

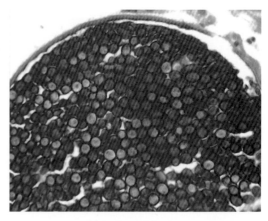

图 15-1-139　深染的圆球形结构由无数颗粒组成，小圆形颗粒有一厚的外膜

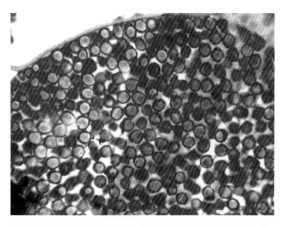

图 15-1-140　深染的圆球形结构由无数颗粒组成，小圆形颗粒有一厚的外膜

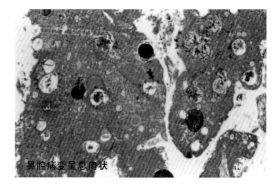

图 15-1-141　鼻孢子菌病

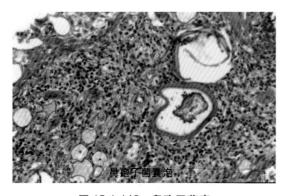

图 15-1-142　鼻孢子菌病

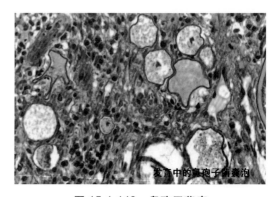

图 15-1-143　鼻孢子菌病

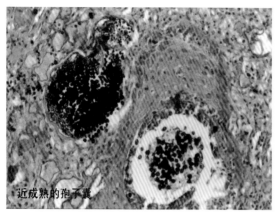

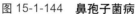

近成熟的孢子囊

图 15-1-144 鼻孢子菌病

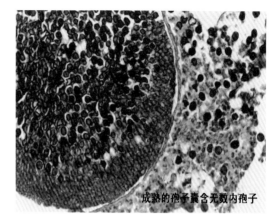

成熟的孢子囊含无数内孢子

图 15-1-145 鼻孢子菌病

（十二）马尔尼菲青霉病（penicilliosis marneffei）

【概述】本病为呼吸道吸入孢子感染。主要侵犯网状内皮系统，也可波及肺、肠、皮肤、肾等。菌体直径 2.5～4.5μm，PAS（+）。

病例图片显示，在淋巴结内有以组织细胞增生为主形成的肉芽肿，在组织细胞内见有较多小菌体。结合患者为 AIDS，考虑有两种病的可能：一是组织胞浆菌病，二是马尔尼菲青霉病。

【鉴别诊断】

1. 淋巴结的病变：组织胞浆菌病为肉芽肿，可伴有坏死，无化脓；而马尔尼菲青霉病为肉芽肿，中心部可出现坏死和化脓，即化脓性肉芽肿。

2. 鉴别的关键是识别菌体，两种菌体粗看相似，细看有较大差别。

（1）组织胞浆菌在巨噬细胞内常多是孢子，为出芽繁殖，HE 胞质、胞核着色，呈圆形、卵圆形，周围有晕，即荚膜，PAS 染色可着色，孢子大小差不多，为 2～5μm。

（2）马尔尼菲青霉菌为多形性酵母样细胞，可呈腊肠状，裂殖，有横隔；菌体大小差别大，为 1～8μm；HE 着色不佳，PAS 染色胞质、核、壁均着色。

【图示】马尔尼菲青霉病见图 15-1-146 至图 15-1-151。

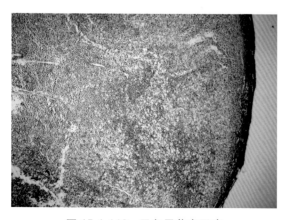

图 15-1-146 马尔尼菲青霉病

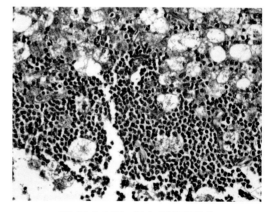

图 15-1-147 马尔尼菲青霉病

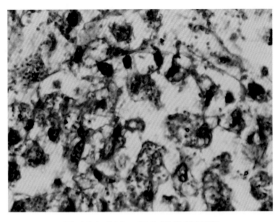

图 15-1-148　马尔尼菲青霉病

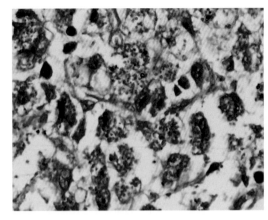

图 15-1-149　马尔尼菲青霉病

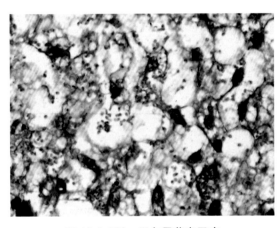

图 15-1-150　马尔尼菲青霉病

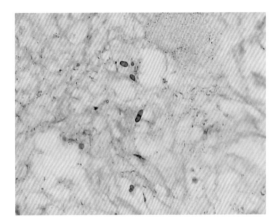

图 15-1-151　马尔尼菲青霉菌病

（十三）无绿藻病（protothecosis）

【图示】无绿藻病见图 15-1-152 至图 15-1-161。

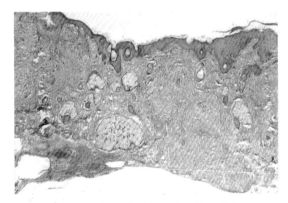

图 15-1-152　皮肤组织真皮结构紊乱

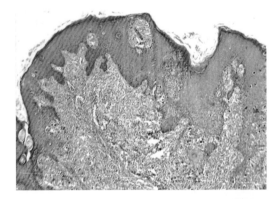

图 15-1-153　皮肤组织真皮结构紊乱、表皮增厚

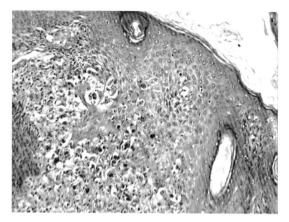

图 15-1-154 表皮及真皮内见散在圆球形小体

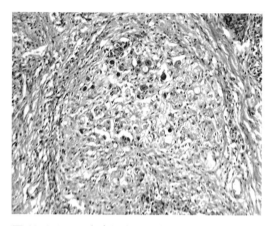

图 15-1-155 真皮纤维组织内见散在圆球形小体

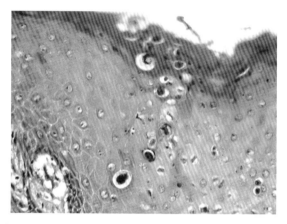

图 15-1-156 表皮内见散在圆球形小体

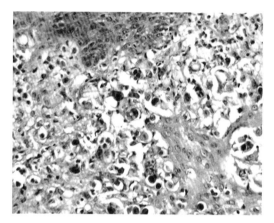

图 15-1-157 真皮浅层内见散在圆球形小体

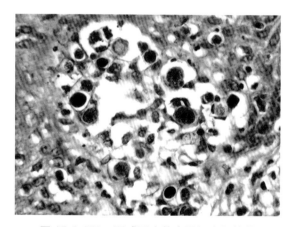

图 15-1-158 圆球形小体中呈细小颗粒状

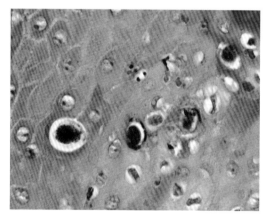

图 15-1-159 圆球形小体中呈细小颗粒状

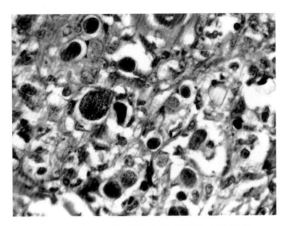

图 15-1-160　圆球形小体中呈细小颗粒状

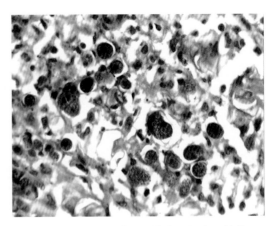

图 15-1-161　圆球形小体中呈细小颗粒状

（十四）脑着色真菌病（cerebral chromomycosis）

【概述】 本病又称分支孢子菌病，极少见。在我国仅有个例报道。它和皮肤着色芽生菌病不同，一般不侵犯皮肤，具有嗜神经特性。

脑的病变区外壁为富于血管的反应性胶质细胞带，中央为脓肿，其中见有许多游离的菌丝及圆形带色孢子，直径为 8～10μm。有的出芽生长，呈管样伸长即成菌丝。

（十五）皮炎芽生菌病（blastomycetic dermatitidis）

【概述】 本病又称北美芽生菌病，是由皮炎芽生菌引起的一种慢性肉芽肿性化脓性疾病。近些年来，我国也有此病报道。主要侵及皮肤和肺。

基本病变是化脓伴有肉芽肿，有的可有广泛干酪样坏死。病变组织中可找到皮炎芽生菌，为单个圆形菌体，大小为 8～15μm。以生芽而繁殖，细胞壁厚，为双层。

1. 肺芽生菌病。

2. 皮肤芽生菌病。

二、寄生虫

【形态及分类】 包括原虫、蠕虫、衣原体和立克次体。

1. 原虫　单细胞动物，体甚小，显微镜下始能见。常见的有肺孢子虫、溶组织阿米巴、弓形体、阴道滴虫、疟原虫和利什曼原虫。

2. 蠕虫　体大，肉眼即能看见，虫体富有肌肉而能伸缩蠕动，故名。根据虫体形态结构，分为 3 类。

（1）线虫：呈线形或圆柱形，常见的有蛔虫、鞭虫、蛲虫、丝虫及旋毛虫。

（2）吸虫：虫体扁平，有 2 个吸盘。常见的有血吸虫、肺吸虫、中华分支睾吸虫。

（3）绦虫：成虫虫体扁平，多呈长带状，由多数节相连而成，虫体前有细小头节。有猪肉绦虫（猪囊尾蚴）、细粒棘球绦虫（包虫）、曼氏裂头绦虫（裂头蚴）。

3. 衣原体和立克次体　由于体积小，组织切片上难以观察到。

【病理诊断基础】

1. 熟悉各种寄生虫的生活史　如成虫、虫卵、蚴虫。

2. 掌握寄生虫病理变化的共同特点

（1）大量嗜酸性粒细胞浸润。

（2）结核样肉芽肿形成。

（3）破坏或者压迫宿主组织。

（4）纤维组织增生。

（5）病变组织中见有虫体和（或）虫卵（是确定诊断的依据）。

【病理特点】人体寄生虫感染都有一定的寄生部位，因此，不同的器官及组织中可以看到特定的寄生虫。

1. 卡氏肺囊虫病（肺孢子菌病） 见图 15-2-1 至图 15-2-4。

2. 弓形体病 见图 15-2-5 至图 15-2-17。

3. 阿米巴病 见图 15-2-18 至图 15-2-36。

4. 阑尾腔内常见的寄生虫

（1）鞭虫：见图 15-2-37 至图 15-2-47。

（2）蛲虫：见图 15-2-48 至图 15-2-69。

（3）蛔虫：见图 15-2-70 至图 15-2-86。

5. 猪囊尾蚴病（囊虫病） 见图 15-2-87 至图 15-2-99。

6. 肝吸虫病 见图 15-2-100 至图 15-2-108。

7. 肺吸虫病 见图 15-2-109 至图 15-2-145。

8. 血吸虫病 见图 15-2-146 至图 15-2-178。

9. 旋毛虫病 见图 15-2-179 至图 15-2-180。

10. 棘球蚴病（包虫病） 病原体有两种。

（1）细粒棘球蚴病（echinococcus granulosus），见图 15-2-181 至图 15-2-200。

（2）泡状棘球蚴病（echinococcus alveolaris），见图 15-2-201 至图 15-2-227。

11. 曼氏裂头蚴病 见图 15-2-228 至图 15-2-231。

12. 身体其他部位 如肝、脑、肠、淋巴结、肺、骨髓等常见到的寄生虫有以下几种。

（1）钩虫病（ancylostomiasis）。

（2）丝虫病（filariasis），见图 15-2-232 至图 15-2-234。

（3）肝毛细线虫病（capillariasis hepatica），见图 15-2-235 至图 15-2-239。

（4）蛔虫幼虫病（ascariasis larva），见图 15-2-240 至图 15-2-256。

（5）黑热病（kala-azar），见图 15-2-257 至图 15-2-265。

下面介绍人体常见的寄生虫。

（一）卡氏肺囊虫病（肺孢子菌病）

【概述】常见于 AIDS 患者及免疫功能低下者。

【镜下表现】病变在肺，病原体充满肺泡腔，呈泡沫状渗出物，PAS 染色呈（+），六胺银染色孢子呈黑色。肺泡壁有炎细胞浸润。

【图示】卡氏肺囊虫病（肺孢子菌病）见图 15-2-1 至图 15-2-4。

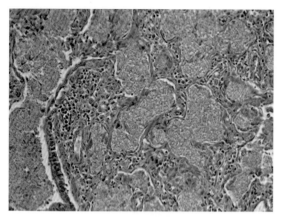

图 15-2-1　肺泡腔内渗出物

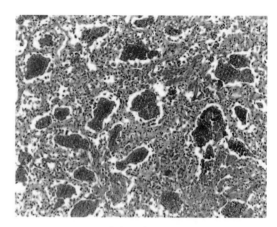

图 15-2-2　肺泡腔内渗出物 PAS 染色

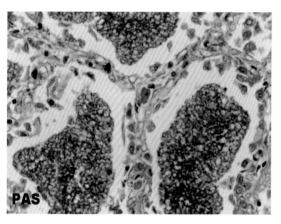

图 15-2-3　肺泡腔内渗出物 PAS 染色

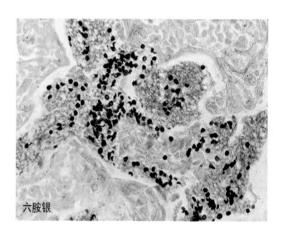

图 15-2-4　肺泡腔内渗出物六胺银染色

（二）弓形体病（toxoplasmosis）

【概述】弓形体病是由一种细胞内寄生的弓形体原虫引起，人畜均可受染。在我国仅有散发病例，免疫抑制者易伴发。主要累及淋巴结、肺、脑、心肌、肝、眼等处。

淋巴结弓形体病：淋巴滤泡增生；上皮样组织细胞聚集成团，可形成肉芽肿；淋巴窦扩张。

弓形体分包囊型及滋养体，致病者为滋养体，多寄生在巨噬细胞、内皮细胞或上皮细胞、肌细胞内，也可游离在病变组织中。呈新月形、香蕉状或卵圆形，长 4～7μm，宽 2～4μm，核深蓝色，居中。

【图示】弓形体病见图 15-2-5 至图 15-2-17。

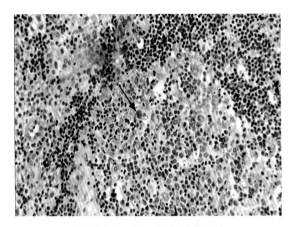

图 15-2-5　淋巴结内吞噬细胞

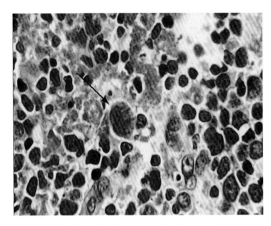

图 15-2-6　淋巴结内吞噬细胞

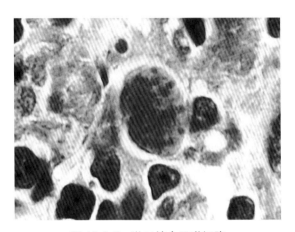

图 15-2-7　淋巴结内吞噬细胞

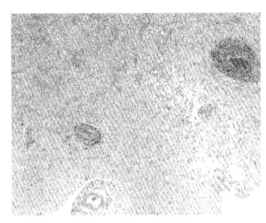

图 15-2-8　淋巴结内大量增生的组织细胞及残留少许淋巴细胞

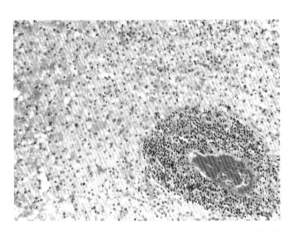

图 15-2-9　淋巴结内大量增生的组织细胞及残留少许淋巴细胞

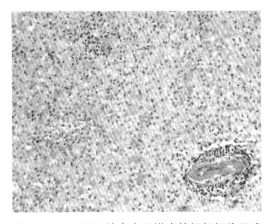

图 15-2-10　淋巴结内大量增生的组织细胞及残留少许淋巴细胞

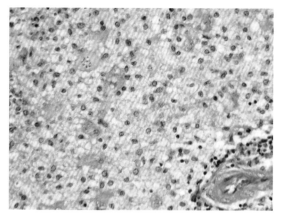

图 15-2-11　组织细胞内可见小点状结构

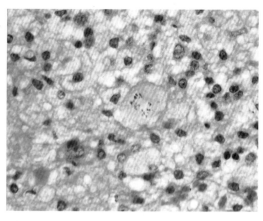

图 15-2-12　组织细胞胞质内可见小点状结构

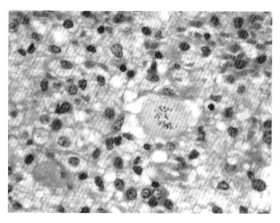

图 15-2-13　组织细胞胞质内可见小点状结构

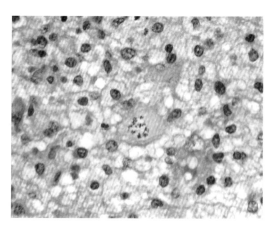

图 15-2-14　组织细胞胞质内可见小点状结构

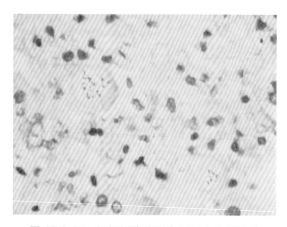

图 15-2-15　组织细胞胞质内可见小点状结构

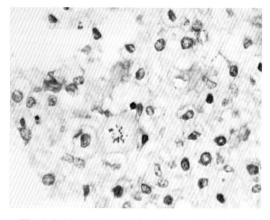

图 15-2-16　组织细胞胞质内可见小点状结构

（三）阿米巴病

【概述】

1. 直、结肠阿米巴病。

2. 阑尾阿米巴病。

3. 脑自由生活阿米巴病。

【图示】阿米巴病见图 15-2-18 至图 15-2-36。

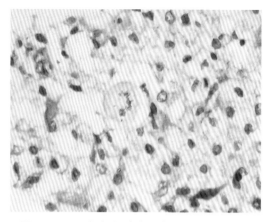

图 15-2-17　组织细胞胞质内可见小点状结构

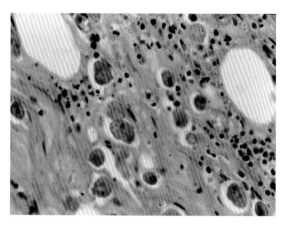

图 15-2-18　炎性渗出物中散在的阿米巴滋养体

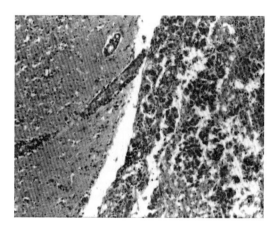

图 15-2-19　脑膜内大量阿米巴滋养体

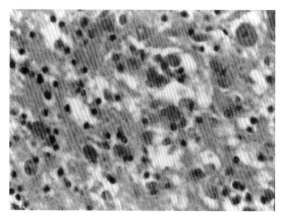

图 15-2-20　阿米巴滋养体

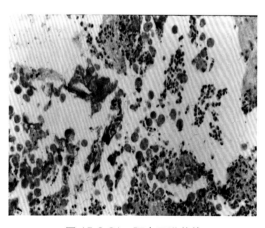

图 15-2-21　阿米巴滋养体

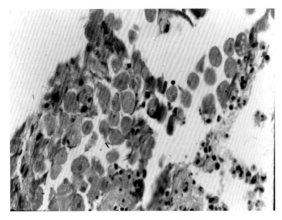

图 15-2-22　阿米巴滋养体

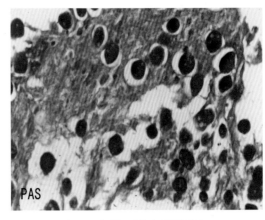

图 15-2-23　阿米巴滋养体

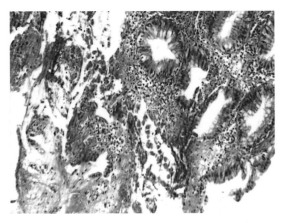

图 15-2-24　例 1，大肠黏膜组织见坏死灶

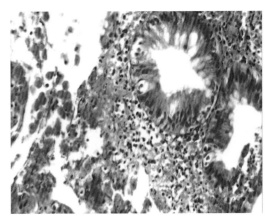

图 15-2-25　大肠黏膜组织坏死灶中见多个卵圆形阿米巴滋养体

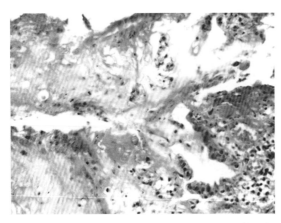

图 15-2-26　退变死亡的阿米巴滋养体仅见隐约的轮廓

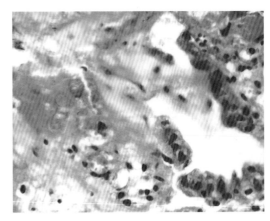

图 15-2-27　退变死亡的阿米巴滋养体仅见隐约的轮廓

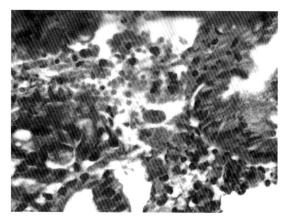

图 15-2-28　退变死亡的阿米巴滋养体仅见隐约的轮廓

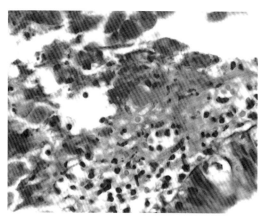

图 15-2-29　未死亡的及退变死亡的阿米巴滋养体

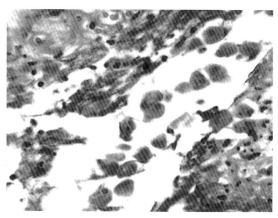

图 15-2-30　未死亡的及退变死亡的阿米巴滋养体

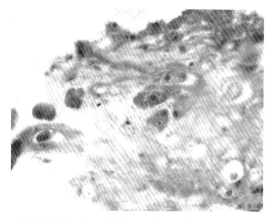

图 15-2-31　未死亡的及退变死亡的阿米巴滋养体

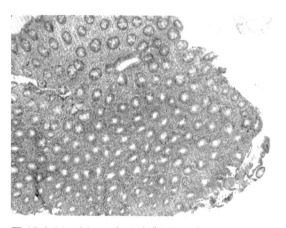

图 15-2-32　例 2，大肠黏膜组织一角见少许坏死灶

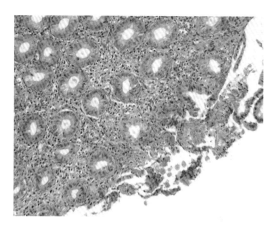

图 15-2-33　大肠黏膜组织一角见少许坏死灶

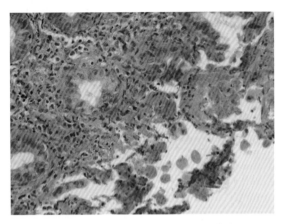

图 15-2-34　坏死灶中见多个退变坏死的卵圆形阿米巴滋养体

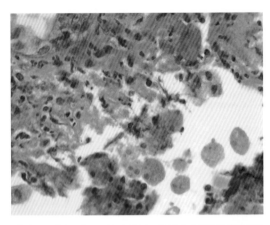

图 15-2-35　坏死灶中见多个退变坏死的卵圆形阿米巴滋养体

（四）阑尾腔内常见的寄生虫

1. 鞭虫　鞭虫长 30 ～ 50mm，直径前部较细为 0.1 ～ 0.15mm，后部较粗为 0.4 ～ 0.7mm，体壁 5 ～ 10μm。见图 15-2-37 至图 15-2-47。

2. 蛲虫　蛲虫直径 0.1 ～ 0.5mm，长 2 ～ 13mm，体壁可见对称的侧刺。见图 15-2-48 至图 15-2-69。

3. 蛔虫　蛔虫虫体肉眼可见，体壁两侧可见粗大的圆柱体横切面，体壁角质层厚。见图 15-2-70 至图 15-2-86。

（1）阑尾腔蛔虫卵。

（2）阑尾腔蛔虫。

（3）腹腔蛔虫卵肉芽肿。

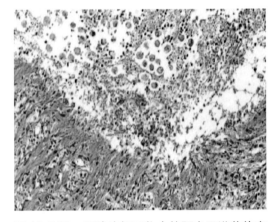

图 15-2-36　肠溃疡坏死物中的阿米巴滋养体容易被忽略

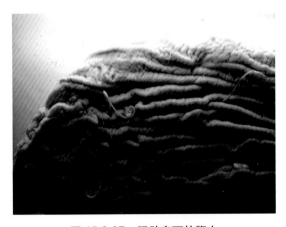

图 15-2-37　肠壁表面的鞭虫

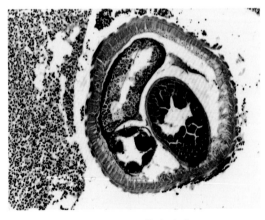

图 15-2-38　鞭虫头节

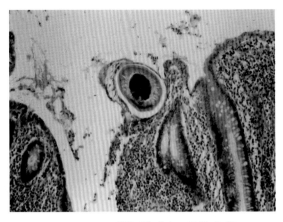

图 15-2-39　阑尾黏膜表面的鞭虫卵

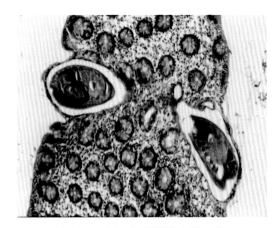

图 15-2-40　阑尾黏膜内鞭虫卵

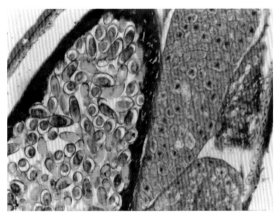

图 15-2-41　鞭虫

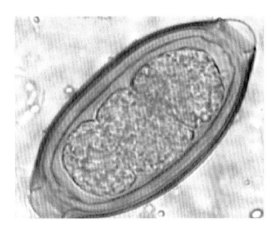

图 15-2-42　阑尾鞭虫病

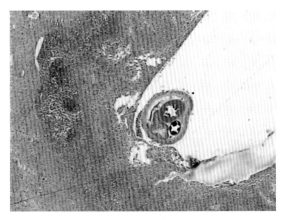

图 15-2-43　阑尾内鞭虫 1 条

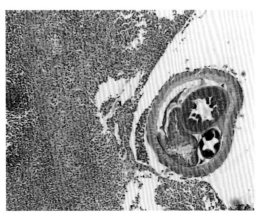

图 15-2-44　阑尾内鞭虫 1 条，急性化脓性阑尾炎

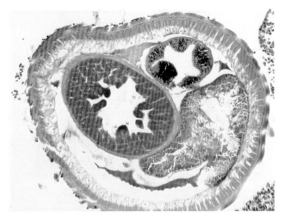

图 15-2-45　鞭虫横断面

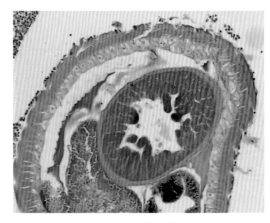

图 15-2-46　鞭虫横断面

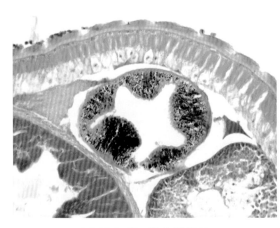

图 15-2-47　鞭虫横断面

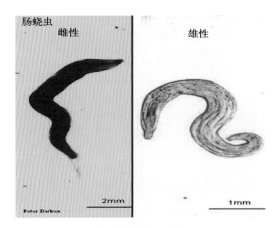

图 15-2-48　蛲虫

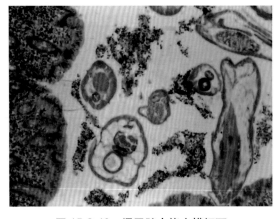

图 15-2-49　阑尾腔内蛲虫横切面

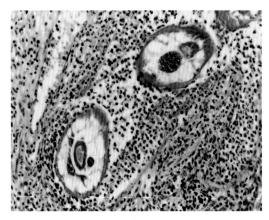

图 15-2-50　炎性渗出物中的蛲虫

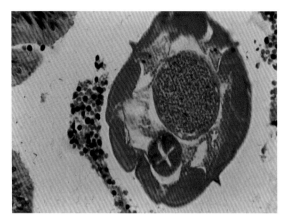

图 15-2-51　蛲虫横切面可见特征性标记是对称的
侧刺

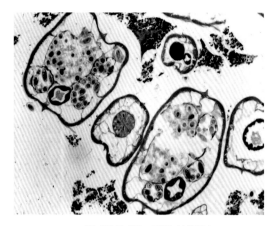

图 15-2-52　对称的侧刺

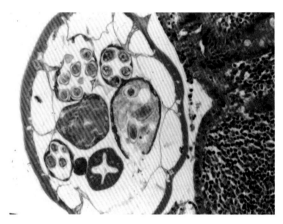

图 15-2-53　阑尾腔内蛲虫

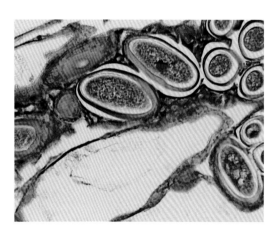

图 15-2-54　蛲虫体内的卵

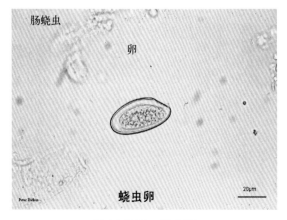

图 15-2-55　蛲虫卵

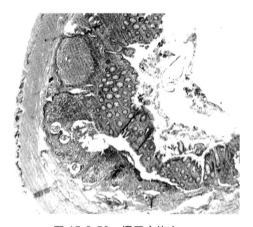

图 15-2-56　阑尾内蛲虫

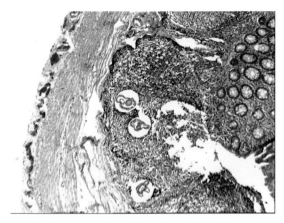

图 15-2-57　阑尾壁黏膜淋巴组织内 3 条蛲虫

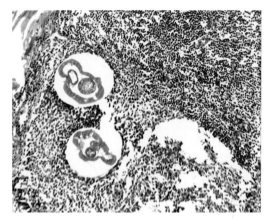

图 15-2-58　阑尾壁黏膜淋巴组织内 2 条蛲虫

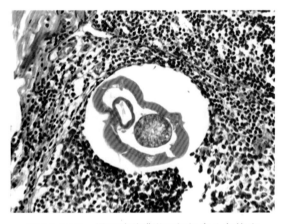

图 15-2-59　阑尾壁黏膜淋巴组织内 1 条蛲虫

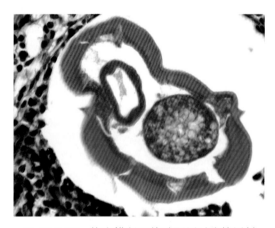

图 15-2-60　蛲虫横断面体壁两侧对称的侧刺

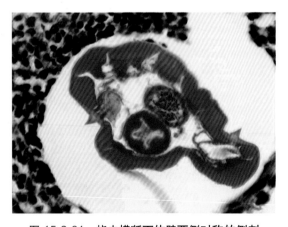

图 15-2-61　蛲虫横断面体壁两侧对称的侧刺

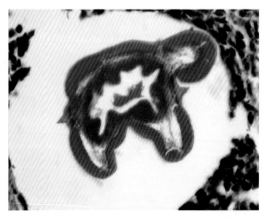

图 15-2-62　蛲虫横断面体壁两侧对称的侧刺

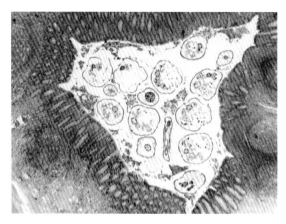

图 15-2-63　阑尾腔内多条蛲虫

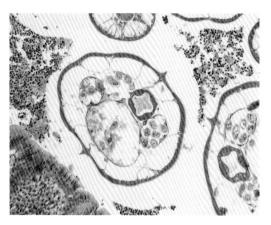

图 15-2-64　阑尾腔内多条蛲虫

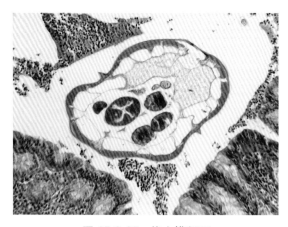

图 15-2-65　蛲虫横断面

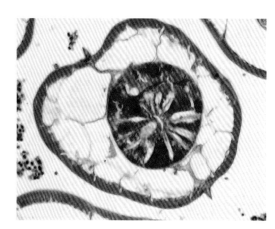

图 15-2-66　蛲虫横断面

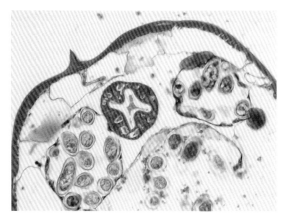

图 15-2-67　蛲虫横断面

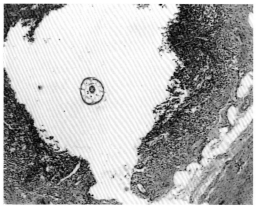

图 15-2-68　阑尾腔内 1 条蛲虫

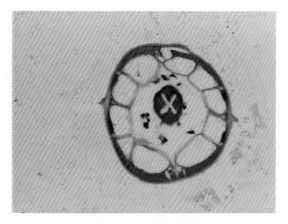

图 15-2-69　蛲虫横断面

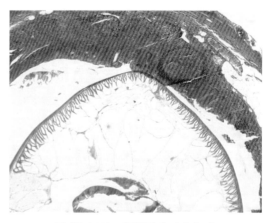

图 15-2-70　阑尾腔内 1 条蛔虫

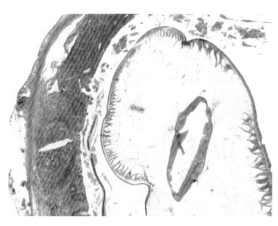

图 15-2-71　阑尾腔内 1 条蛔虫

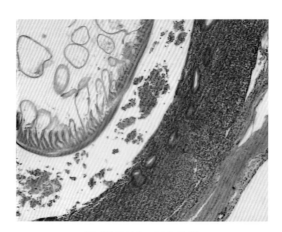

图 15-2-72　蛔虫体壁

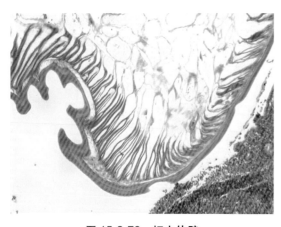

图 15-2-73　蛔虫体壁

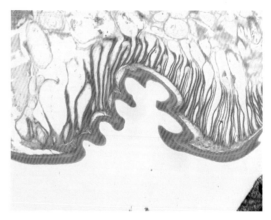

图 15-2-74　蛔虫体壁

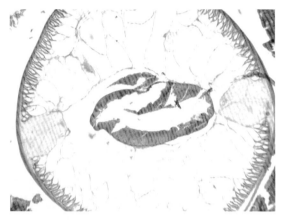

图 15-2-75　体壁两侧各有 1 条对称的肉柱

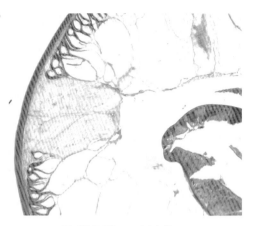

图 15-2-76　一侧肉柱

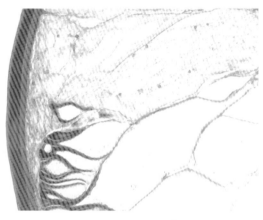

图 15-2-77　一侧肉柱

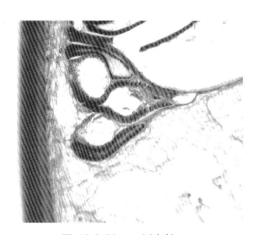

图 15-2-78　一侧肉柱

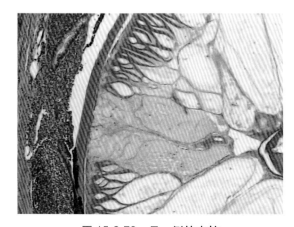

图 15-2-79　另一侧的肉柱

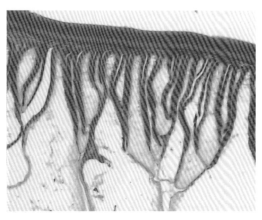

图 15-2-80　体壁的高倍

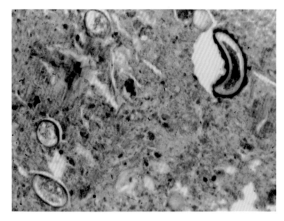

图 15-2-81　蛔虫

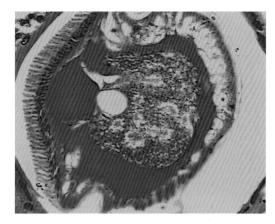

图 15-2-82　蛔虫

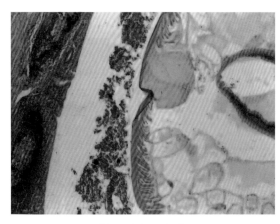

图 15-2-83　蛔虫

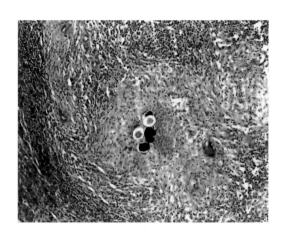

图 15-2-84　蛔虫卵肉芽肿

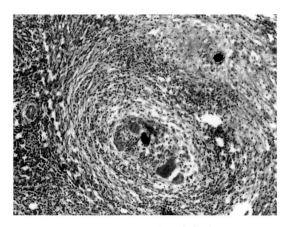

图 15-2-85　蛔虫卵肉芽肿

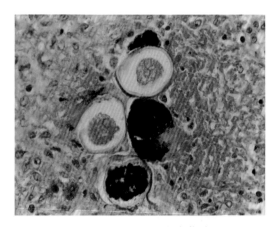

图 15-2-86　蛔虫卵肉芽肿

（五）猪囊尾蚴病

【概述】 也称猪囊虫病，是猪肉绦虫（体长 3～5m，也可长达 8m）的幼虫，呈椭圆形，大小为 20mm×11mm，呈白色半透明状。

可寄生在皮下、肌肉、脑、眼及其他部位，破坏组织并引起组织炎性反应。在切片上，虫体较小，为 5～8mm。

病理可见：①猪囊尾蚴引起的组织反应；②组织中的猪囊尾蚴，可见头节的吸盘。

【图示】 猪囊尾蚴病见图 15-2-87 至图 15-2-99。

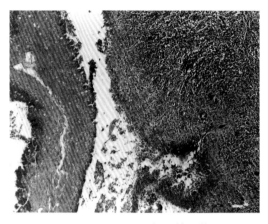

图 15-2-87　已经坏死的虫体

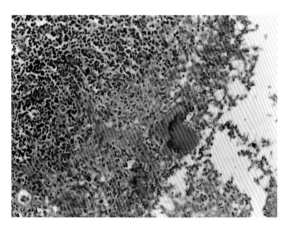

图 15-2-88　坏死引起的组织反应

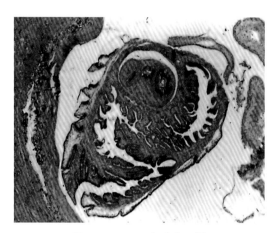

图 15-2-89　1 条猪囊尾蚴

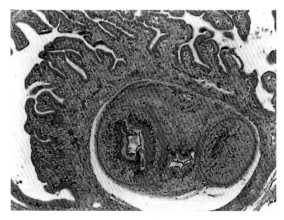

图 15-2-90　1 条猪囊尾蚴

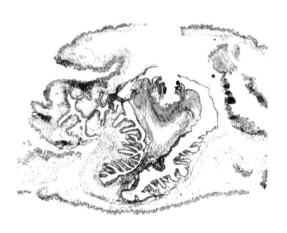

图 15-2-91　1 条猪囊尾蚴

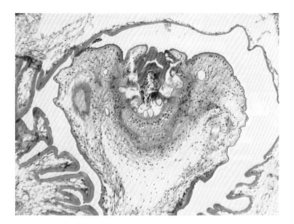

图 15-2-92　猪囊尾蚴的头部

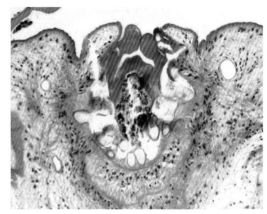

图 15-2-93　猪囊尾蚴的头部

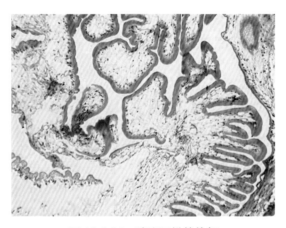

图 15-2-94　猪囊尾蚴的体部

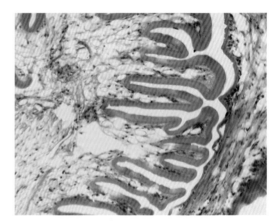

图 15-2-95　猪囊尾蚴的体部

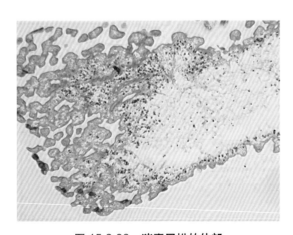

图 15-2-96　猪囊尾蚴的体部

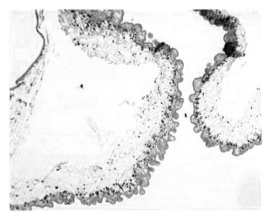

图 15-2-97　体壁外形呈花边状

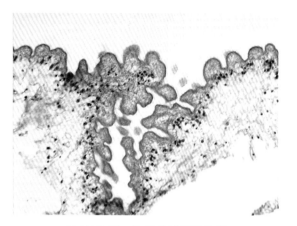

图 15-2-98　体壁外形呈花边状

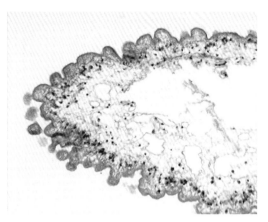

图 15-2-99　体壁外形呈花边状

（六）肝吸虫病

【图示】肝吸虫病见图 15-2-100 至图 15-2-108。

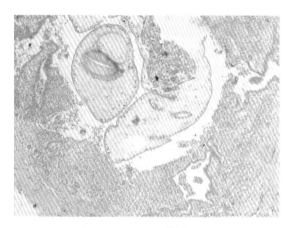

图 15-2-100　胆管内吸虫

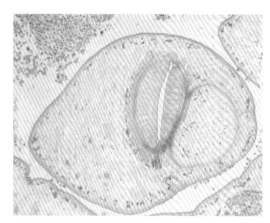

图 15-2-101　吸虫横断面

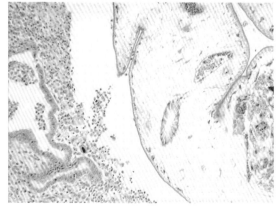

图 15-2-102　吸虫横断面

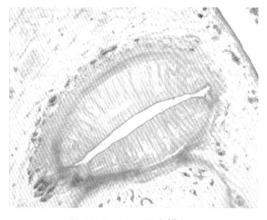

图 15-2-103　吸虫横断面

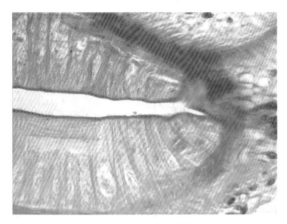

图 15-2-104　吸虫横断面

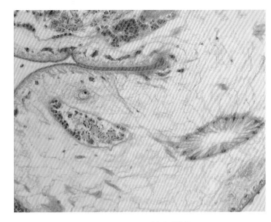

图 15-2-105　吸虫横断面

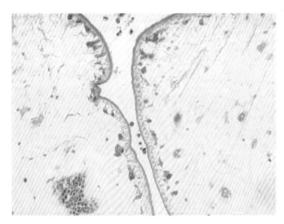

图 15-2-106　吸虫的体壁结构

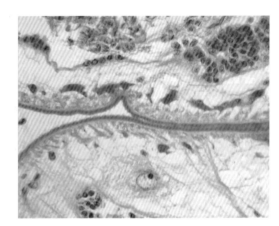

图 15-2-107　吸虫的体壁结构

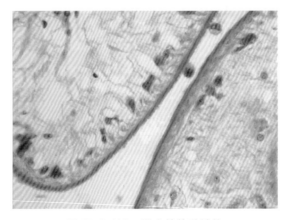

图 15-2-108　吸虫的体壁结构

（七）肺吸虫病

【概述】

1.肺吸虫虫体。

2.肺的肺吸虫病：大量嗜酸性粒细胞浸润，并见虫卵。

3.肝的肺吸虫病：见坏死性窦道、大量嗜酸性粒细胞浸润及夏科 - 莱登结晶。

4.淋巴结肺吸虫病：见幼虫虫体。

5.脑肺吸虫病。

【图示】肺吸虫病见图 15-2-109 至图 15-2-145。

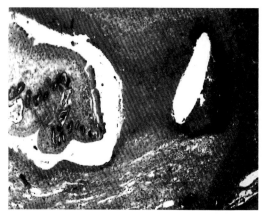

图 15-2-109　坏死组织中残留虫体

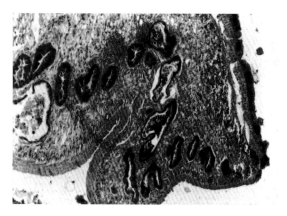

图 15-2-110　虫体体壁

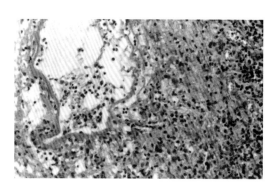

图 15-2-111　坏死后的体壁残余

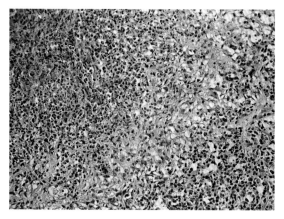

图 15-2-112　坏死周围组织反应

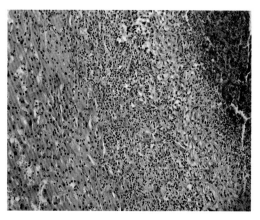

图 15-2-113　坏死周围组织反应

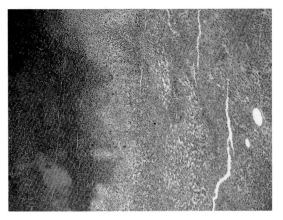

图 15-2-114　坏死周围组织反应

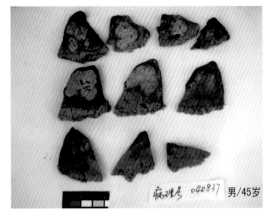

图 15-2-115　肝占位病灶切面

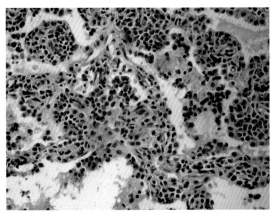

图 15-2-116　成簇的嗜酸性粒细胞

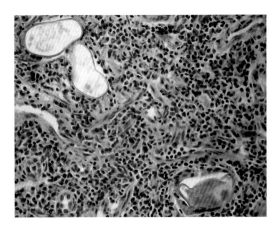

图 15-2-117　坏死的虫卵及周围炎性病变

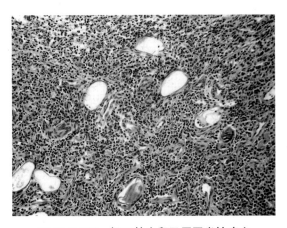

图 15-2-118　坏死的虫卵及周围炎性病变

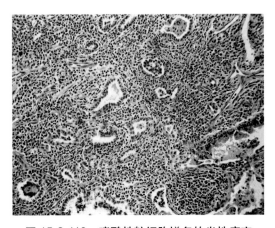

图 15-2-119　嗜酸性粒细胞增多的炎性病变

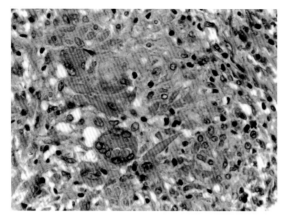

图 15-2-120　夏科 - 莱登结晶

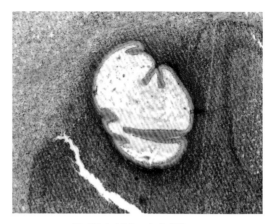

图 15-2-121　虫体横切面

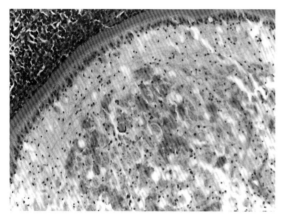

图 15-2-122　虫体体壁

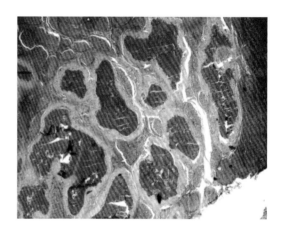

图 15-2-123　淋巴结内穿凿样坏死

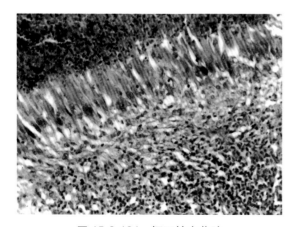

图 15-2-124　坏死性肉芽肿

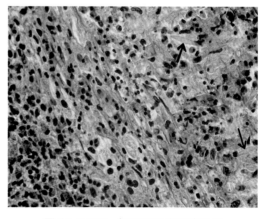

图 15-2-125　坏死周围炎细胞反应

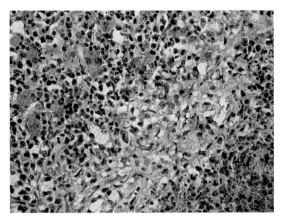

图 15-2-126 坏死周围炎细胞反应

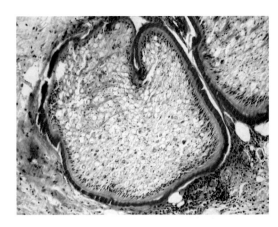

图 15-2-127 虫体横切面

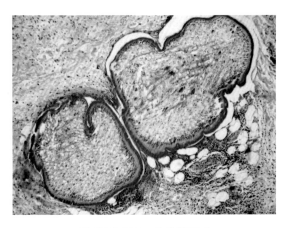

图 15-2-128 虫体横切面

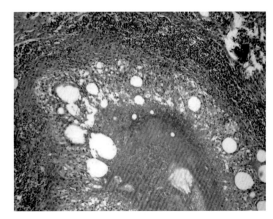

图 15-2-129 坏死性肉芽肿性病变

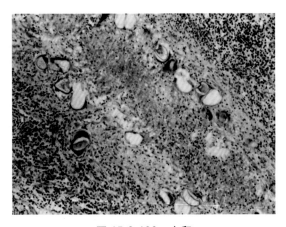

图 15-2-130 虫卵

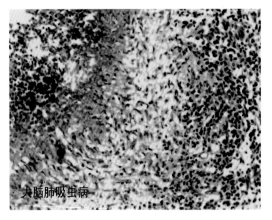

图 15-2-131 脑内坏死性肉芽肿性病变

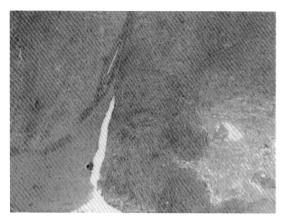

图 15-2-132 脑组织内大片坏死及炎细胞浸润

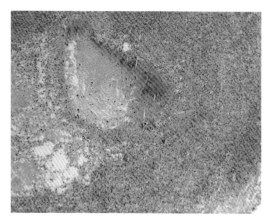

图 15-2-133 脑组织内大片坏死及炎细胞浸润

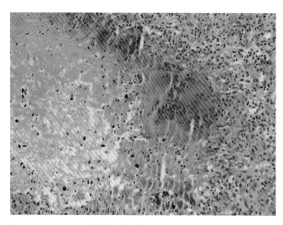

图 15-2-134 病灶中央部坏死，周边多核巨细胞形成

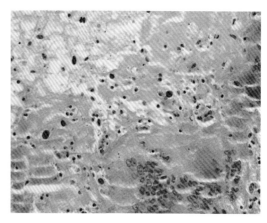

图 15-2-135 病灶中央部坏死，周边多核巨细胞形成

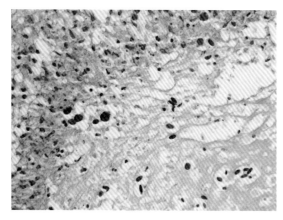

图 15-2-136 坏死组织中散在卵圆形虫卵

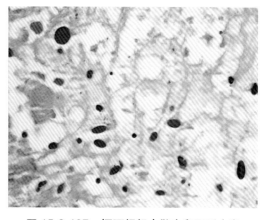

图 15-2-137 坏死组织中散在卵圆形虫卵

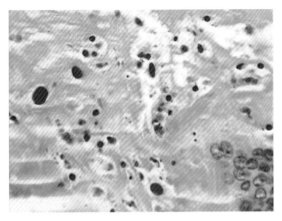

图 15-2-138　坏死组织中散在卵圆形虫卵

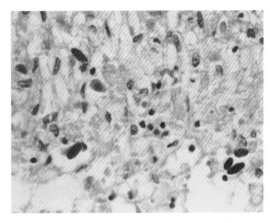

图 15-2-139　坏死组织中散在卵圆形虫卵

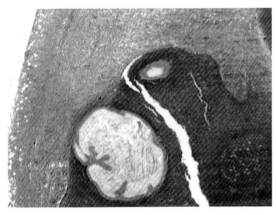

图 15-2-140　淋巴结内包膜增厚，包膜下淋巴组织中可见 2 条吸虫虫体

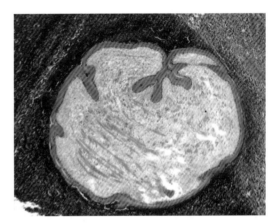

图 15-2-141　1 条吸虫虫体

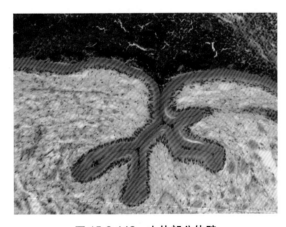

图 15-2-142　虫体部分体壁

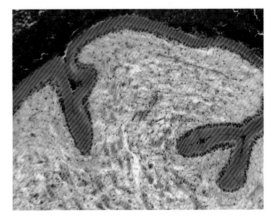

图 15-2-143　虫体部分体壁

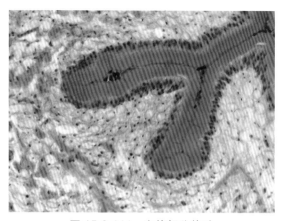

图 15-2-144 虫体部分体壁

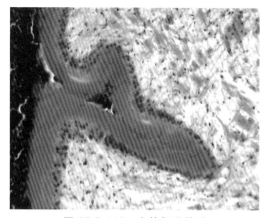

图 15-2-145 虫体部分体壁

（八）血吸虫病

【概述】

1. 结肠血吸虫病 见虫卵结节。

2. 直肠血吸虫病 静脉内查见虫体。

3. 胰腺血吸虫病 伴发胰腺腺癌。

【图示】血吸虫病见图 15-2-146 至图 15-2-178。

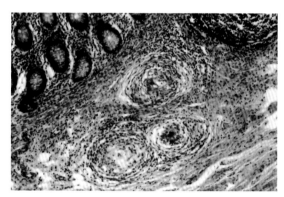

图 15-2-146 大肠黏膜肌内肉芽肿性病变

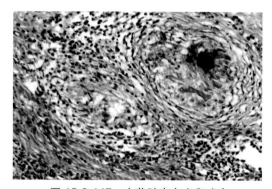

图 15-2-147 肉芽肿内有虫卵残余

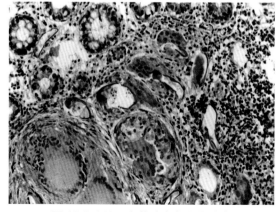

图 15-2-148 肉芽肿内有虫卵残余

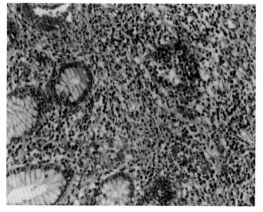

图 15-2-149 炎性反应性病变

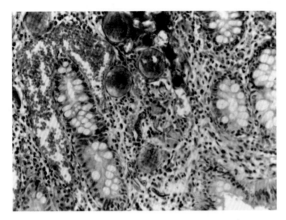

图 15-2-150　退变的虫卵

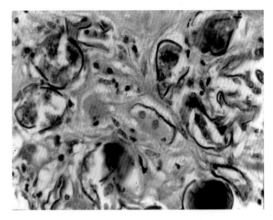

图 15-2-151　退变的虫卵

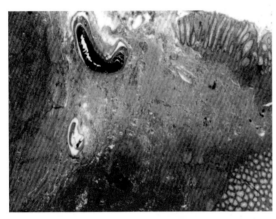

图 15-2-152　肠壁静脉内虫体

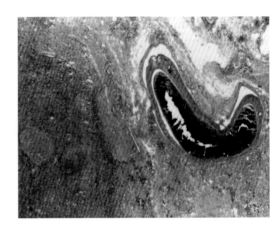

图 15-2-153　肠壁内虫体

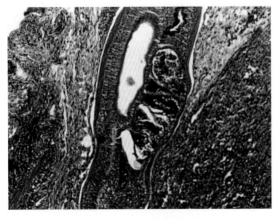

图 15-2-154　肠壁内虫体

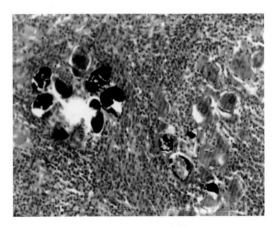

图 15-2-155　虫卵钙化

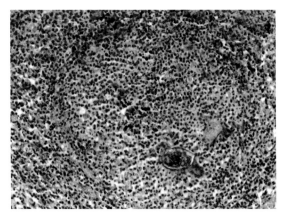

图 15-2-156　虫卵及炎性反应

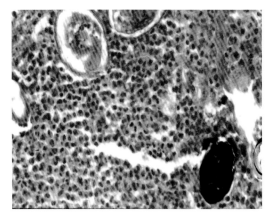

图 15-2-157　虫卵及炎性反应

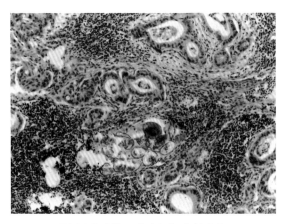

图 15-2-158　腺癌组织中的虫卵

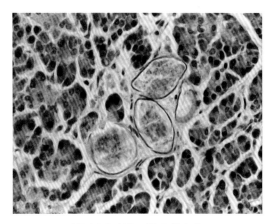

图 15-2-159　退变的虫卵

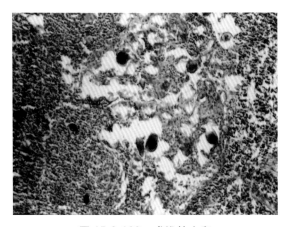

图 15-2-160　成堆的虫卵

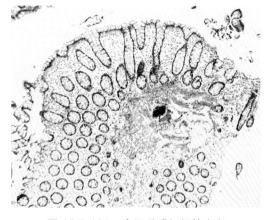

图 15-2-161　直肠黏膜组织的虫卵

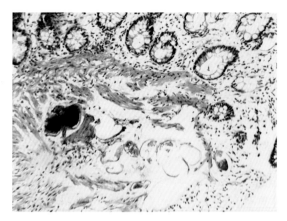

图 15-2-162　黏膜肌内见多个卵圆形虫卵

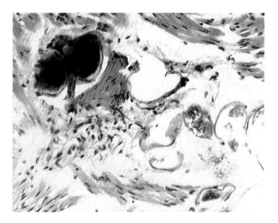

图 15-2-163　黏膜肌内见多个卵圆形虫卵

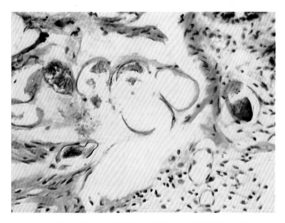

图 15-2-164　黏膜肌内见多个卵圆形虫卵

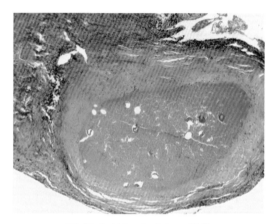

图 15-2-165　肝内坏死结节

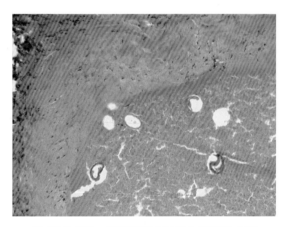

图 15-2-166　坏死组织中见数个卵圆形虫卵

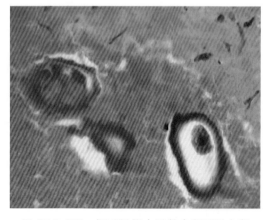

图 15-2-167　坏死组织中见数个卵圆形虫卵

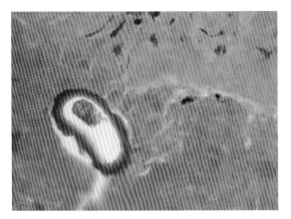

图 15-2-168　坏死组织中见 1 个卵圆形虫卵

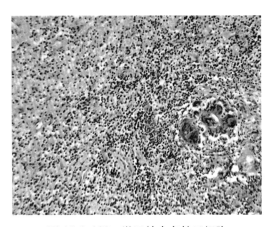

图 15-2-169　淋巴结内多核巨细胞

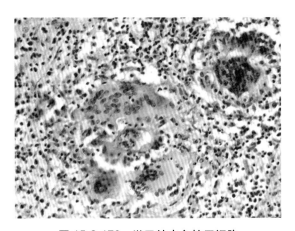

图 15-2-170　淋巴结内多核巨细胞

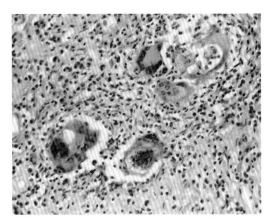

图 15-2-171　淋巴结内多核巨细胞

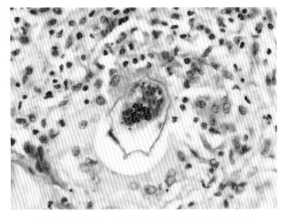

图 15-2-172　多核巨细胞内见卵圆形虫卵

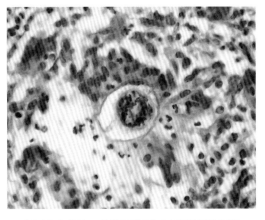

图 15-2-173　多核巨细胞内见卵圆形虫卵

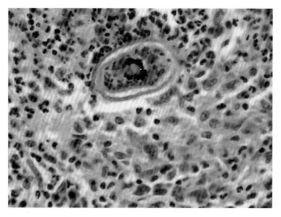

图 15-2-174　1 个卵圆形虫卵

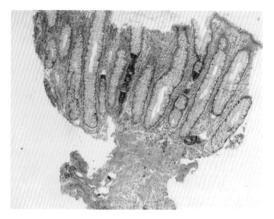

图 15-2-175　直肠黏膜组织

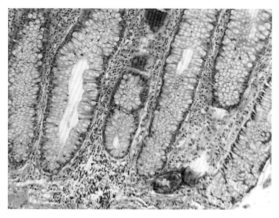

图 15-2-176　黏膜腺体底部见 2 个卵圆形虫卵

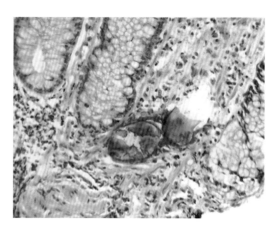

图 15-2-177　黏膜腺体底部见 2 个卵圆形虫卵

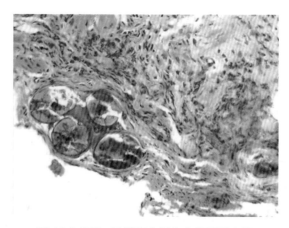

图 15-2-178　黏膜肌内见多个卵圆形虫卵

（九）旋毛虫病

【概述】 旋毛虫成虫寄生于肠道，很小，雌虫大，长约 4mm，待排出幼虫后 1 ～ 2 个月即死亡。此病在我国极罕见，在西藏地区发现有患者。主要由幼虫（长约 100μm，宽 6μm）致病，幼虫可经血循环至全身各器官和组织，但只能在横纹肌中生长，形成包囊，破坏肌纤维，引起炎症反应。

【图示】 旋毛虫病见图 15-2-179 至图 15-2-180。

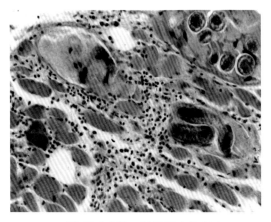

图 15-2-179　骨骼肌内旋毛虫

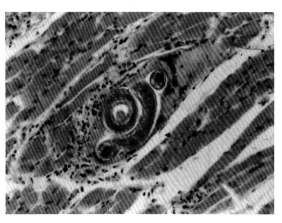

图 15-2-180　骨骼肌内旋毛虫

（十）棘球蚴病（包虫病）

【概述】 棘球蚴病（echinococcosis）病原体有两种：一种为细粒棘球蚴病，一种为泡状棘球蚴病。

1. 细粒棘球蚴病　囊壁分内、外 2 层，内层为生发层，由 1 至多层细胞构成，外层为角质层，呈白色半透明状。生发层可形成生发囊，其内壁可长出多个头节。

2. 泡状棘球蚴病（泡球蚴病）　又称多房包虫病。主要见于肝，呈巨块状，由多数小囊聚集而成；虫体可引起组织坏死；囊壁呈小泡状，也有角质层、生发层及头节。

【图示】 细粒棘球蚴病（echinococcosis granulosa）见图 15-2-181 至图 15-2-200。泡状棘球蚴病（echinococcosis alveolaris）见图 15-2-201 至图 15-2-227。

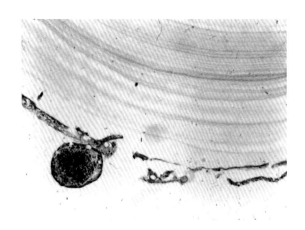

图 15-2-181　粉皮样囊壁与原头蚴

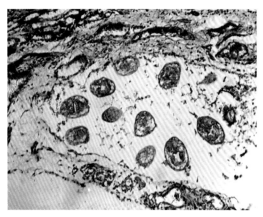

图 15-2-182　肺棘球蚴病

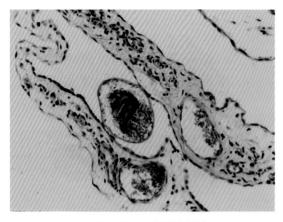

图 15-2-183　肺棘球蚴病

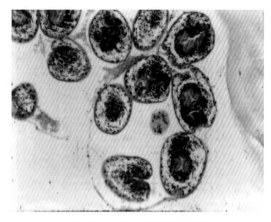

图 15-2-184　肺棘球蚴病

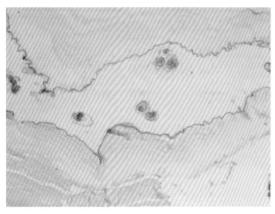

图 15-2-185　肝棘球蚴细粒棘球蚴囊壁及囊内的原头蚴

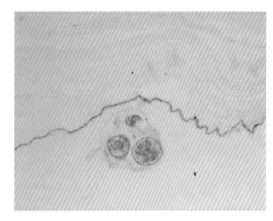

图 15-2-186　肝棘球蚴细粒棘球蚴囊壁及囊内的原头蚴

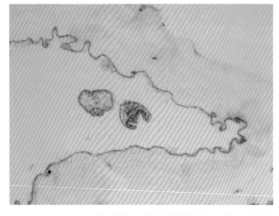

图 15-2-187　肝棘球蚴细粒棘球蚴囊壁及囊内的原头蚴

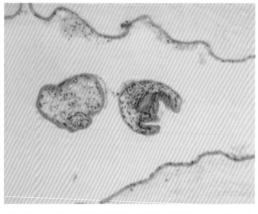

图 15-2-188　肝棘球蚴细粒棘球蚴囊壁及囊内的原头蚴

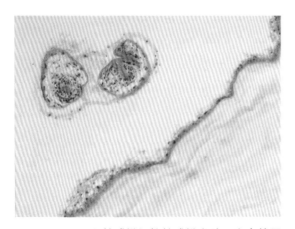

图 15-2-189　肝棘球蚴细粒棘球蚴囊壁及囊内的原头蚴

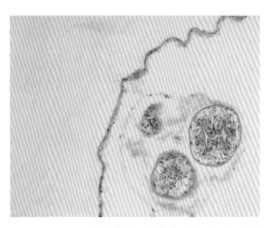

图 15-2-190　肝棘球蚴细粒棘球蚴囊壁及囊内的原头蚴

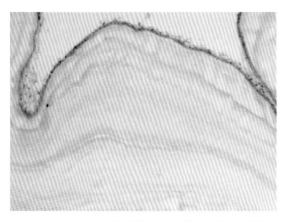

图 15-2-191　细粒棘球蚴囊壁由外面厚的角皮层及里面的一层胚层组成

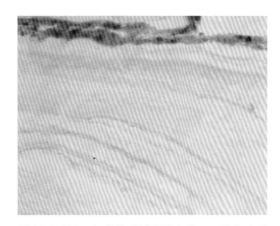

图 15-2-192　细粒棘球蚴囊壁由外面厚的角皮层及里面的一层胚层组成

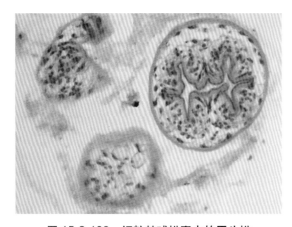

图 15-2-193　细粒棘球蚴囊内的原头蚴

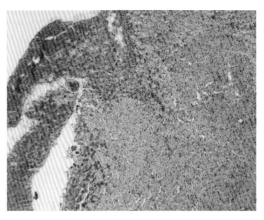

图 15-2-194　肝组织内 1 个细粒棘球蚴的原头蚴

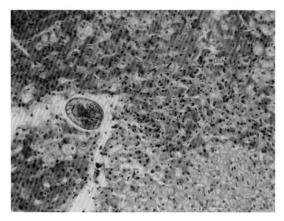

图 15-2-195　肝组织内 1 个细粒棘球蚴的原头蚴

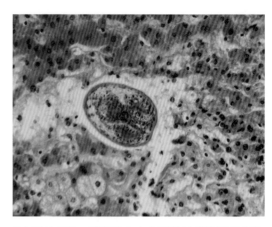

图 15-2-196　肝组织内 1 个细粒棘球蚴的原头蚴

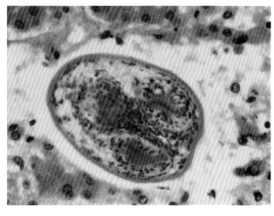

图 15-2-197　肝组织内 1 个细粒棘球蚴的原头蚴

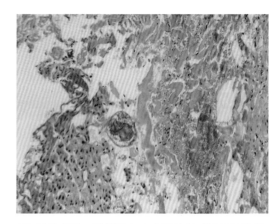

图 15-2-198　肝组织内 1 个细粒棘球蚴的原头蚴

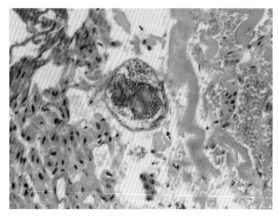

图 15-2-199　肝组织内 1 个细粒棘球蚴的原头蚴

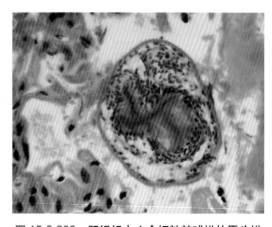

图 15-2-200　肝组织内 1 个细粒棘球蚴的原头蚴

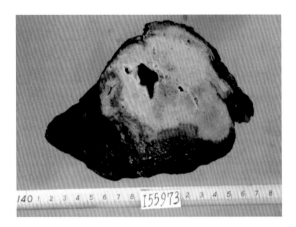

图 15-2-201 肝内病灶切除

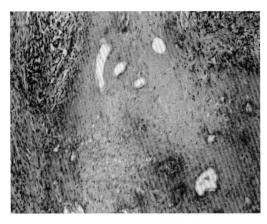

图 15-2-202 肝内坏死性肉芽肿

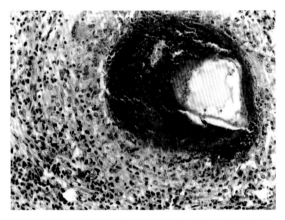

图 15-2-203 肝内坏死性肉芽肿内 1 个空泡

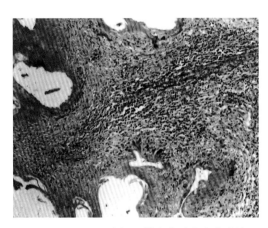

图 15-2-204 肝内坏死性肉芽肿内多个空泡

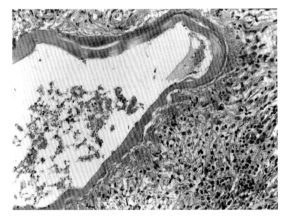

图 15-2-205 空泡壁

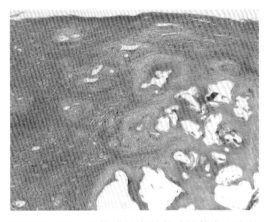

图 15-2-206 肝棘球蚴泡状棘球蚴的多囊泡状病变

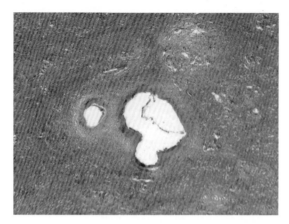

图 15-2-207 肝棘球蚴泡状棘球蚴的多囊泡状病变

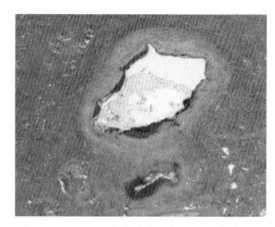

图 15-2-208 肝棘球蚴泡状棘球蚴的多囊泡状病变

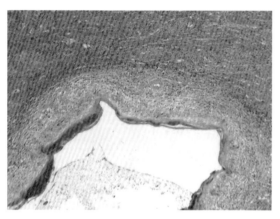

图 15-2-209 肝棘球蚴泡状棘球蚴的 1 个囊泡的囊壁

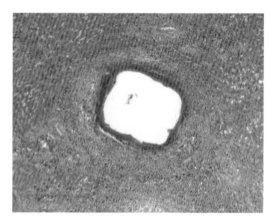

图 15-2-210 肝棘球蚴泡状棘球蚴的囊泡的囊壁

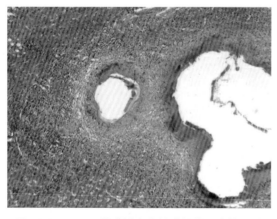

图 15-2-211 肝棘球蚴泡状棘球蚴的囊泡的囊壁

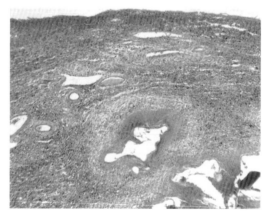

图 15-2-212 肝棘球蚴泡状棘球蚴的囊泡的囊壁

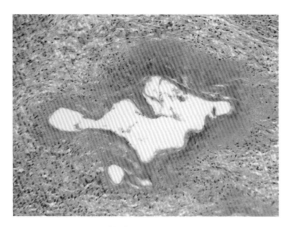

图 15-2-213　肝棘球蚴泡状棘球蚴的囊泡的囊壁

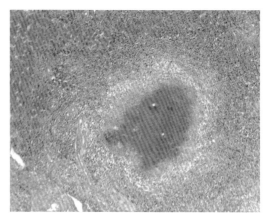

图 15-2-214　肝棘球蚴泡状棘球蚴的实性坏死灶似结核肉芽肿

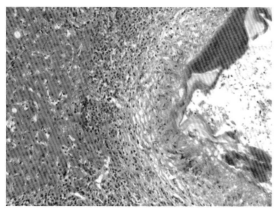

图 15-2-215　肝棘球蚴泡状棘球蚴的实性坏死灶似结核肉芽肿，但见大量嗜酸性粒细胞

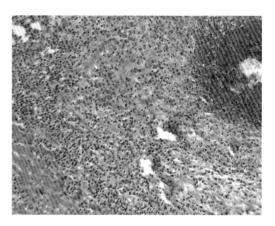

图 15-2-216　肝棘球蚴泡状棘球蚴的实性坏死灶似结核肉芽肿，但见大量嗜酸性粒细胞

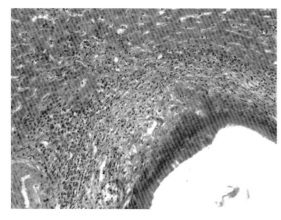

图 15-2-217　肝棘球蚴泡状棘球蚴的实性坏死灶似结核肉芽肿，但见大量嗜酸性粒细胞

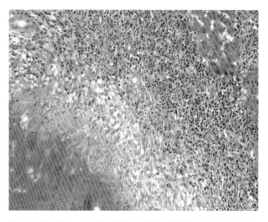

图 15-2-218　肝棘球蚴泡状棘球蚴的实性坏死灶似结核肉芽肿，但见大量嗜酸性粒细胞

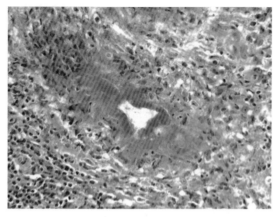

图 15-2-219　肝棘球蚴泡状棘球蚴的实性坏死灶似结核肉芽肿

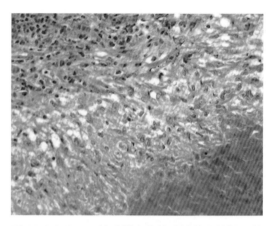

图 15-2-220　肝棘球蚴泡状棘球蚴的实性坏死灶似结核肉芽肿

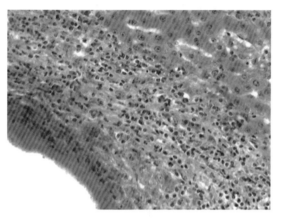

图 15-2-221　肝棘球蚴泡状棘球蚴的实性坏死灶似结核肉芽肿，但见大量嗜酸性粒细胞

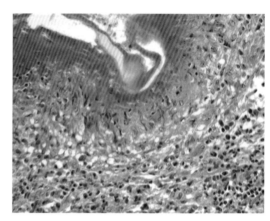

图 15-2-222　肝棘球蚴泡状棘球蚴的实性坏死灶似结核肉芽肿，但见大量嗜酸性粒细胞

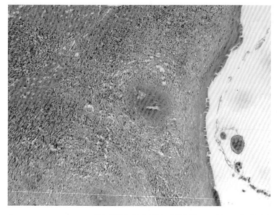

图 15-2-223　肝棘球蚴泡状棘球蚴的囊壁及囊内的原头蚴

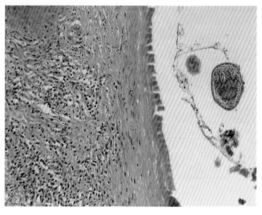

图 15-2-224　肝棘球蚴泡状棘球蚴的囊壁及囊内的原头蚴

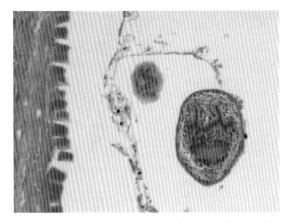

图 15-2-225　肝棘球蚴泡状棘球蚴的囊壁及囊内的
原头蚴

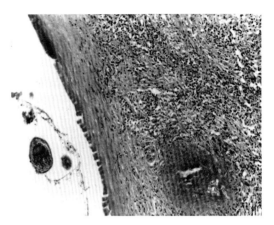

图 15-2-226　囊内的原头蚴

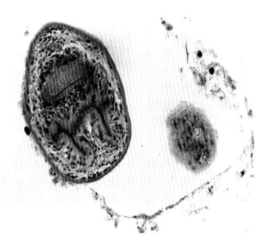

图 15-2-227　囊内的原头蚴

（十一）曼氏裂头蚴病

【概述】裂头蚴是裂头绦虫（体长 60cm 至 1m）的幼虫，体较长，但差别很大，可长 1.0 ～ 18cm，最长可达 25cm。

患者多有食用生蛙肉病史，或食未煮熟肉类（如鸡肉）亦可感染。

在人体，裂头蚴多寄生在皮下，可在肌肉、眼睑、口腔、面颊等组织中穿行，破坏组织，引起炎症变化。除嗜酸性粒细胞及夏科 - 莱登结晶外，常有较多中性粒细胞浸润，甚至化脓。

【鉴别诊断】需与皮下型肺吸虫病相鉴别。

【图示】曼氏裂头蚴病见图 15-2-228 至图 15-2-231。

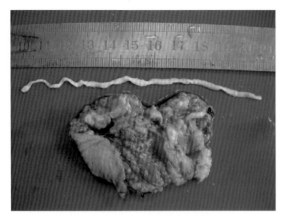

图 15-2-228　裂头蚴大体形状

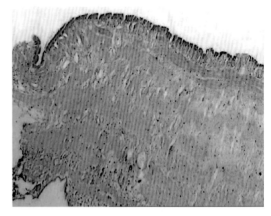

图 15-2-229　虫体

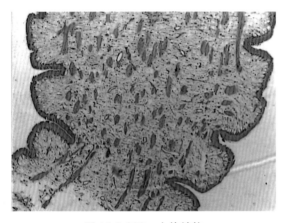

图 15-2-230　虫体结构

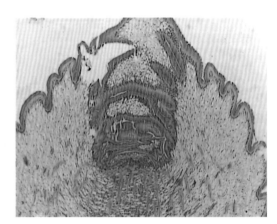

图 15-2-231　虫体头节

（十二）其他常见寄生虫

【概述】身体其他部位，如肝、脑、肠、淋巴结、肺、骨髓等常见到的寄生虫有钩虫病、丝虫病、肝毛细线虫病、蛔虫幼虫病、黑热病等。

【图示】

1. 丝虫病　见图 15-2-232 至图 15-2-234。

2. 肝毛细线虫病　见图 15-2-235 至图 15-2-239。

3. 蛔虫幼虫病　见图 15-2-240 至图 15-2-256。

4. 黑热病　见图 15-2-257 至图 15-2-265。

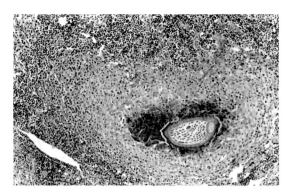

图 15-2-232 精索丝虫病

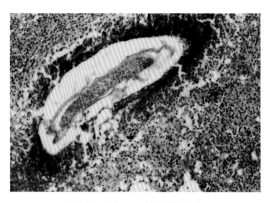

图 15-2-233 精索丝虫病

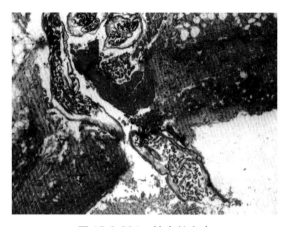

图 15-2-234 精索丝虫病

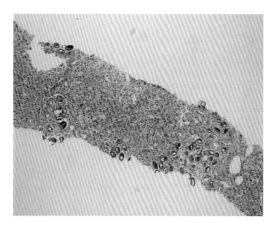

图 15-2-235 肝毛细线虫病，肝穿组织示肝硬化假小叶间大量卵圆形虫卵

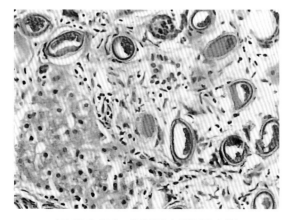

图 15-2-236 汇管区内卵圆形虫卵

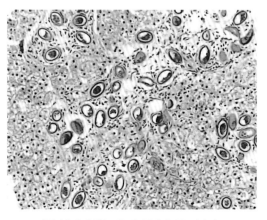

图 15-2-237 肝实质内卵圆形虫卵

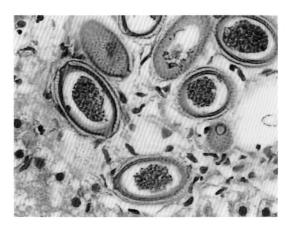

图 15-2-238　虫卵两端有盖

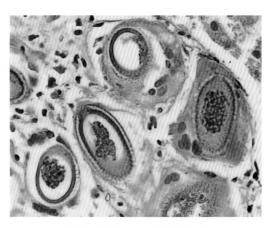

图 15-2-239　虫卵两端有盖

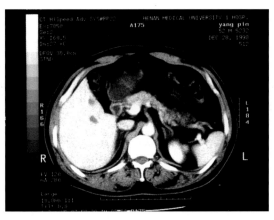

图 15-2-240　例1，肝 CT 示两个低密度占位性病变

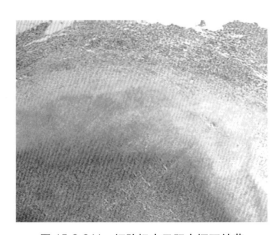

图 15-2-241　切除标本示肝内坏死结节

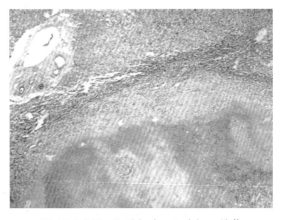

图 15-2-242　切除标本示肝内坏死结节

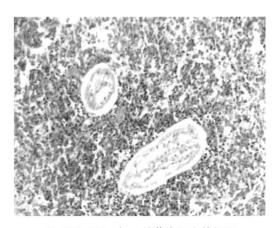

图 15-2-243　坏死结节内见虫体切面

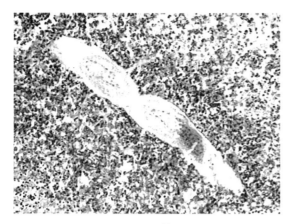

图 15-2-244　坏死结节内见虫体切面

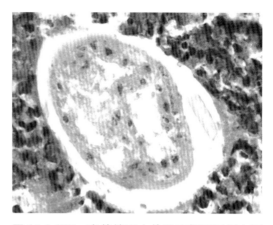

图 15-2-245　高倍镜下虫体退变坏死周围有夏科 - 莱登结晶

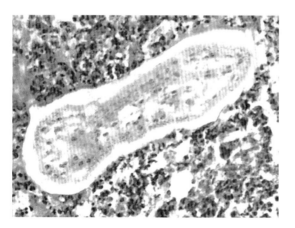

图 15-2-246　高倍镜下虫体退变坏死

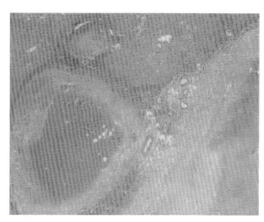

图 15-2-247　例 2，肝内多个坏死结节

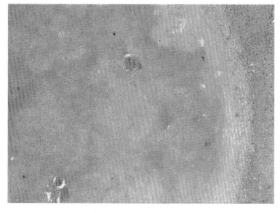

图 15-2-248　坏死结节界限清楚

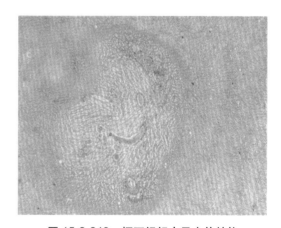

图 15-2-249　坏死组织中见虫体结构

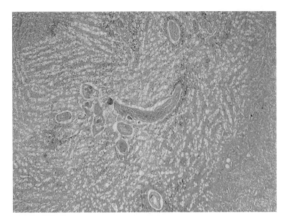

图 15-2-250　坏死组织中见虫体结构

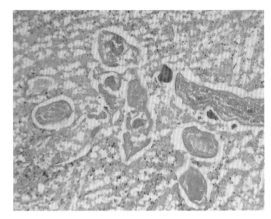

图 15-2-251　坏死组织中见虫体结构

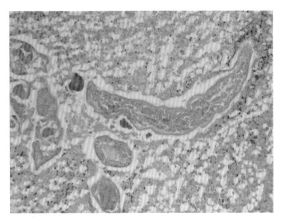

图 15-2-252　坏死组织中见虫体结构

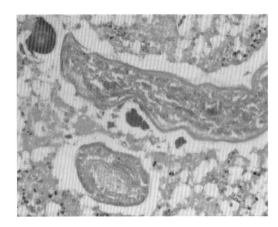

图 15-2-253　虫体退变坏死结构不清

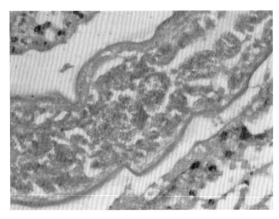

图 15-2-254　虫体退变坏死结构不清

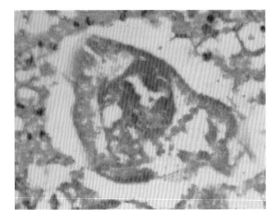

图 15-2-255　虫体退变坏死结构不清

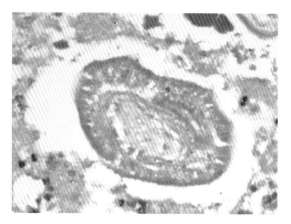

图 15-2-256 虫体退变坏死结构不清

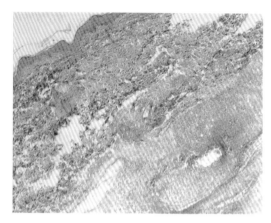

图 15-2-257 皮肤组织真皮深层炎细胞浸润

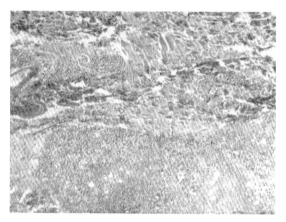

图 15-2-258 皮肤组织真皮深层炎细胞浸润

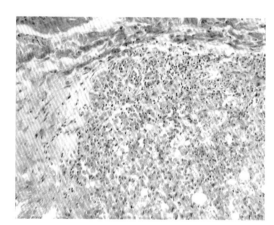

图 15-2-259 浸润细胞以组织细胞为主

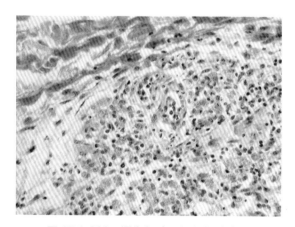

图 15-2-260 浸润细胞以组织细胞为主

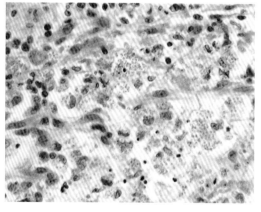

图 15-2-261 组织细胞胞质内充满小点状结构

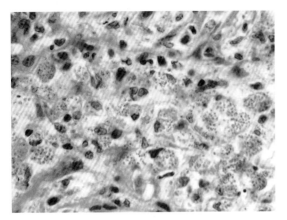

图 15-2-262　组织细胞胞质内充满小点状结构

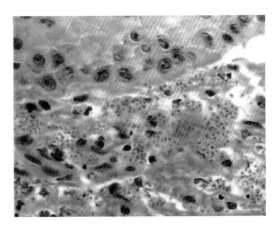

图 15-2-263　组织细胞胞质内充满小点状结构

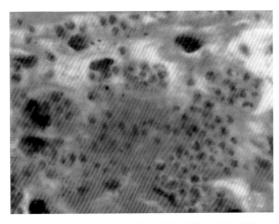

图 15-2-264　组织细胞胞质内充满小点状结构

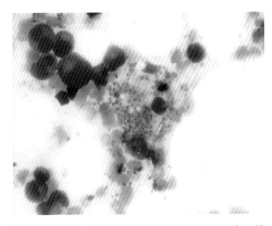

图 15-2-265　骨髓涂片吞噬细胞内见黑热病小体

附 录

附录 A 色素在病理诊断中的意义

色素广泛存在于组织中，切片中见到的颜色范围从红色（血液）、黄色（胆汁）、蓝色（铁）到各种混合色及黑色和棕色，外科病理中见到的大部分色素都是内源性的或天然产生的。内源性的色素可能是正常的（皮肤色素），也可能是衰老造成的（脂褐素），或者是病理性的（铁或铜的过度蓄积）。还有一些色素是外源性的，如文身的色素、吸入（炭）、外科手术用的色素（墨水）或实验过程用的色素（墨水）。

一、内源性色素

黑色素可能是最常见的色素，它是皮肤色素形成的来源。其他黑色素天然沉积的部位包括黏膜（尤其多见于色素沉积多的个体）、眼部，以及其他有神经嵴来源的组织。黑色素可能会由于药物治疗或损伤后而增加，如炎症后皮肤色素沉着。治疗后黑色素沉着见于长期服用安定药、四环素、胺碘铜（amiodarone）及心血管药的患者，主要沉着于暴露在光线下的皮肤内。黑色素沉着还可发生在黏膜部位，如为治疗鳞状上皮化生而进行冷冻疗法的宫颈部位。显微镜下，黑色素是位于黑色素细胞内或黑色素吞噬细胞内的棕色或黑色的细颗粒（见图 A-1-1 和图 A-1-2）。在诊断恶性黑色素瘤时，黑色素和其他色素的区别非常重要。使颗粒发生银染是特殊染色确认黑色素的基本依据，包括 Grimelius，Masson-Fontana，Sevier-Manger 以及 Warthin Starry 等方法。这些染色对黑色素不完全具有特异性，对阳性染色的解释需结合适当的组织学情况及染色方式。黑色素可被高锰酸钾漂白，这样有利于更好地观察色素沉着多的肿瘤的细胞核特征。高锰酸钾可用于鉴别黑色素，但这项技术并不十分可靠。在电镜下可识别到黑色素的特异性细胞器，黑色素小体。免疫组化染色（S100，HMB45）可用于鉴别黑色素瘤和其他的恶性肿瘤，但对黑色素颗粒可染色不具有特异性。

含铁血黄素（hemosiderin）是铁与蛋白（铁蛋白）的复合物，代表细胞的贮铁形式。显微镜下，含铁血黄素为细胞内的棕黄色粗颗粒。如果关掉聚光灯，颗粒呈"苹果绿"色。含铁血黄素几乎可出现在任何组织中，可看作是红细胞在骨髓、脾、肝中的崩解产物，也可能是出血的结果。识别含铁血黄素的特殊染色包括各种铁染色。Perls 普鲁士蓝染色可将铁蛋白中的铁染成蓝色，几乎所有的组织铁都是铁蛋白的形式。Turnbull 铁反应可将亚铁盐染成蓝色。Quincke 和 Tirmann-Schmeltzer 反应可使亚铁和铁离子都被染色，前者将铁染成棕绿色或黑色，而后者将铁染成深蓝色。

结肠的黏膜层出现黑色的色素沉着（图 A-1-3），见于结肠黑变病，与蒽来源的结肠泻药的消化有关。显微镜下，含有脂褐素样棕黑色颗粒的巨噬细胞出现在结肠的固有层，甚至肌层内（图 A-1-4）。长期服用蒽类的轻泻药可导致引流的肠系膜淋巴结内的组织细胞中色素沉着。这种色素的银染呈阳性，在过氧化物酶的作用下，色素可褪色。肌层可发生萎缩，肠系膜神经丛的神经异常可通过银染来证实。

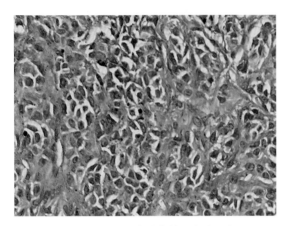

图 A-1-1　胞质内的黑色素颗粒

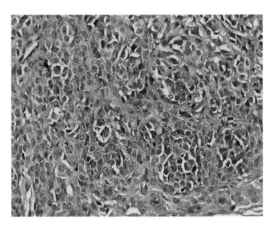

图 A-1-2　胞质内的黑色素颗粒

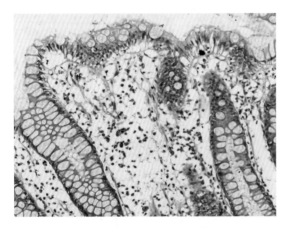

图 A-1-3　结肠的黏膜层出现黑色的色素沉着

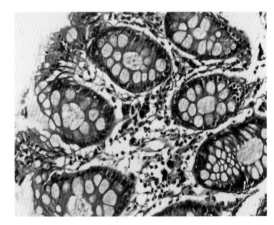

图 A-1-4　含有脂褐素样棕黑色颗粒的巨噬细胞出现在结肠的固有层

正铁血红素（疟原虫色素、疟疾色素、血吸虫色素）是出现在巨噬细胞内的棕黑色颗粒。见于伴疟疾和血吸虫感染的肝与脾中，或见于严重的溶血性贫血中。在疟疾中，滋养体通过红细胞崩解形成这种复合物。同样，在血吸虫病中，色素沉着是由于血细胞崩解产物在血吸虫体内反流引起的。正铁血红素具有中度双折光性，不被铁染色。福尔马林色素是组织固定于酸性福尔马林液中产生的人为假象，由酸性正铁血红素组成，在含大量血液的组织中（如脾）尤其明显。福尔马林色素与正铁血红素的特征一样，但是福尔马林色素是组织中的沉淀物，常位于不同的聚集平面上，并且不会引起巨噬细胞反应。

胆色素包括胆绿素、结合或未结合胆红素，或这些物质的混合物。红细胞分解后，血红蛋白分离形成血红素和球蛋白。铁离子从血红素中离开后，血红素就变成了胆绿素，为绿色的色素。胆绿素在肝中进一步分解形成胆红素。胆红素为暗棕绿色小体，存在于细胞内或细胞外（图 A-1-5，图 A-1-6）。当存在于小管内时，胆色素很容易识别；当胆色素位于细胞内时，就必须与其他棕色色素相区别。胆红素呈 PAS 反应阳性（具有淀粉酶抗性），用 Gmelin 反应能更准确地识别胆红素，该反应使胆红素呈绿色，也可以利用 Hall 胆汁染色来识别。类胆红素是另一种与胆红素相关的色素，出现在陈旧的出血区域，由多种成分组成，为明亮的黄色或橘黄色色素。

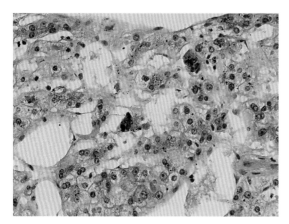

图 A-1-5　肝癌细胞间微胆栓及癌细胞内的色素颗粒

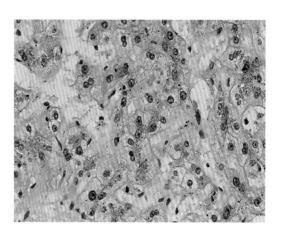

图 A-1-6　肝癌细胞间微胆栓及癌细胞内的色素颗粒

脂褐素是一种见于老年人，萎缩、慢性损伤情况下的脂色素，它们是由一群产生于脂质前体渐进性氧化的物质组成，由脂质或磷酸脂质－蛋白质复合物组成。脂褐素常出现在实质细胞或巨噬细胞内，为细小的棕黄色颗粒，尤其多见于肝和心脏（图 A-1-7）。当脂褐素大量堆积，颗粒变得密集，与含铁血黄素相似（图 A-1-8）。蜡样脂色素形成于氧化的早期阶段，大量的蜡样脂色素会沉积在"棕肠"综合征的肠道的平滑肌内。蜡样脂色素的沉积与维生素 E 水平的下降有关，可出现在胰纤维性囊肿病、慢性消化性溃疡、慢性胰腺炎、胆管闭锁等疾病中。显微镜下，肠道平滑肌细胞内含有灰色或浅棕色颗粒，荧光显微镜可显示脂褐素。特殊染色中，苏丹黑 B 染色、PAS（淀粉酶抗性）染色及 Masson、Fontana、Fite 染色，可显示脂褐素。

长期服用 minocycline（与四环素有关的抗生素）可使甲状腺变成黑色（黑甲状腺），同样的色素还出现在脑的黑质中，以及服用 minocycline 的患者的动脉粥样硬化的斑块中。由于这种色素可被 Fontana 染色而具不稳定易于脱色，铁反应阴性，PAS 反应呈灶状阳性，Acid-fast 染色阳性，所以该色素很可能是神经黑色素与脂褐素的混合物。在电镜下观察，该色素可能包含在溶酶体内。

铜蓄积往往发生在肝硬化中，尤其在 Wilson 疾病（肝豆状核变性）中蓄积丰富。在常规 HE 染色的切片中不容易见到铜，Rhodanine 和 Rubeanic acid 染色有助于显示铜。用 Rhodanine 染色时，在肝细胞中可见到浓集的棕红色颗粒。蛋白质常与这些颗粒有关，用

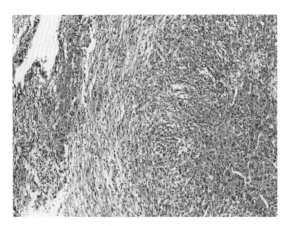

图 A-1-7 脂褐素常出现在实质细胞或巨噬细胞内，为细小的棕黄色颗粒

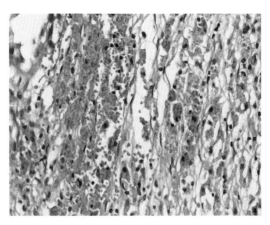

图 A-1-8 当脂褐素大量堆积，颗粒变得密集，与含铁血黄素相似

地衣红染色可在门静脉周围及间隔周围见到染成紫色的颗粒。有趣的是，铜在暴露的部位呈绿色（氧化状态）。

尿黑酸蓄积发生在尿黑酸尿中（褐黄病），这种代谢性疾病与尿黑酸氧化酶缺乏有关。尿黑酸聚合物为黑色或灰色的色素，尤其多见于皮肤结缔组织和软骨。在 HE 染色的切片中，色素为细胞外不规则的、光滑的棕黑色蓄积物。

二、外源性色素

炭是一种黑色的颗粒状物质，常蓄积在肺和引流淋巴结内。炭是被吸入以后，又被肺的吞噬细胞所摄取的，然后可通过淋巴系统运输，首先蓄积在肺门淋巴结（炭肺）。显微镜下，炭可出现在细胞内或细胞外，为细颗粒状。偶尔，在矿工或长期接触木炉灰的患者中，炭呈纤维形式（图 A-2-1 和图 A-2-2）。

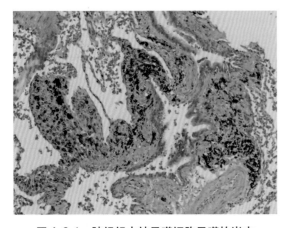

图 A-2-1 肺组织中被吞噬细胞吞噬的炭末

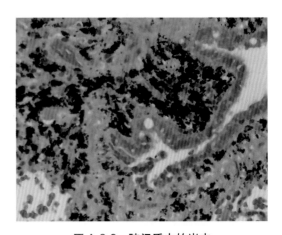

图 A-2-2 肺间质中的炭末

在外科手术中，为了有利于病变的定位，有时要把 India 墨水注射到结肠的息肉切除

部位。墨水注射到黏膜下形成大疱，然后在浆膜面就可以见到。由此引起的综合征包括脂肪坏死、炎性假瘤、脓肿形成、腹膜炎等。大体观，注入墨水的区域变成黑色。显微镜下，墨水弥漫分布在间质组织中。如果注入时间超过几天，就可以见到慢性炎症反应。结缔组织生成也会发生，伴纤维结节形成（炎性假瘤）。墨水呈黑色的小炭粒，在巨噬细胞内可以相互聚集而使细胞核不易见到。医源性染料曾用于"伪装"大的血管瘤，但这只对深部的病变有效，对浅表的病变效果差。

墨水还常被病理医师用来标记外科切除的边缘，最常用的是黑色的 India 墨水，其他多种持久染料也可应用，包括文身墨水。显微镜下，墨水位于切片的边缘，与大体见到的颜色一样。如果墨水没被迅速固定，就有可能流入组织间隙内。将标本浸泡在 Bouin 固定液或乙酸几分钟，可以减少墨水的流动。

皮肤的文身是由许多染料组成的，从外观看，皮肤上呈现出多种颜色的色素沉着和方式。显微镜下，文身墨水出现在真皮层，为细胞内和细胞外的颗粒，细胞反应轻。但也可出现变态反应（过敏反应）：出现与扁平苔藓相似的带状淋巴样反应或出现被称作"假性淋巴瘤"的更为鲜红的淋巴样反应。对过敏性病变的免疫组化分析表明淋巴细胞是多克隆性的。

有的文身不是故意所致，如金属颗粒长期接触会被人体吸收，佩戴银质珠宝后，银会出现在真皮层内，口腔操作后汞合金会出现在牙龈内等。用硝酸盐治疗胃溃疡以后，皮肤会出现银质沉着病，表现为灰蓝色或黑色的色素沉着，暴露于光线下时，银复合物会转变成有色的银。

三、未知色素的鉴别诊断

一般来说，呈棕色颗粒状的未知色素多可能是福尔马林色素、疟疾色素、含铁血黄素或黑色素。偏振光显微镜能识别正铁血红素，可出现在细胞内并局限的（疟疾色素）或出现在细胞外并弥漫分布的（福尔马林色素）。其他固定假象，如水银或铬酸盐，也在细胞外并呈弥漫分布，根据溶解性不同可将它们去除。铁染色可排除含铁血黄素。如果铁染色为阴性，接下来就要做黑色素染色，黑色素褪色反应。如果色素不是黑色素，可做 PAS 染色，以确认脂褐素。其他色素比较少见，先要了解病史，然后再做特殊染色。

显微镜下的色素鉴别诊断主要根据是色素的颜色，黑色可能是金属（银、金等）、黑色素、文身、India 墨水、或 minocycline（黑甲状腺）。红色色素包括红墨水、红细胞的细胞碎屑。黄色可能是胆绿素或是文身。绿色可能是铜或文身的颜色。

附录 B　人体的组织异位

一、常见的组织异位

1. 内分泌系统的组织

（1）甲状旁腺。

（2）甲状腺。

（3）肾上腺皮质。

（4）肾上腺髓质。

（5）副神经节。

2. 呼吸道组织

3. 消化道组织

（1）唾液腺。

（2）食管黏膜。

（3）胃黏膜。

（4）肠黏膜。

（5）胰腺。

（6）肝组织。

4. 淋巴网状组织

（1）胸腺。

（2）脾组织。

5. 神经组织

（1）脑脊膜。

（2）胶质。

（3）室管膜。

（4）神经细胞。

（5）神经外胚。

（6）神经垂体。

6. 生殖细胞肿瘤

畸胎瘤。

7. 女性生殖道组织

（1）子宫内膜组织。

（2）妊娠组织。

8. 男性生殖道和泌尿道组织

（1）睾丸。

（2）肾。

（3）前列腺。

9. 乳腺

10. 中胚层组织

（1）骨、软骨组织。

（2）横纹肌组织。

（3）脂肪组织。

11. 皮肤

（1）表皮样囊肿。

（2）皮脂腺。

（3）牙齿。

12. 眼科中常见的异位

（1）脑组织异位。

（2）泪腺异位。

（3）表皮异位。

（4）晶体脱位。

13. 黏液上皮组织

14. 淋巴结内组织异位

二、具体的组织异位

在正常不该出现的部位所出现的组织是病理诊断中经常遇到的问题之一，在理论上不论是异位（ectopias），还是化生（metaplasias），对病理诊断来说并不重要。因为病理诊断的目的是：①能识别是异位组织，不要误认为是肿瘤；②异位组织可以发生肿瘤，而不要误认为转移。因而对于肿瘤病理的鉴别诊断来说，熟知人体组织的异位是十分重要的。

（一）内分泌系统的组织

1. 甲状旁腺　可见于纵隔组织中及胸腺组织中，还见于迷走神经。

2. 甲状腺　可见于下列组织中：舌根部、舌骨区、颈中线的皮下、颈部肌肉内、气管壁、纵隔、胸腺、心包、食管、颈部淋巴结、肾、肾上腺、肝。

3. 肾上腺皮质　肾上腺周围、肾内、生殖腺附近、疝囊内、肺内。

4. 肾上腺髓质（嗜铬组织）　腹膜后、后纵隔、咽部、膀胱。

5. 副神经节（非嗜铬性组织、化学感受器组织）　颈动脉体以外的颈静脉球、迷走神经体、眼眶睫状神经节小体、主动脉体、肺动脉体、股动脉体及鼻腔、乳突、纵隔、腹膜后的副神经节。

（二）呼吸道组织

支气管上皮异位而形成囊肿可见于支气管以外的上呼吸道、上消化道、纵隔等部位，也可以为支气管裂残余（branchial cleft remnants）出现于上消化道组织内。

（三）消化道组织

1. 唾液腺　唾液腺（涎腺）组织出现于颈部淋巴结内、镫骨内，也可以发生涎腺肿瘤，还可出现于前列腺内。

淋巴结内见到涎腺组织应与良性淋巴上皮性病变鉴别。良性淋巴上皮性病变包括米库利兹综合征（Mikulicz syndrome）和舍格伦综合征（Sjögren syndrome），其病理机制为自身免疫→涎腺破坏→萎缩→淋巴细胞浸润，组织学类似淋巴结内涎腺异位。鉴别点在于良性淋巴上皮性病变为萎缩的涎腺，同时常见增生的肌上皮细胞团。

2. 食管黏膜　食管上皮可出现在食管肌壁内，属于重复畸形（reduplication），常以囊肿出现。有时，食管壁内囊肿被覆支气管的假复层柱状纤毛上皮，甚至出现软骨、黏液腺而成为支气管壁结构。从胚胎学上讲，食管和气管皆发源于前肠，两者关系密切。若在食管的胚胎发育过程中，食管壁内有发育为气管的前肠始基成分残留，造成此种异位亦属可能。

食管组织还可见于纵隔内。

3. 胃黏膜　可见于外耳道、食管、胸腔、腹腔、小肠、梅克耳憩室、结肠、胆囊。

4.**肠黏膜** 可见于胃、肠壁内、梅克耳憩室、纵隔囊肿、腹后壁、肠系膜。

5.**胰腺** 胰腺异位可以单独以导管、腺泡或胰岛三种中的一种成分异位，也可以两种以上共同异位。可见于胃、十二指肠、小肠、肠系膜、梅克耳憩室、卵黄管剩件、胆囊、大肠、纵隔囊肿、腹腔囊肿、脾包膜。异位的胰岛可发生胰岛细胞瘤。

6.**肝组织** 可见于脐部、肝周围、右膈上。

（四）淋巴网状组织

1.**胸腺** 胸腺由于胚胎期从颈部下降至前纵隔，因此异位可见于从颈部到横膈的广大区域。有人曾报道异位胸腺结节达人群的20%，异位的胸腺可发生胸腺瘤。

2.**脾组织** 脾组织异位常称副脾，可见于胃脾韧带中、大网膜、胰尾、脾血管周围、肝脾韧带中及附睾附近。

（五）神经组织

1.**脑脊膜组织** 可见于脑脊膜以外的部位而发生脑膜瘤，如眉间（clabella）、翼腭盘膜囊（pterygopaltine fossa）。

2.**胶质** 神经胶质出现在无神经胶质的部位而发生胶质瘤，如鼻胶质瘤、脑膜胶质瘤和胶质瘤病、脊膜胶质瘤（髓外硬膜内），以及见于软腭、颅骨膜。

3.**室管膜** 马尾部的室管膜瘤，脊柱裂处皮下的室管膜瘤。

4.**神经细胞** 皮肤的神经母细胞瘤，白质中的节细胞神经瘤和节细胞胶质瘤，丘脑下节细胞瘤，白质中的神经元。

5.**神经外胚** 见于上镫骨和囟门（fontanelle）的一种色素性肿瘤，来自神经嵴称为黑色素性神经外胚瘤。

6.**神经垂体** 神经垂体的迷离瘤（choristoma of the neurohypophysis）。

（六）生殖细胞

1.**性腺外和生殖细胞肿瘤** 主要见于腹膜后、胸腺、松果体。

2.**性腺外的畸胎瘤** 如副鼻窦、骶尾部。

（七）女性生殖道组织

1.**子宫内膜组织** 子宫内膜组织异位十分多见，分为子宫肌层内异位和子宫外异位。

（1）子宫外的部位：有卵巢、输卵管、子宫韧带（子宫-骶骨韧带、圆韧带、阔韧带）、子宫直肠陷凹、脐、阑尾、阴道、外阴、宫颈、膀胱、肠壁、腹部手术瘢痕处、盆腔腹膜、盆腔淋巴结、肾、膈、腹膜后、皮下组织、胸膜。上述部位可发生子宫内膜间质肉瘤。

（2）子宫外子宫内膜异位：发生机制可以用以下几种解释来概括。①月经时脱落的子宫内膜沿输卵管逆行种植在盆腔腹膜上；②月经时脱落的子宫内膜沿淋巴管、血管移至他处；③手术时移植；④源于体腔上皮的化生。

2.**妊娠组织** 异位妊娠可见于输卵管、卵巢、腹腔。

（八）男性生殖和泌尿道组织

1.**睾丸** 睾丸可出现于大腿根部、会阴部、腹腔内。

2.**肾** 异位肾见于盆腔中，尿道内见到肾组织。

3.**前列腺** 前列腺可见于阴茎根部、膀胱三角、脐尿管近端。

（九）乳腺

迷走乳腺可见于从腋至外阴部的连线上。乳腺导管可见于乳头的表皮内和腋下淋巴结内。

对于腋淋巴结发生的乳腺癌类型的癌组织而乳腺并未能找到原发癌的病例时有报道，其解释可有：①原发癌由于检查不够仔细而忽略；②原发癌自然消退；③淋巴结内异位乳腺导管发生癌。对于后一种可能不应排除，就如同颈淋巴结内可以原发涎腺肿瘤和甲状腺肿瘤一样。可考虑由异位组织所产生。

（十）中胚层组织

在无中胚层组织的部位见到中胚层组织，可以理解为异位，也可以看作是发育异常，以及错构。

1. 骨、软骨组织　可出现于扁桃体、舌、子宫、肾内。

2. 横纹肌组织　可见于甲状腺内、前列腺内、子宫阔韧带中、肺的细支管壁和叶间间隔中。

3. 脂肪组织　可见于很多器官和组织中。

（十一）皮肤

1. 表皮样囊肿　如囊壁由皮肤全层构成时称皮样囊肿。常见于以下身体部位。

（1）面部：眼眶、额角、鼻面沟、口底部、口角、头皮下。位于中线附近认为是闭合线闭合时外胚层脱落所致。

（2）颈胸中线上，认为是闭合线发育障碍所致。

（3）中枢神经系统中，认为是皮肤脱位于中枢神经系统而形成。

2. 皮脂腺　可见于颊黏膜、子宫颈内。

3. 牙齿　多余齿可见于鼻腔内。

（十二）眼科中常见的异位

1. 脑组织异位：脑或脑膜异位于眼眶，认为是先天性发育异常。

2. 泪腺组织异位：见于虹膜、睫状体、脉络膜、前房角、巩膜缘。在异位泪腺组织中可见到迷离瘤样（choristomatous）组织，如肌肉、神经、软骨等。

3. 表皮组织：异位于球结膜中。

4. 晶体脱位。

（十三）黏液上皮组织

柱状黏液上皮可出现于肾盂、膀胱、前列腺、阴道、处女膜、脐、肛瘘。

（十四）淋巴结内组织异位

1. 涎腺组织异位。

2. 甲状腺组织异位。

3. 子宫内膜异位。

4. Mullerian 型上皮异位。

5. 间皮细胞团异位。

6. 胸腺组织异位。

7. 痣细胞。

该附录参见 Benign Epithelial Inclusions in Axillary Lymph Nodes：Report of 18 Cases and Review of the Literature（Am J Surg Pathol，2011，35：1123-1133）。

附录 C　人体自身成为"异物"

人体的免疫系统具有识别异物的功能。对于自身组织成分而言，免疫系统是保护性的。但在一定的条件下，自身的一些组织成分却成为免疫系统攻击的目标，如同异物一样。常见的有以下几方面。

1. 滑液分泌在关节腔内属于正常，但一旦进入滑膜细胞下间质中就成了异物。

2. 乳腺导管腺泡内的分泌物（包括乳汁）在腺腔内属于正常状态。一旦进入上皮下间质中就成了异物，如浆细胞性乳腺炎、肉芽肿性乳腺炎等。

3. 皮肤的附属器内分泌的液体从皮肤开口处流出是正常的，破入上皮下间质中及间质就属于异物。

4. 口腔小唾液腺产生的液体从导管进入到口腔是正常的,如果导管阻塞破裂（如咬破），液体流入到导管外间质就成了黏液囊肿及破裂反应。

5. 在皮肤会遇到角化物和巨细胞，常是表皮囊肿破裂引起的异物巨细胞反应。表皮囊肿中，角化物在囊内是正常的。

6. 宫颈纳氏囊肿是腺体破裂后引起的炎症反应。

7. 中耳的胆脂瘤是角化物，其是机体把角化物作为异物引起的反应，即中耳的角化物作为异物引起的堆积，起始是慢性中耳炎。

编 后 语

在没有计算机的时代，要写书，就得白纸黑字一笔一画地去爬格子。如今，可以一边口述一边就能在计算机的显示器上出现文字、语句和篇章。孰难孰易不言而喻。

《常见误诊病理图谱》由人民军医出版社于2005年第1版发行后，有幸得到同道的欢迎和支持，几年前就已脱销，于是就有了现在的《常见病理误诊图谱新编》，其中新增的病例主要选自互联网讨论版块里的精华，在此要诚挚感谢各位的辛勤耕耘。

只要干活，就不可能不出错，常在河边走没有不湿鞋的，远航回来的轮船没有不被碰撞过的。同理，病理医师没有没做过错误诊断的，问题是病理的错误诊断有大有小、有重有轻、有关键与一般之分而已。本书只是大量病理错误诊断中的一管之见，同行们能通过此管所见，举一反三，尽可能地将错误由多减少、由大化小、由重减轻，我也就欣慰了。

在互联网、5G/6G、云端存储、数字化、人工智能、分子检测、高通量测序（NGS）、量子计算、分子病理、智慧病理等诸多新科技纷纷登场的背景下，让人们不由得眼花缭乱，一时间抓不住要点。其实，任何疾病的可靠诊断依然是建立在组织细胞平台的基础上。作为病理诊断医师，尽可能避免诊断失误永远是生存的根本。这本图谱也是在坚持以组织细胞形态为根本的原则之下而完成的。